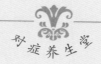

对症养生堂

贫血吃什么？

禁什么？

| 柴瑞震 主编 |

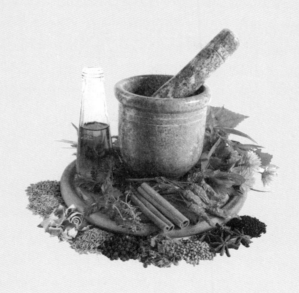

黑 龙 江 出 版 集 团

黑龙江科学技术出版社

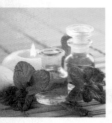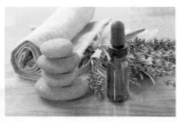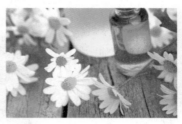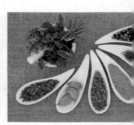

　　说到贫血，从字面上理解就是"血少""缺血"，这往往也是人们对贫血的最通常的解释和认知，其实不然。从医学上来讲，贫血不是疾病，它只是伴随各种疾病的一种症状。很多种疾病都可能伴有贫血症状。血液系统疾病以贫血为主要表现的有缺铁性贫血、再生障碍性贫血、巨幼红细胞性贫血、溶血性贫血等。贫血的病因比较复杂，由于感染、肾脏或肝脏疾病、肿瘤或慢性疾病等引起的继发性贫血较为多见。贫血患者不宜盲目服用补血药物，应当针对病因，在医生的帮助下有的放矢地施治，同时，对于贫血，饮食的调养也是非常重要的一个环节。

　　饮食调理贫血时，"蛋白质"和"铁元素"对贫血患者是很重要的，由于血红素合成需要铁离子的参加，若铁缺乏则血红素合成就会减少，从而引起或加重贫血症状。当然，除了铁元素的补充之外，营养均衡也非常重要。人体的健康是一个全面的概念，合理的营养是通过合理的膳食来达到的，它包括合理的膳食构成、食物摄入的多元化与良好的饮食习惯等内容。对于不同类型的贫血，其病因和发病机制是不同的，所以，对饮食方面的需求也不同。同样，不同年龄和不同生理状况的人群，其机体的生理需要存在着差异，在饮食的调理上也应因人而异。

　　本书重点在于贫血的饮食调理，内容上分为五个章节，第一章是对贫血的养生保健知识的介绍，让读者对贫血有一个总的认识；第二章针对贫血患者推荐了103种补血佳品，包括食材和中药材，并推荐了300多道补血的膳食，让贫血患者能更好地吃对食物，调养身体；第三章介绍了80种贫血患者慎吃的食物，让贫血患者能更好地规避饮食误区，吃出健康。当然，这里列举的食物也不是就一点不能沾、完全不能吃，掌握好"度"即可；第四章介绍了48道适合贫血人群的花草药茶；第五章针对贫血的特殊人群，如婴幼儿、孕妇、老年人等，根据不同人群的特点给出了饮食建议。

　　本书编辑的初衷即是希望能对"贫血"患者给出良好的饮食建议，这里我们真诚希望本书能对贫血患者有所助益，同时也希望本书能让广大读者朋友们更了解贫血、弄懂如何预防贫血、认识到如何通过饮食调治贫血，从而为大家的身体健康"保驾护航"。

第一章 贫血的养生保健奥秘，你知道吗？

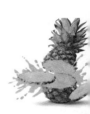

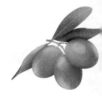

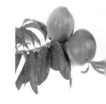

第二章 103种补血佳品，你吃对了吗？

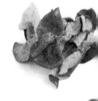
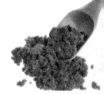

目录
Contents

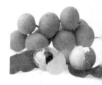

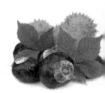

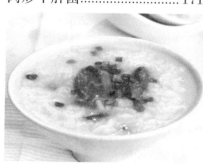

目录

Contents

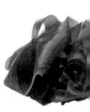

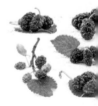

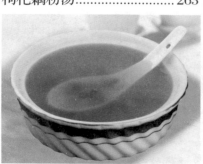

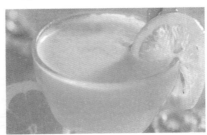

第三章 80种贫血患者慎吃食物，你吃错了吗？

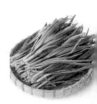

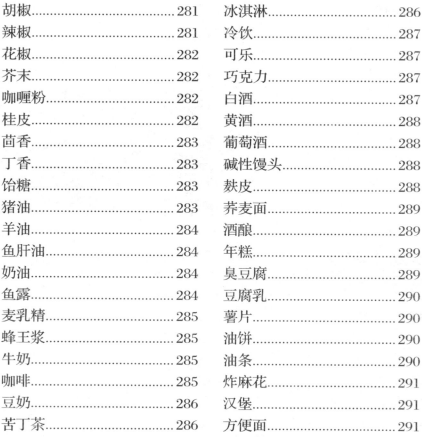

第四章 48道补血药茶

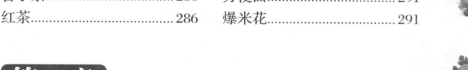

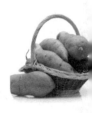

第五章 特殊人群贫血吃什么？

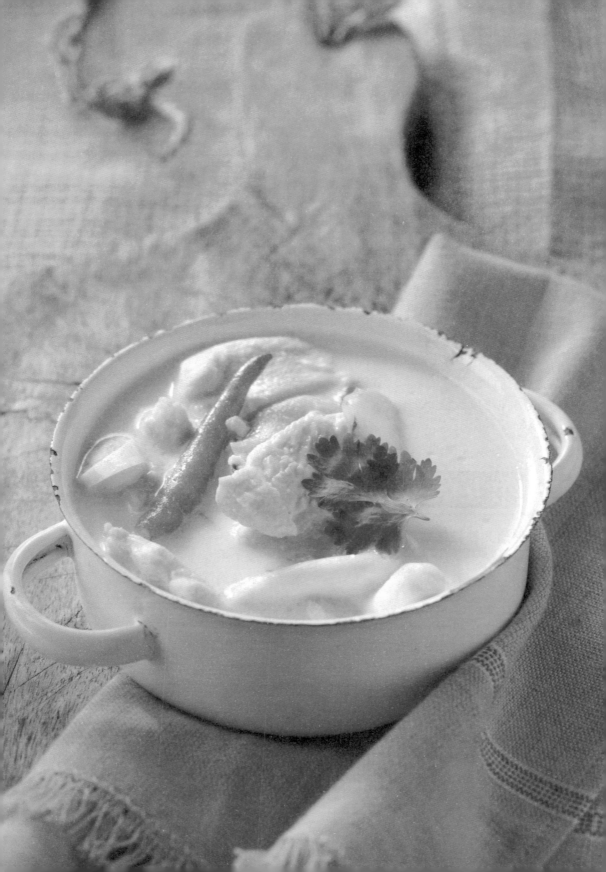

第一章

贫血的养生保健奥秘，
你知道吗？

草莓

大枣

桂皮

人参

板栗

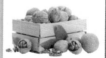

核桃

鸡蛋

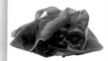

海带

医学上说的"贫血"是指人体外周血红细胞容量减少，低于正常范围下限的一种常见的临床症状。很多人认为贫血是一种疾病，严格来讲，贫血并不是疾病，它只是伴随各种疾病的一种症状。患上贫血后会出现面色苍白或萎黄，口唇、眼结膜及指甲床色淡，头发干枯，精神萎靡，容易疲倦，消化功能减退，吸收较差，常腹泻，注意力不集中，稍一活动会出现气喘乏力等一系列的症状。贫血后期还可出现头面部、下肢浮肿，严重的还会引起器质性及代谢系统的病变。所以，贫血患者需要更关注自身的健康问题，适时调养，才能防治一体，让身体更健康。

本章从贫血的基础知识入手，首先介绍了什么是贫血、哪些人容易患贫血这些基础的问题，进而针对几类常见的贫血（缺铁性贫血、再生障碍性贫血、溶血性贫血、巨幼红细胞性贫血）的相关知识和饮食原则进行了介绍，进一步加深读者对贫血的认识，最后，针对贫血的预防方面的知识分别进行了介绍，让整个基础知识更完善。

贫血基础知识面面观

◎贫血是日常生活中最为常见的疾病之一，对于贫血患者而言，了解什么是贫血、贫血的易发人群、贫血的主要症状、造成贫血的原因等相关的知识是非常有必要的。

1 血液与贫血

我们讲贫血，首先应对血液有所了解。血液是流体性状的结缔组织，由血浆和血细胞组成，存在于心血管系统（循环系统）中，在心脏的推动下不断循环流动。如果流经体内任何器官的血流量不足，均可能造成严重的组织损伤。人体大量失血或血液循环严重障碍，将危及生命。血浆相当于结缔组织的细胞间质，为浅黄色液体，其中除含有大量水分以外，还有无机盐、纤维蛋白原、白蛋白、球蛋白、酶、激素、各种营养物质、代谢产物等。这些物质无一定的形态，但具有重要的生理功能。

血细胞是由红细胞、白细胞和血小板等血球成分所构成的。让我们做个实验来看看：从人体血管中抽取少量血液于试管内，通常情况下由于凝固作用血液会呈凝固状态。但是，如果添加一种抗凝固剂，此时，血液就不会凝固，血液成分中每个层次的沉淀物就能明显观察到了。在试管的最下方，集聚而呈红色的是红细胞，红细胞之上有两层淡灰白色的物质，其中下层主要是白细胞，上层集中的是血小板。在试管的最上方会出现黄色液体的清澈部分，这部分液状成分就是血浆。

红细胞又称红血球或红血细胞，是血液中最多的一种血细胞。红细胞呈双面凹陷的圆盘状，直径约为7.5微米，没有细胞核，细胞质内没有细胞器而只有大量血红蛋白。血液的颜色就是由血红蛋白决定的，血红蛋白具有与氧和二氧化碳结合的能力，红细胞能通过血红蛋白将吸入肺泡中的氧运送给身体的各组织，同时，躯体各组织中新陈代谢产生的二氧化碳也通过红细胞运到肺部并被排出体外。

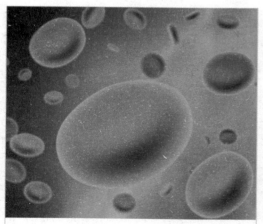

◎血细胞是由红血球、白血球和血小板等血球成分所构成的

白细胞在血液中呈球形，能以变形运动穿过毛细血管壁进入周围组织中。白细胞又分为颗粒球、单核球、淋巴球等。白细胞会抵抗对身体有害的细菌或异物，加强人体对疾病的抵抗力，并能杀死侵入身体的细菌和病毒，具有提高免疫力，保护身体的作用。

血小板也称血栓细胞，在流动的血液中呈双面凸的圆盘状，侧面看呈梭形，直径为2～4微米。血小板能在身体受伤而流血时，修补血管壁而使血液凝固，具有止血的功能。

正是由于具有这些成分的血液在全身血管中不断循环，才保持了身体的细胞和组织处于正常状态。所有这些，无论是哪一个成分，对于我们的生命都起着重要的作用。

在健康的成年人的血液中，红细胞、白细胞和血小板都是在骨髓中产生的。胎儿期在4～5个月，则是通过脾脏造血；过了这个时期，造血是在骨髓中进行。此后，仍继续在脾脏中产生淋巴球。淋巴球除在脾脏中产生以外，也在淋巴结中产生。

对于新生儿来说，虽然也是在全身骨块的骨髓中造血，但是，随着新生儿的进一步成长，骨髓中造血的部分就会减少，且被限定，这是由于在成长期和成年期后，血球的需求量减少。在人的幼年和少年成长时期，伴随着身体的发育，血液明显增加，必须获取大量的血球。与此相应，成人之后血液的数量并不会伴随着身体的发育而有所增加，因此在一定时期内，血液必须不断加强自身的新陈代谢，才能满足人体的生长需要。

成年人的造血器官主要是骨髓，血细胞主要在骨髓中产生。一般健康成年人每天大约有30毫升/50千克的年轻血细胞生成，同时也有相应数量的血细胞衰老死亡，并分解代谢排出体外。人体骨髓有强大的代偿功能，在强烈刺激下，骨髓造血功能可增至正常情况的6～8倍。根据造血细胞动力学估算，每个健康成人每天血细胞生成量是：红细胞约20×10^{16}/升，粒细胞11.5×10^{10}/升，血小板12×10^{10}/升。因此，可以说人体血液成分的吐故纳新活动是十分活跃的。另外，由于新鲜血液超过了必要的量而出现病态的时候，大都是由于在骨髓中造血成分被扩大，使得血细胞的产量增加，从而导致多余的补给量。

红细胞，是血液中最多的一种血细胞。其中央部分凹陷呈圆盘状，直径约为7.5微米（一微米等于一百万分之一米），

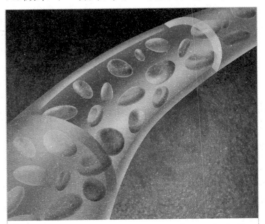
◎红血球的任务是在身体中起到"搬运"氧气的作用

厚度约2微米。这种红血球，如果在人体的每1立方毫米的血液中，含有450万～500万个，都属于正常值。在红血球表面的薄膜中，含有血红蛋白的红色色素，正是由于有了这种色素，才使整个血液都呈红色。

红细胞的任务是在身体中"搬运"氧气。当红细胞中的血红蛋白与氧气结合后，就会变成氧合血红蛋白，在组织中氧气被分解后又变成开始时的血红蛋白。血红蛋白和氧气的分离与结合，能控制人体主要组织中的氧气浓度，以及氧分压的高低。通过呼吸，空气中的氧被吸入肺部，因此肺部是人体内氧气浓度与氧分压最高的地方。在这里，血红蛋白与氧气结合后就成为我们所说的氧合血红蛋白。此外，在身体的组织系统里，由于氧气被消耗，造成氧气的浓度以及氧分压的降低，因此氧合血红蛋白就将氧气分解，从而又成为还原血红蛋白。

不论是氧合型还是还原型的血红蛋白，都存在于红细胞中，与血液一同在体内不停地循环奔流。在肺部，血液中的血红蛋白与氧气结合后，经过肺静脉，被运到左心房，然后又从心脏经过大动脉被输送到身体的各组织，这时的血液，因为大都是氧合血红蛋白，因而呈现鲜红色。

在身体的各组织中分解氧气后的还原血红蛋白，经过静脉的一端被送到右心房，再通过肺动脉送到肺中。在骨髓中新造的红细胞，成为血液的成分在全身循环，经过静脉的一端120天左右的时间，再

在人体的脾脏里被破坏掉。所以在正常情况下，红细胞的寿命为120天左右，每天约有1/120的红细胞老化或被破坏，而这部分又会重新在骨髓中合成，并得以补充。

2 什么是贫血

据有关资料统计：全球约有数亿人不同程度患有铁缺乏症或贫血，每年因患贫血引致各类疾病而死亡的人数上千万。中国患贫血的人口比率高于西方国家。在患贫血的人群中，女性明显高于男性，老人和儿童高于中青年。近年来，因饮食方式的改变，以及减肥等因素而造成的营养失调，形成了又一类贫血人群。那么，到底什么是贫血呢？

贫血，这两个字对许多人来说，已不是一个陌生的词语。有的人看见自己的同事面色苍白，就会说他"贫血"了；也有的人因自己感到头晕、乏力，就会想，也许自己患了"贫血"。的确，贫血是我们生活中比较常见的一种疾病，确切地说，贫血是一种症状，而不是具体的疾病，各种疾病大多都可以伴有贫血（因为贫血可以由多种不同的病因引起）。换句话说，贫血只不过是多种不同疾病都可出现的一种常见症状。如果说某人患贫血，其实还没有说清楚他患的究竟是什么病，只是抓住了一个现象。

有不少人认为贫血就是血少，甚至有的人把血压偏低也认为是贫血，这是不对的。一个正常人全身的血液总量约占体

重的8％，大约为4000毫升，而贫血的人血液总量并不少，只是血液中的有形成分之——红细胞减少了，也就是通常所说的血液变稀了。现代医学解释：贫血指的是循环血液单位容积内血红蛋白浓度、红细胞计数以及红细胞比积均低于正常值的现象。因此所谓贫血是指循环血液单位容积内血红蛋白量低于正常值的下限，是血液中所含的血红蛋白数量减少的症状。

通常情况下，血液中的血红蛋白一旦减少，红细胞的数量也会随之减少。有时也会出现血红蛋白数量减少，而红细胞数量不发生变化的情况。

在实际的诊断过程中，主要测试以下指标：

①血液中的红细胞数。

②血红蛋白的浓度。

③血细胞比容（红细胞容量在血液中所占的比例）。

如若各种测试值均低于正常范围，即可判断为贫血。

血液中红细胞的数量，在前面已有过概要叙述。正常成年人的红细胞男女是有差别的。男性红细胞的平均值约为$4.83×10^{12}$/升，即每毫升血中有483万个红细胞；女性平均值约为$4.33×10^{12}$/升，即每毫升血中有433万个红血球。此外，红细胞还随年龄、居住地海拔高度而存在差异。如果排除正常生理变异因素，成年男性红细胞低于$4×10^{12}$/升，女性低于$3×10^{12}$/升，就可认为是贫血。而血红蛋白的浓度是用一升血液的血红蛋白含量来表示的。男性在120

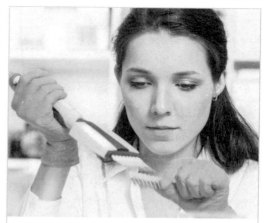

◎判断贫血有一定的标准，通过检查能测定血液中红血球的数量

克/升以下，女性、中学生在110克/升以下，孕妇、幼儿、小学生在100克/升以下，这些都属于血红蛋白含量偏低的情况。血细胞比容的正常值成年男性平均为46％（41％～51％），成年女性平均为42％（37％～46％）。

3 哪些人易患贫血

在我国贫血是一种常见的综合征，处于以下情况中的人们易患贫血。

①患有慢性出血性疾病，如溃疡病出血、痔疮出血等。

②月经过多的妇女、经产妇、妊娠期或哺乳期妇女。

③婴儿、早产儿、孪生儿或母亲原有贫血症状，原来铁储量已不足，如果仅以含铁较少的人乳或牛乳喂养，婴幼儿容易患贫血。

④青少年因成长迅速，需求较多，也易患贫血。

⑤饮食习惯不良，如偏食、挑食、忌口、嗜浓茶等容易造成因营养缺乏而贫血。

⑥患有寄生虫病，尤其是钩虫病；某些胃全切除或部分切除者。

⑦工作和生活环境中有与化学毒物或放射性物质接触者。

⑧起病前曾服用能引起贫血的药物，如氯霉素、抗肿瘤药、保泰松等。

⑨患有慢性炎症、肾病、肝病、恶性肿瘤、内分泌功能紊乱等疾病。

⑩家族中有类似的贫血病人。

4 如何判断贫血的程度

如果患上贫血应怎么判断贫血的程度呢？根据贫血的轻重可将贫血分为轻、中、重和极重四个级别。我国划分贫血严重度以血红蛋白的浓度为标准，有时结合血细胞的数量来分。贫血程度的分类方法，虽不能明确贫血的性质，但能指导治

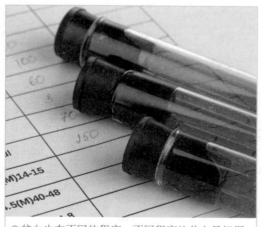

◎贫血也有不同的程度，不同程度的贫血是根据血红蛋白的数量来进行判断的

疗措施的安排。

①轻度贫血：血红蛋白 < 90～120 克／升，红细胞数 < $(3～4.5) \times 10^{12}$／升。

②中度贫血：血红蛋白 < 60～90 克／升，红细胞数 < $(2～3) \times 10^{12}$／升。

③重度贫血：血红蛋白 < 30～60 克／升，红细胞数 < $(1～2) \times 10^{12}$／升。

④极重度贫血：血红蛋白 < 30 克／升，红细胞数 < 1×10^{12}／升。

5 贫血的主要症状

贫血症状的有无或轻重，取决于贫血的程度、贫血发生的速度、循环血量有无改变、病人的年龄以及心血管系统的代偿能力等。贫血发生缓慢，机体能逐渐适应，即使贫血较重，尚可维持生理功能；反之，如短期内发生贫血，即使贫血程度不重，也可出现明显症状。此外，年老体弱或心、肺功能减退者，症状较明显。

贫血的一般症状、体征如下：

①心跳加速，全身软弱无力，疲乏，困倦，是贫血患者最为常见和最早出现的症状。这有可能是因为氧气供给减少所引起的。前面已经说过，红血球（血红蛋白）肩负着将氧气输送到身体各个部位的任务，但是，如果患贫血的话，其中的血红蛋白不足，于是身体的各部位、各内脏器官从血红蛋白那里得到的氧气就会减少，从而导致缺氧现象，并表现出易疲劳、目眩、心跳加速、喘息、头晕等各种贫血的症状。

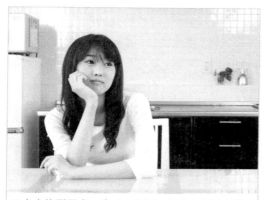

◎全身软弱无力、疲乏、困倦，是贫血患者最为常见和最早出现的症状

此外，如果血液中的血红蛋白数量减少，供给细胞和组织的氧气数量就减少，身体一旦察觉，就会通过固有的"安全装置"进行补充和调节。这种情况下的代偿作用，即使供给氧气的数量极少，也起着一种维持生命的作用，也就是说起着补偿氧气不足的作用。

②面色苍白是贫血者常见的症状，贫血的人必定脸色不好。一旦患上了贫血，血液中的血红蛋白就会减少，身体的各部位就会表现出缺氧的症状。氧气对于大脑来说必不可少，一旦大脑缺氧，就会引起目眩，严重的时候会失去知觉。即使在人体的肌肉里，氧气也具有十分重要的作用。如果肌肉中缺氧，常常会引起身体酸痛以及倦怠等症状。由于心脏也是由肌肉组织构成的，因此，如果心脏的肌肉缺氧，就会引起胸闷、胸痛。血红蛋白也可称为血色素，它是一种保持血液呈红色的物质。由于贫血时血色素减少，因此会使皮肤的红色素丧失，进而使脸色难看。但是，脸色不好的人也并非都是患了贫血

症。血管在皮肤较深处的人，看上去脸色也不好，此外，人在紧张时，因血管收缩，人脸色也不会好看。

③头晕、头痛、耳鸣、眼花、注意力不集中、嗜睡等均为常见症状。贫血严重或突然贫血者甚至会出现晕厥、神志模糊等症状，特别是老年患者出现这种症状的情况更多。贫血患者不约而同的话题是"早晨要从床上爬起来最难"。由于贫血时产生缺氧时的代偿作用，所以会引起各种各样的症状。像早晨起床困难的这类患者，因为有些像低血压患者（实际上却是贫血）的症状，因而他们很多人都是按低血压的治疗方法进行医治。其实因贫血而隐藏的疾病有很多，这一点我们在后面还将会谈到。"早晨难起床"虽然是大部分女性的通病，但是与今天经济上渐渐独立的女性却不相符合。若早晨倦于起床，还是应去接受诊治，确认有无贫血，并进行必要的治疗。

同样，如果呼吸加快，就会吸入大量的氧气，以产生补偿作用，但是也会导致呼吸困难。所以，一旦患上贫血，常会出现上述那样的心跳加速、呼吸困难、目眩、脸色不好等症状。但是贫血中的缺铁性贫血如果长期持续下去，除了会出现缺氧的症状外，还会出现舌头、乳头萎缩。贫血程度较轻的时候，作为隐性的病状还很多。根据日本某女子大学的调查表明，有一些轻微缺铁性贫血患者，早晨起床困难，肩、头疼痛，到了夏天常常感到倦怠，但是，此外并无其他特别明显的症状。

贫血的病因和发病机理

造成贫血的原因非常多，甚至有些原因至今仍不清楚，但归纳起来贫血不外乎由三大类原因造成：红细胞生成减少、红细胞破坏增加（溶血性贫血）、红细胞丢失过多（失血性贫血）。

红细胞生成减少性贫血：造血细胞、骨髓造血微环境和造血原料的异常影响红细胞生成，可形成红细胞生成减少性贫血。

（1）造血干祖细胞异常所致贫血：

①再生障碍性贫血是一种骨髓造血功能衰竭症，与原发和继发的造血干祖细胞损害有关。部分全血细胞减少症的发病机制与B细胞产生抗骨髓细胞自身抗体，进而破坏或抑制骨髓造血细胞有关。

②纯红细胞再生障碍贫血是指骨髓红系造血干祖细胞受到损害，进而引起贫血。依据病因，该病可分为先天性和后天性两类。

③先天性红细胞生成异常性贫血是一类遗传性红系干祖细胞良性克隆异常所致的、以红系无效造血和形态异常为特征的难治性贫血。根据遗传方式，该病可分为常染色体隐性遗传型和显性遗传型。

④造血系统恶性克隆性疾病，这些疾病造血干祖细胞发生了质的异常，包括骨髓增生异常综合征及各类造血系统肿瘤性疾病如白血病等。前者因为病态造血，高增生，高凋亡，出现原位溶血；后者肿瘤性增生、低分化，造血调节也受到影响，从而使正常成熟红细胞减少而发生贫血。

（2）造血微环境异常所致贫血造血微环境包括骨髓基质、基质细胞和细胞因子。

①骨髓基质和基质细胞受损所致贫血：骨髓坏死、骨髓纤维化、骨髓硬化症、大理石病、各种髓外肿瘤性疾病的骨髓转移以及各种感染或非感染性骨髓炎，均可因损伤骨髓基质和基质细胞，造血微环境发生异常而影响血细胞生成。

②造血调节因子水平异常所致贫血：干细胞因子、白细胞介素、粒-单系集落刺激因子、粒系集落刺激因子、红细胞生成素、血小板生成素、血小板生长因子、肿瘤坏死因子和干扰素等均具有正负调控造血作用。肾功能不全、肝病和垂体或甲状腺功能低下等时产生EPO不足；肿瘤性疾病或某些病毒感染会诱导机体产生较多的造血负调控因子如TNF、IFN、炎症因子等，均可导致慢性病性贫血。

③造血原料不足或利用障碍所致贫血造血原料是指造血细胞增殖、分化、代谢所必需的物质，如蛋白质、脂类、维生素（叶酸、维生素B$_{12}$等）、微量元素（铁、铜、锌等）等。

（3）任一种造血原料不足或利用障碍都可能导致红细胞生成减少。

①叶酸或维生素B$_{12}$缺乏或利用障碍所致贫血：由于各种生理或病理因素导致机体叶酸或维生素B$_{12}$绝对或相对缺乏或利用障碍可引起的巨幼细胞贫血。

②缺铁和铁利用障碍性贫血：这是临

床上最常见的贫血。缺铁和铁利用障碍影响血红素合成，有称该类贫血为血红素合成异常性贫血。该类贫血的红细胞形态变小，中央淡染区扩大，属于小细胞低色素性贫血。

溶血性贫血（HA）即红细胞破坏过多性贫血：

（1）红细胞异常所致溶血。①血红素异常所致溶血。先天性红细胞卟啉代谢异常：红细胞生成性血卟啉病。继发性红细胞卟啉代谢异常：铅中毒。②珠蛋白异常所致溶血。珠蛋白肽链合成量的异常所致溶血：海洋性贫血。珠蛋白肽链的结构异常所致溶血：异常血红蛋白病。③遗传性红细胞酶缺乏所致溶血：如G6PD缺乏、丙酮酸激酶缺乏等。④红细胞膜异常所致溶血。遗传性红细胞膜缺陷：如遗传性棘形细胞增多症、遗传性口形细胞增多症、遗传性椭圆细胞增多症、遗传性球形细胞增多症。获得性血细胞膜GPI锚连蛋白异常：阵发性睡眠性血红蛋白尿。

（2）红细胞胞外环境异常所致溶血。①免疫性溶血。自身免疫性溶血；同种免疫性溶血：血型不符所致的急性输血相关性溶血或慢性输血相关性溶血，新生儿溶血症。②血管性溶血。微血管病性溶血：弥散性血管内凝血、血栓性血小板减少性紫癜、溶血尿毒综合征。血管壁反复挤压：行军性血红蛋白尿。血管壁异常：血管炎、瓣膜病、人工瓣膜植入术后。③物理因素：渗透压改变。④化学因素：氧化剂所致获得性高铁血红蛋白血症。⑤生物

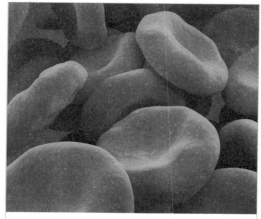

◎造成贫血的原因很多，红细胞生成减少、红细胞破坏增加、红细胞丢失过多都是原因

因素：疟疾、黑热病、蛇毒。

失血性贫血： 因失血过多引起的贫血可根据失血速度分急性和慢性，急性失血引起的贫血的红细胞形态属于正常细胞型；慢性失血性贫血往往合并缺铁性贫血。可分为出凝血性疾病（如特发性血小板减少性紫癜、血友病和严重肝病等）所致和非出凝血性疾病（如外伤、肿瘤、结核、支气管扩张、消化性溃疡、痔和妇科疾病等）所致两类。

7 诊断贫血需做的医疗检查

贫血的诊断应按以下几个步骤进行：

首先要确定有无贫血存在。对于怀疑患有贫血的病人，先作外周血的血常规检查，包括血红蛋白浓度、红细胞计数、白细胞计数、血小板计数和红细胞压积，还有平均红细胞体积、红细胞平均血红蛋白含量及红细胞血红蛋白平均浓度。如果成人的血红蛋白浓度，男性小于120克／升，女性小于

110克／升，孕妇小于100克／升，可以诊断为患有贫血。

最基本的血液学检查应包括：

①网积红血球计数＝患者的红血球比积0.45升×网织红血球（％）

②MCV及MCHC的测定。

③进行外周血涂片检查时，观察有无异形红细胞，如球形红细胞、靶形红细胞、裂殖细胞，有无红细胞大小不均、低色素和多染性红细胞、嗜碱性点彩、卡伯特氏球、豪一周氏小体等，以及白细胞和血小板数量和形态学方面的改变，有无异常细胞。

④骨髓穿刺作骨髓涂片检查。骨髓检查必须包括铁染色，以确诊或排除缺铁性贫血和铁粒幼细胞性贫血。

此外，还有尿常规、大便隐血及寄生虫卵、血液尿素氮、血肌酐以及肺部X光检查等均不容忽视。

其次要明确患有何种类型的贫血，需要做以下化验：

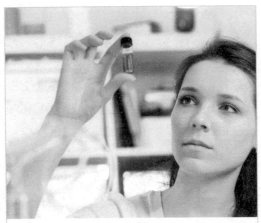

◎要确定患者是否患上贫血，还需要做一些基本的测定和检查

①小细胞低色素性贫血首先考虑缺铁性贫血，需要作铁代谢检查。检查可以发现血清铁及铁蛋白降低，总铁结合力及原卟啉增高。

②大细胞性贫血要作叶酸及维生素B_{12}测定。如为营养性大细胞性贫血则叶酸或维生素B_{12}会减低。

③病人除贫血外还有黄疸、脾脏肿大等症状者，要考虑有溶血性贫血存在，可能出现网织红细胞增加，间接胆红素及血清游离血红蛋白升高，结合珠蛋白减少。骨髓检查对确诊贫血、寻找贫血原因十分重要，尤其对白血病、巨幼红细胞性贫血、再生障碍性贫血、骨髓增生异常综合征及多发性骨髓瘤的诊断有决定性意义。

8 贫血的分类法

贫血不是一个独立的疾病，而是由多种原因引起的一种综合征，也就是说贫血是许多疾病的一种表现形式。基于不同的临床特点，贫血的分类方法有很多种，其分类自然就有所不同。

依贫血发展速度分类：急性贫血、慢性贫血。

依红细胞形态分类：主要参考平均红细胞体积（MCV）。

①正常细胞性贫血：MCV在80飞升～100飞升。

②大细胞性贫血：MCV>100飞升。

③小细胞性贫血：MCV<80飞升。

依骨髓红系增生情况分类：增生性贫

血、增生不良性贫血。

依病因、发病机制分类： 红细胞生成减少性贫血、造血原料异常所致贫血、造血细胞异常所致贫血、造血调控异常所致贫血、红细胞破坏过多性贫血（即溶血性贫血）、失血性贫血。

 9 治疗贫血要对症下药

造成贫血的原因很多，治疗方法也各不相同，但对症下药才是关键。

缺铁性贫血的用药。 缺铁性贫血，是由于在慢性失血（如溃疡病、痔疮等）、胃肠道对铁的吸收功能不良（如胃酸缺乏）、机体对铁的需要量增加（如妊娠期妇女）和红细胞大量破坏（如疟疾）等情况下，引起身体内铁质的缺乏而致贫血。因此铁剂是治疗缺铁性贫血的有效药物，常用的有硫酸亚铁、枸橼酸铁铵、右旋糖酐铁等。口服铁剂一周，血液中网织红细胞即可上升，10～14天能达到高峰，2～4周后血红蛋白明显增加。但要达到正常值则需要1～3个月。为使体内铁贮存恢复正常，待血红蛋白正常后尚需减半剂量继续服药2～3个月。

巨幼红细胞性贫血的用药。 巨幼红细胞性贫血是由于叶酸或维生素B₁₂缺乏所引起的。由于某种原因致使体内叶酸贮量减少、摄入不足或需要明显增加时（妊娠期及婴幼儿），常常造成叶酸缺乏，引发巨幼红细胞性贫血。维生素B₁₂能帮助叶酸在体内循环利用，间接地促进脱氧核糖核酸的合成。故维生素B₁₂缺乏时亦可引起与叶酸缺乏相类似的巨幼红细胞性贫血，这种情况只需口服一定量的叶酸即能生效，但对肝硬化或使用了叶酸对抗剂（氨甲喋呤、乙胺嘧啶、甲氧苄胺嘧啶等）所致的巨幼红细胞性贫血，用叶酸治疗无效，因为此时体内的二氢叶酸还原酶缺乏或受到抑制，不能使叶酸转变成四氢叶酸而失去效用，故必须用其代用品——甲酰四氢叶酸钙治疗才有效果。对维生素B₁₂缺乏引起的恶性贫血，可肌肉注射维生素B₁₂治疗，单用叶酸仅能改善血象，对神经系统损害无能为力，故两药合用可起协同作用，疗效更佳。

再生障碍性贫血的用药。 再生障碍性贫血是由于骨髓造血机能减退或衰竭而引起。血液中不仅红细胞减少，而且白细胞和血小板也减少，对此类贫血，国内采用中西医结合治疗。常用药物有苯丙酸诺龙、碳酸锂、氧化钴等，可刺激造血功能，对部分病人有一定效果。

综上所述，治疗贫血，对症选药很重要，但必须强调，在对症治疗的同时必须积极寻找病因，只有祛除病因，才能达到根治的目的。其实，不管是哪种贫血，诊断和治疗都是必要的。另外，继发性贫血还可能成为各种重症的导火线，引发重症后再进行治疗就会十分困难了。相反，以诊断贫血为契机，常会发现更严重的疾病。所以，千万不可轻视贫血，为了你的健康，请务必去专业门诊诊治。

常见几类贫血及其饮食原则

◎常见的贫血包括缺铁性贫血、巨幼红细胞性贫血、再生障碍性贫血和溶血性贫血几类，这里从贫血的基本饮食原则入手，逐渐细分，介绍各种贫血的饮食原则。

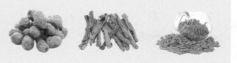

1 一般人群的十大膳食原则

①食物多样，谷类为主，粗细搭配。谷类食物每人每日应摄入250～400克。建议每日最好能吃50克以上的粗粮。

②多吃蔬菜水果和薯类。蔬菜和水果每日应各摄入300～500克和200～400克。

③每日食用奶类、大豆及其制品。每日应食用相当于鲜奶300克的奶类或奶制品，以及相当于干豆30～50克的大豆或豆制品。

④常吃适量的鱼、禽、蛋和瘦肉。每日应摄入动物性食物125～225克，其中鱼

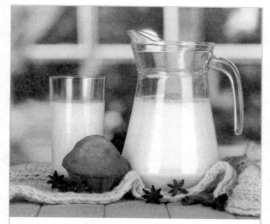

◎在饮食上，不管是否是贫血患者，每日都应摄入适量的奶类、大豆及其制品等食物

虾类50～100克，畜、禽肉50～75克，蛋类25～50克。

⑤减少烹调油用量，吃清淡少盐膳食。每日烹调油不宜超过25克或30克，食盐不要超过6克。

⑥食不过量，天天运动，保持健康体重。建议成年人每日进行累计相当于步行6000步以上的身体活动，如果身体条件允许，最好进行30分钟中等强度的运动。

⑦三餐分配要合理，零食要适当。早餐提供的能量应占全日总能量的25%～30%，午餐应占30%～40%，晚餐应占30%～40%，可根据职业、劳动强度和生活习惯进行适当调整。零食作为一日三餐之外的营养补充，可以合理选用，但来自零食的能量也应计入每日能量摄入之中。

⑧每日需足量饮水，合理选择饮料。在气候温和的条件下进行轻体力活动的成年人，每日至少饮水1200毫升（约6杯）；在高温或强体力劳动条件下饮水量应适当增加。饮水应少量多次，要主动饮水，不要等到有口渴感觉时再喝水。

⑨饮酒应限量。建议成年男性一日饮用酒的酒精量不超过25克，成年女性一日

饮用酒的酒精量不超过15克。

⑩吃新鲜卫生的食物。

2 贫血患者饮食的"黄金原则"

贫血患者的饮食首先要遵循上述一般人群的膳食原则，在此基础上还应该谨记"黄金原则"。

①营养均衡，预防为先。人类的健康是一个全面的概念，它不仅包括没有疾病的存在，具有良好的工作状态以及长寿等；而且包括有一个完整的身心状态和具备对环境的适应能力。而这一切的实现，需要有一个合适的营养作为物质基础，来补充因不断新陈代谢而消耗的大量营养物质，维持正常体力劳动和工作需要的热量。合理的营养是通过合理的膳食来达到的，它包括合理的膳食构成、食物的种类与饮食习惯等。要获得均衡营养的前提是取得平衡膳食。所谓"平衡膳食"是指由食物所构成的营养素，在一个动态过程中，能提供机体一个合适的量，不致出现某些营养素的缺乏或过多，从而不会引起机体对营养素需要和利用的不平衡。

平衡膳食与人体健康密不可分，我们的祖先很早对此就有研究。中国自古就有"养生"之说。在西汉时期的医学著作中，开始有了利用日常饮食祛病强身、延年益寿的具体方剂。养生理论和实践，已成为中国传统医学的重要组成部分。传统的饮食保健，包含两方面的含义——"食养"和"食疗"。用今天的话说，就是饮

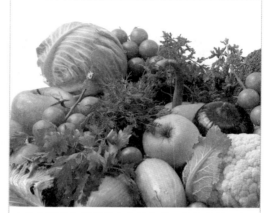

◎饮食调理的原则其实也很简单，就是遵循一个"缺什么补什么，缺多少补多少"的道理即可

食预防和饮食治疗，即利用日常食物调养身体、健身防病以及预防和治疗疾病。具体地说，就是根据食物的性味，分析食物的性质和作用；掌握四时气候、地理环境，区别病人的生活习惯、疾病特点和体质强弱等不同情况，因人而异、因地而异地把食物种类巧妙搭配，合理地运用烹调方法，适当控制摄入量，以充分吸取各种营养物质，从而收到祛病强身、延年益寿的最佳效果。这样选择之后，人们摄入体内的食物，既平衡合理，又适合生理需要，且易被机体吸收、利用，相当于今天所说的"平衡膳食"。

②缺什么补什么，缺多少补多少；合理搭配，正确烹调。如果贫血已经发生，那么我们应该如何在日常饮食中予以调治呢？不同类型贫血的病因和发病机制是不同的，因此对饮食方面的需求也不同。同样，不同年龄和不同生理状况的人群，其机体的生理需要存在着差异，其贫血的饮食也应因人而异。基本原则就是"补其所

短"，即缺什么补什么，缺多少补多少。

3 认识缺铁性贫血及其饮食原则

贫血患者中约有70％属于缺铁性贫血，普遍存在于世界各国、各民族中，发生于各年龄组，尤其以年轻女性居多，育龄妇女（特别是孕妇）和婴幼儿中发病率也很高。钩虫病流行地区，如桑、棉、麻种植地区，缺铁性贫血多见，且较严重。

缺铁性贫血的概念： 缺铁性贫血是体内可用来制造血红蛋白的铁已被用尽，红细胞生成受到障碍时引起的贫血。在红细胞的产生减少之前，体内铁的储存已耗尽，因此发生贫血是铁缺乏的晚期阶段。这种贫血的特点是骨髓、肝、脾及其他组织中均缺乏可染色铁，血清铁蛋白、血清铁浓度和血清转铁蛋白饱和度均降低，属于小细胞低色素性贫血。

铁是血红素分子的核心部分，与氧和电子的输送有密切关系。正常成年男子体

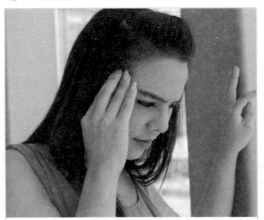

◎贫血患者中约有70％属于缺铁性贫血，贫血容易造成头晕、头痛、脸色苍白、倦怠等症状

内铁的总量约为每千克体重46毫克，女子约为每千克体重35毫克。体内的铁大致可分成两大部分，一部分是正在执行生理功能的铁，主要存在于血红蛋白中，占全身铁的67％，在正常成年男子体内约为2000毫克；小部分与肌红蛋白结合，占全身铁的3.5％，约为130毫克。血浆中与转铁蛋白结合的运输铁仅约3毫克，细胞内酶所含铁仅占全身铁的0.2％。另一部分是暂时不执行功能而是备不时之需的储存铁，主要以铁蛋白和含铁血黄素的形式存在，储存于单核巨噬细胞系统中。正常男子体内储存铁约为1000毫克，女子为100～400毫克。缺乏铁质可引起低色素性贫血，即血红蛋白的减少比红细胞数的减少更为明显。正常情况下人体制造血红蛋白的铁主要来源于衰老红细胞破坏后释放的铁。一般饮食中的铁已足够补充人体的需要，因此人体一般不易发生缺铁现象。

缺铁主要见于铁的需要量增加而供给相对不足的情况，如妇女的妊娠期和哺乳期，婴幼儿的生长发育期。其次是铁的吸收减少，如胃酸缺乏、胃大部切除术后会出现这种情况。再者是铁的丢失过多。体内2／3的铁存在于血红蛋白内，因此失血也就是失铁。慢性反复的失血，如月经过多、溃疡病出血、痔出血和钩虫感染等会引起体内铁的储存耗竭，从而发生缺铁性贫血。血液检查除可见红细胞数和血红蛋白量减少外，还可以看到红细胞较正常体积小，红细胞内血红蛋白含量低，血清铁、血清铁蛋白降低和骨髓铁、储存铁减少。

易患缺铁性贫血的人群：生长快速的婴儿和青少年，由于铁的需要量高，如果饮食中缺少铁则易引起缺铁性贫血。青年女性月经来潮后由于月经失血，若食物长期含铁不足，也易患缺铁性贫血。妇女妊娠时，要供应胎儿、胎盘和母体的血红蛋白量增加，需铁较多；哺乳期间每日从乳汁中丧失的铁为0.5～1毫克，也容易出现铁缺乏。故月经过多、多次妊娠和哺乳是妇女中最多见的缺铁原因。曾经做过胃全切除或部分切除手术的病人，术后由于食物迅速进入空肠，部分食物没有经过十二指肠，以致食物中的铁没有很好地被吸收，数年后可出现缺铁性贫血。长期严重腹泻也可以引起缺铁性贫血。失血，尤其是慢性失血，是缺铁性贫血最多见、最重要的原因。患有溃疡病出血、钩虫病、食管静脉曲张出血及痔疮出血的病人均易患缺铁性贫血。另外，长期素食、偏食的人，患有慢性疾病的人均易导致缺铁性贫血。

缺铁性贫血的症状：轻微的贫血患者，大都会感到早晨起床困难，肩或头部疼痛，夏天感到身体倦怠等。而有的人，乍看之下并无贫血症状，自己也一直没有感觉到有贫血症状，然而当贫血慢慢地加深时，在经过仔细检查后，却发现其血红蛋白的浓度相当低。

缺铁性贫血症状的发生常因贫血的程度而有所不同，当铁质缺乏尚未导致贫血之际，通常不会有临床上的异常。若是缺铁情形持续恶化影响红血球制造而导致贫血与血氧供应不足，会使人体细胞中的

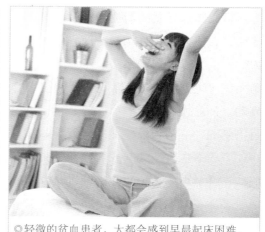

◎轻微的贫血患者，大都会感到早晨起床困难，肩或头部疼痛，夏天感到身体倦怠等

能量供应出现障碍，患者会出现疲倦、虚弱、晕眩、呼吸急促、心跳加快、脸色苍白等症状，并且缺乏体力，运动耐力降低，免疫力亦会下降。缺铁性贫血很少对身体构成危害，但若贫血情况越来越严重，又长期不治疗，则会引起心脏扩大，最后导致心脏衰竭。因此贫血应引起我们的高度重视，要做到定期进行健康检查，若有不适请及时进行诊治。

还有一些临床表现是缺铁的特殊表现。有些缺铁性贫血病人表现出特殊的神经症状，如容易兴奋、激动、烦躁、头痛等，这在儿童中尤其多见，这与细胞内含铁的酶缺乏有关。有些病人出现上皮细胞组织异常所产生的症状，如口角炎、舌和乳头萎缩、舌炎、皮肤干燥皱缩、毛发干燥易脱落、指甲薄平，重者发展为匙状甲、吞咽困难等。部分病人有异食癖，嗜食泥土、石屑、冰块等，这些病人控制不住地进食此类食物，奇怪的是这种非自然食物常含铁极少。

造成缺铁性贫血的原因： 由于血液的流失，造成血红蛋白的减少而导致贫血。人的血液可以从胃肠系统、泌尿系统、生殖系统等地方流失。血液的流失可以看得到的，如血便、黑便、血尿等；也可以是看不到的，必须通过检测才能发现，如大小便中的潜血反应。一般因血液流失引起的缺铁性贫血中，最常见的原因是女性经血过多症或因溃疡、结核、寄生虫感染等引起的胃肠道出血。此外，铁质吸收的减少和补充不足，也是发生缺铁性贫血的主要原因。长期吃素者、胃切除者以及患乳糜泻或胃酸缺乏的病人，由于食物中含铁量不足或铁质吸收减少而引起缺铁性贫血症。而妇女在怀孕、哺乳期以及正在发育中的小孩，因铁质需求量增加，若无适量地补充铁质亦会造成缺铁性贫血症。特别要提醒的是男性或停经后的妇女如果发生缺铁性贫血症，务必要做详细检查，看看是否有潜藏的出血，临床上这潜藏的出血常常是因为胃肠或泌尿道的肿瘤所致，因此不得大意。

缺铁性贫血的治疗： 缺铁性贫血的诊断只是一个症状学诊断，因此当一个人得了缺铁性贫血时，一定要仔细寻找发生缺铁性贫血的可能原因，方能对症治疗。许多病人急于改善缺铁性贫血症状，要求输血或服用补血剂，虽然症状减轻了，却疏忽了寻找致病根源，而延误可能潜藏的肿瘤的诊断时机。因此一旦得了缺铁性贫血，务必要先做检查再治疗。以下就缺铁性贫血的对症治疗做一说明，提高因缺铁而造成的血色素降低的方法有下列两种：

①注重从食物中吸收铁质。你一定听说过"吃什么，补什么""食物是最好的特效药"之类的话。这虽是老调子，但这些也都是有事实根据的，因为食物是最天然、最安全而易吸收的营养补充品。一般含铁丰富的食物包括以下几种：动物性食品铁的利用率较高，最佳铁质的来源是肝脏，其次是牡蛎、贝类、内脏类、瘦肉，而肉类食品中肉的颜色越红，其含铁量也越多。干豆及蔬菜是植物中铁质的最佳来源，其次是葡萄干、红枣、黑枣、全谷类等。此类食品虽不多，但其中所含的铁多可弥补其他铁质利用率的不足。由上述可知，一般食物含铁量都能满足每日所需铁量。对于体内缺铁的人来说，吸收是否正常是个大问题。食物中的铁质吸收率各不相同，可低到3%或高达40%。

②口服铁剂。治疗缺铁性贫血光靠饮食其实是不够的，含铁丰富的饮食只可预防缺铁性贫血，对于严重贫血的病人，应由医师开铁剂补充。有些人服用铁剂会造成胃肠不适，可先少量服用，并配合食用含铁丰富的食物，再逐渐增加铁剂用量，服用约6个月以上。

一般来说，利用天然食物补充铁质并不会因过量而产生毒性作用，但大量服用铁剂，可能会造成肠黏膜出血、代谢性酸中毒及肾功能衰竭等，若长期服过量铁剂则会造成血色素沉着而引起肝硬化。有报道表明，体内铁质过多对心血管有不利影响，铁会协助形成自由基，可能与癌症、老化现象有关，所以不要以为体内铁的含量是多多益善的。遵守健康营养策略，均衡营养，多吃天然食物蔬果，这才是明智之举。

缺铁性贫血的饮食原则： ①补充含铁食物。铁是人体必需的微量元素，正常人体内含4~5克铁，其中72%参与合成血红蛋白。虽然铁在体内含量极微，但具有重要的作用。一方面，铁是合成红细胞内血红蛋白的重要原料，参与体内氧和二氧化碳的运送；另一方面，它还是细胞呼吸酶的组成成分，参与细胞呼吸和一系列新陈代谢反应。此外，铁还可增强机体免疫力，故严重的缺铁性贫血患者常并发感染等疾病。不同年龄不同身体状况的人需铁量不同，所以应根据具体情况，来决定每日膳食中的铁供给量。建议每日铁供给量为：成年男子12毫克；成年女子15毫克；妊娠妇女、哺乳期妇女和青少年为18~20毫克为宜。必要时加铁剂治疗。铁存在于多种食物中，其中含铁量较多的食物有动物肝

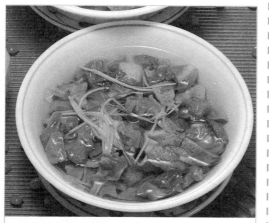

◎缺铁性贫血患者想从饮食中补铁还需考虑铁的吸收率。可适量摄入猪肝、猪血等食物

脏、豆类和某些蔬菜。

②促进铁的吸收。尽管有的食品含有丰富的铁质，但摄入体内真正被人体吸收利用的铁却未必与其含量成正比。缺铁性贫血患者想从饮食中补铁还需考虑铁的吸收率。食物中铁的来源有两种：一种是存在于动物内脏中，如肝、肾、血液、禽肉及鱼类中的铁，叫血红蛋白铁；另一种存在于植物性食品，如蔬菜、豆类、粮食中，叫非血红蛋白铁。前者在体内易被吸收利用，不受同餐食物影响，吸收率可达12%~20%，尤其是肝脏、血液中含铁最丰富，铁吸收率也高。有的食物如牛肉中含铁虽然也很丰富，但吸收率明显不如肝脏中的铁。因此贫血患者，特别是缺铁性贫血患者应多摄入动物肝脏、血制品等食物。存在于植物性食品中的铁的吸收率明显低于动物性食品，如大豆所含的非血红蛋白铁的吸收率为7%，而菠菜只有1%左右。特别需指出的是鸡蛋中的铁也属于非血红蛋白铁，它们的吸收、利用受多方面因素的影响，因其多为三价铁，可与蛋白质等有机物结合，故铁吸收率低，平均不到10%。酸性环境有利于食物中三价铁游离出来，促进铁还原吸收利用。我国膳食以粮食为主，铁多来自非血红蛋白铁，因此需要与富含血红蛋白铁和其他可促进铁吸收的食物如维生素C等的食品一起食用，合理搭配，才能使摄入的铁被充分吸收利用。

③供给高蛋白饮食。蛋白质是生命的存在形式，是构成生命活动的物质基础。没有蛋白质就没有生命。几乎所有类型的

贫血都需要补充大量蛋白质。一方面，蛋白质是组成红细胞中血红蛋白的重要成分；另一方面，蛋白质与铁离子在体内的代谢有关。铁离子通过血清铁转运蛋白至骨髓参与造血，多余的铁离子则以铁蛋白形式储存起来。因此，缺铁性贫血患者尤其应注意摄入高质量蛋白质。贫血食疗所需的高蛋白饮食，应从两方面理解。

一是营养价值高。构成蛋白质的二十种氨基酸可分为必需氨基酸和非必需氨基酸。不同蛋白质所含的氨基酸的种类和比例各自不同，故相应的营养价值也不同。蛋白质营养价值的高低取决于其中所含的必需氨基酸的量与它们相互的比例。某些食物蛋白质中的必需氨基酸种类齐全，其比例又与人体组织蛋白质相近，那么其利用率就高，营养价值也高。就人体的需要来讲，一般动物性蛋白质所含人体必需氨基酸从种类到比例较合乎人体需要，其中以鸡蛋蛋白质的必需氨基酸最为理想。故一般以鸡蛋的氨基酸为标准，来比较其他

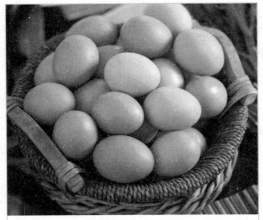

◎贫血患者要补充营养，食用鸡蛋能补充不同的蛋白质，但鸡蛋黄需要少吃或慎吃

各类食物蛋白质氨基酸的种类和比例，越接近这个比例，其氨基酸的利用率就越大。动物性蛋白质如瘦肉类、禽蛋类、鱼类、奶类的营养价值最高；植物性蛋白质差于动物性蛋白质，其中以黄豆的蛋白质的营养价值较高，几乎与肉类营养价值相等，故常把动物性蛋白质与大豆蛋白质都称为优质蛋白质。营养学上常以蛋白质的"生理价值"指标来衡量食物蛋白质的营养价值。它指的是蛋白质摄入后被人体利用的程度。生理价值越高，则相应的蛋白质的营养价值也越大。

二是含量丰富。一般蛋白质含量高的食物，营养价值也高。如豆类、蛋类和各种瘦肉蛋白质含量较丰富；粮谷类含量为7%~10%；薯类则含2%~3%。为了保证每日蛋白质的摄入量，应尽量选择富含蛋白质的食品。但是否摄入越多蛋白质越好呢？不是的。长期大量无限制地摄入蛋白质，超出人体需要，过量的蛋白质不但不能被吸收利用，反而增加了消化道、肝脏、肾脏的负担。且蛋白质分解产生的氮在体内蓄积过多，可使机体中毒，严重影响健康。因此，饮食中还应注意蛋白质的供给量。

④纠正不良饮食习惯。对长期偏食和素食的人，必须纠正其不良饮食习惯，才能保证机体所需铁和蛋白质等营养素的摄入。尤其蛋白质的摄入存在"蛋白质互补作用"。不同的食物所含的必需氨基酸不同，且大部分食物的蛋白质所含的必需氨基酸不是完全合乎人体的需要，有的过

量，有的则不足或营养价值不高。为了解决这个问题以尽可能地使机体获得最高营养价值的蛋白质，可以把几种营养价值较低的食物混合食用，使食物中相对不足的氨基酸相互补偿，取长补短，接近人体需要的比例，从而提高其营养价值。这就是蛋白质的互补作用。例如玉米中的色氨酸和赖氨酸都少，含蛋氨酸丰富；豆类含赖氨酸较丰富，而含蛋氨酸较少。如果黄豆和玉米混合食用，可提高蛋白质的营养价值，同时补充了色氨酸、蛋氨酸和赖氨酸，达到了很好的效果。因此，全面均衡的饮食有利于贫血的改善。

4 认识再生障碍性贫血及其饮食原则

再生障碍性贫血并非常见的血液病，根据全国白血病与再障流行病学调查协作组1986～1988年对21个省44个调查点的调查，再障的年均发病率为百万分之七，无地方差异性，其中急性为百万分之一，慢性为百万分之六，男女之比为12：10。调查还表明老年期存在明显的慢性再障发病率高峰，男性高峰在60岁以后，女性高峰在50～59岁。

再生障碍性贫血的概念：再生障碍性贫血简称再障，是由于生物、化学、物理等因素导致造血组织功能减退或衰竭而引起全身血细胞减少，骨髓造血功能衰竭，危害青、少、壮年身心健康的一种综合征。临床表现为贫血、出血、感染等症状，在血液病中（包括溶血性贫血、缺铁性贫血、骨髓纤维贫血、粒细胞白血病、地中海贫血、淋巴白血病等），既往再生障碍性贫血和白血病死亡率占80％，所以再生障碍性贫血素有"软癌"之称。虽然在各年龄组均可出现再生障碍性贫血，但以青壮年多见，且男性多于女性。

再生障碍性贫血的症状：本病的临床表现为出血和感染，因病情进展的快慢、严重性以及病变广泛程度的不同，临床表现也各异。急性再障多见于儿童和青壮年，男性多于女性，起病多急骤，常以贫血显著或出血严重为主要特征，少数以高热并发感染为主要临床表现。出血不仅表现在皮肤黏膜出血，还常有内脏出血，如呕血、便血、尿血、子宫出血、眼底出血及颅内出血，后者常为本病的死亡原因。其次慢性再障成人多于儿童，起病多缓慢，常以贫血发病，出血程度较轻，常见的出血部位有皮下、鼻黏膜及牙龈，女性会有月经过多的现象，很少有内脏出血，感染少见且较轻。以上两型共有体征，均有贫血面容，眼睑结膜及甲床苍白，皮肤可见出血点及紫癜，贫血重者，心率增快，心尖区常有收缩期吹风样杂音，一般无肝脾肿大。长期中、重度贫血会引发贫血性心脏病；反复多次输血易感染并发病毒性肝炎等病毒性疾病，而大量输血可诱发血色病；感染不能及时控制者，可并发败血症甚至发生感染中毒性休克。

再生障碍性贫血的诊断和分类标准：我国对再障的诊断和分型标准几经讨论、修改，1987年6月全国再生障碍性贫血学术会议制定的诊断和分类标准如下。

再生障碍性贫血的诊断标准：①全血细胞减少，网织红细胞绝对值减少。②一般无肝、脾肿大。③骨髓检查显示至少一个部位增生低或重度减低，如增生活跃，则有巨核细胞明显减少，骨髓小粒成分中应见非造血细胞增多。④此外其他引起全血细胞减少的疾病，如阵发性睡眠性血红蛋白尿、骨髓增生异常综合征中的难治性贫血、急性造血功能停滞、骨髓纤维化、急性白血病、恶性组织细胞病等。⑤抗贫血药物治疗无效。

再生障碍性贫血分先天性和获得性两大类，以获得性居绝大多数。先天性再生障碍性贫血十分罕见，其主要类型为遗传因素造成的贫血。①急性型再生障碍性贫血又称重型再障，起病急，进展迅速，常以出血和感染发热为首起及主要表现。病初贫血症状常不明显，但随着病程发展，呈进行性加重。几乎都有出血倾向，60%以上有内脏出血，主要表现为消化道出血、血尿、眼底出血（常伴有视力障碍）和颅内出血。皮肤、黏膜出血广泛而严重，且不易控制。病程中几乎均出现发热，系感染所致，常在口咽部和肛门周围发生坏死性溃疡，从而引发败血症，肺炎也很常见。感染和出血互为因果，使病情日益恶化，如仅采用一般性治疗多数在一年内死亡。②慢性型再生障碍性贫血：起病缓慢，以出血为首起和主要表现；出血多限于皮肤黏膜，且不严重；可并发感染，但常以呼吸道为主，容易控制。若治疗得当，并坚持不懈，不少患者可获得长期缓解以至痊愈，但也有部分病人迁延多年不愈，甚至病程长达数十年，少数到后期出现急性再生障碍性贫血的临床表现，称为慢性型再生障碍性贫血恶化型或重度再障Ⅱ型。

再生障碍性贫血的诱发因素：①药物是再生障碍性贫血最常见的发病因素。药物性再生障碍性贫血有两种类型。一是剂量依赖性。药物具有毒性作用，达到一定剂量就会引起骨髓抑制，但一般是可逆的。如各种抗肿瘤药。二是非剂量依赖性。仅个别患者发生造血障碍，多为药物的过敏反应所致。②化学毒物引起的再生障碍性贫血。苯及其衍化物和再生障碍性贫血的关系已被许多实验研究所肯定。苯进入人体易固定于富含脂肪的组织，慢性苯中毒时苯主要固定于骨髓，苯的骨髓毒性作用是其代谢产物所致，后者可作用于造血干细胞，抑制其DNA和RNA的合成，并能损害染色体。改革开放以来，乡镇企业兴起，由于不注意劳动保护，苯中毒致再生障碍性贫血的发病率有所上升。苯中毒导致的再生障碍性贫血可呈慢性型，也可呈急性严重型，但以后者居多。③辐射的影响。电离辐射X线、γ线或中子，可穿过或进入细胞直接损害造血干细胞和骨髓微环境。长期超允许量放射线照射（如放射源事故）可致再生障碍性贫血。④病毒感染。病毒性肝炎和再生障碍性贫血的关系已较肯定，由病毒性肝炎引发的再生障碍性贫血称为病毒性肝炎相关性再生障碍性贫血，是病毒性肝炎最严重的并发症之一，发生率不到1％，占再生障碍性贫血患者的3％左右。引起再生障碍性贫血的肝炎类型至今尚未确定，约有80％是由非甲非乙型肝炎引起，其余由乙型肝炎引起。⑤免疫因素的影响。再生障碍性贫血可继发于胸腺瘤、系统性红斑狼疮和类风湿性关节炎等，从患者血清中可找到抑制造血干细胞的抗体。部分原因不明的再生障碍性贫血可能也存在免疫因素。⑥遗传因素的影响。贫血是常染色体隐性遗传性疾病，有家族性。贫血多发现在5～10岁的儿童，多数病例伴有先天性畸形，特别是骨骼系统畸形，如拇指短小或缺少、多指、桡骨缩短、体格矮小、小头、眼裂小、斜视、耳聋、肾畸形及心血管畸形等，皮肤色素沉着也很常见。本病HBF常增高，染色体异常发生率高，DNA修复机制有缺陷，因此恶性肿瘤，特别是白血病的发生率显著增高。据调查表明，出现以上情况者，约10％患儿双亲有近亲婚配史。阵发

◎不同类型的贫血，在治疗上，方法和用药上都是有所区别的

性睡眠性血红蛋白尿（PNH）和再生障碍性贫血关系也相当密切，有20％～30％的血红蛋白尿可伴有再生障碍性贫血，有15％的再生障碍性贫血可发生血红蛋白尿，两者都是造血干细胞的疾病。⑦其他因素。有病例报告，再生障碍性贫血在妊娠期发病，分娩或人工流产后逐渐恢复，第二次妊娠时再发。多数学者认为这可能是巧合。此外，再生障碍性贫血也可继发于慢性肾功能衰竭、严重的甲状腺或前（腺）脑垂体功能减退症等。

再生障碍性贫血的治疗：慢性型再生障碍性贫血一般以雄激素治疗为主，以其他综合治疗为辅，需要经过长期不懈的努力，才能取得满意的疗效。不少病例血红蛋白恢复正常，但血小板长期处于较低水平，临床无出血表现，可恢复工作。急性型预后差，上述治疗常无效，诊断一旦确立宜及早选用骨髓移植或抗淋巴细胞球蛋白等治疗。

①支持疗法。凡有可能引起骨髓损害的物质均应设法去除，禁用一切对骨髓有抑制作用的药物。积极做好个人卫生和护理工作，对粒细胞缺乏者宜作保护性隔离，积极预防感染。输血要掌握指征，准备做骨髓移植者，移植前输血会直接影响其成功率，尤其不能输入家族成员的血，一般以输入浓缩红细胞为好。严重出血者宜输入浓缩血小板，采用单产或HLA相合的血小板输注可提高疗效。反复输血者宜应用去铁胺排铁治疗。

②雄激素。该药为治疗慢性再生障

碍性贫血首选药物。常用雄激素有四类。17α-烷基雄激素类：如司坦唑醇、甲氧雄烯醇酮、羟甲烯龙、氟甲睾酮、大力补等。睾丸素酯类：如丙酸睾酮、庚酸睾酮、环戊丙酸睾酮、十一酸睾酮和混合睾酮酯（丙酸睾酮、戊酸睾酮和十一烷酸睾酮）。非17α-烷基雄激素类：如苯丙酸诺龙和葵酸诺龙等。中间活性代谢产物：如本胆脘醇酮和达那唑等。

睾酮进入体内，在肾组织和巨噬细胞内，通过5α-降解酶的作用，形成活力更强的5α-双氢睾酮，促使肾脏产生红细胞生成素，巨噬细胞产生粒巨噬细胞集落刺激因子；在肝脏和肾髓质内存在5β-降解酶的作用下，使睾酮降解为5β-双氢睾酮和本胆烷醇酮，后两者对造血干细胞具有直接刺激作用，促使其增殖和分化。

因此雄激素必须在一定量残存的造血干细胞基础上，才能发挥作用，对急性严重型再生障碍性贫血常无效，对慢性再生障碍性贫血有一定的疗效，但用药剂量要大，持续时间要长。如丙酸睾丸酮50～100毫克/天肌肉注射，康力龙6～12毫克/天口服，安雄120～160毫克/天口服，巧理宝250毫克/天每周两次肌肉注射，疗程至少六个月以上。

雄激素的疗效较好，一般开始治疗后一个月，网织红细胞开始上升，随后血红蛋白上升，两个月后白细胞开始上升，但血小板多难以恢复。部分患者对雄激素有依赖性，停药后复发率达25%～50%，复发后再用药，仍可有效。丙酸睾酮的男性

化不良反应较大，服药后患者出现痤疮，毛发增多，声音变粗，女性闭经，儿童骨成熟加速及骨骺早期融合，且有一定程度的水钠潴留。丙睾肌注多次后局部常发生硬块，宜多处轮换注射。17α-烷基类雄激素男性化不良反应较丙睾为轻，但肝脏毒性反应显著大于丙睾，多数病人服药后出现谷丙转氨酶升高，严重者发生肝内胆汁淤积性黄疸，少数甚至出现肝血管肉瘤和肝癌，但停药后可消散。

③骨髓移植。这是治疗干细胞缺陷引起再生障碍性贫血的最佳方法，且能达到根治的目的。一旦确诊为严重型或极严重型再生障碍性贫血，年龄小于20岁的患者，有HLA（人类白细胞抗原）配型相符者，在有条件的医院应首选异基因骨髓移植，移植后长期无病存活率可达60%～80%。但移植需尽早进行，因初诊者常输红细胞和血小板，这样易使受者对献血员次要组织兼容性抗原过敏，导致移植排斥发生率升高。对确诊后未输过血或输血次数很少者，预处理方案可用环磷酰胺，每天50毫克/千克，连续静滴4天。④免疫抑制剂。适用于年龄大于40岁或无合适供髓者的严重型再生障碍性贫血。最常用的是抗胸腺球蛋白和抗淋巴细胞球蛋白，其机理可能主要通过去除抑制性T淋巴细胞对骨髓造血的抑制，也有认为尚有免疫刺激作用，通过产生较多造血调节因子促进干细胞增殖，此外可能对造血干细胞本身还有直接刺激作用。免疫抑制剂对严重再生障碍性贫血有效率也可达

50%～60%，出现疗效时间也需要一到两个月以上。不良反应有肝肾毒性作用、多毛、牙龈肿胀、肌肉震颤，为安全用药宜进行血药浓度监测，安全有效血浓度范围为300～500毫克/毫升。现代免疫抑制剂治疗严重型再生障碍性贫血疗效已与骨髓移植相近，但前者不能根治，且有远期并发症，如出现克隆性疾病，包括骨髓增生异常综合征、血红蛋白尿和白血病等。

再生障碍性贫血的饮食原则：再生障碍性贫血是由于骨髓造血干细胞异常、造血微环境障碍和其他免疫因素引起的骨髓造血功能衰竭，从而导致的贫血。它常常表现出贫血、出血等症状。它虽然不是由于营养物质的缺乏而引起，但饮食治疗对其治疗仍有十分重要的意义。

①供给高蛋白饮食。蛋白质是一切生命活动的基础，各种血细胞的增殖、分化和再生，以及骨髓造血微环境的基质，都需要依赖蛋白质。所以，再生障碍性贫血患者在饮食方面更需要供给生物价值高的动物性蛋白质，即优质蛋白。

②补充造血原料物质。由于再生障碍性贫血除贫血以外的另一重要表现是出血，尽管本病并非因缺乏造血原料所致，但反复的出血必然会导致慢性失血性贫血，从而加重再生障碍性贫血的程度。因此，食物中尚应补充铁质、叶酸及维生素B12等，以免再生障碍性贫血同时并发其他类型的贫血。

③补充富含多种维生素、高热量的食物。多数再生障碍性贫血病期长，加之伴

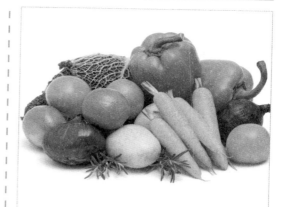

◎再生障碍性贫血患者在饮食上适当补充富含多种维生素、高热量的食物

出血、感染等症状，对机体损耗较之一般的营养性贫血更大，故在饮食上应补充高热量、易消化吸收、富含多种维生素的食物。除了叶酸和维生素B12外，还应补充维生素B1、维生素B6、维生素C等。尤其维生素B6，参与合成血红蛋白和制造红细胞的中间反应，有利于红细胞和血红蛋白的形成。食物的热量主要来自于糖和脂肪，而维生素则广泛分布于各种食物中。再生障碍性贫血患者日常饮食应多摄入瘦猪肉、牛肉、鸡蛋、鱼类、动物肝脏、黑木耳、黑芝麻、黑豆、红枣、核桃、花生米以及各种水果蔬菜等含高蛋白、高维生素、高热量的食物。

5 认识溶血性贫血及其饮食原则

溶血性贫血是由于红细胞的寿命缩短，破坏加速，骨髓造血功能增强，但不足以代偿红细胞的损耗而出现的一类贫血。红细胞的抗体，是造成红细胞破坏的

原因，可以说这是一类较罕见的疾病。

溶血性贫血的概念：正常情况下，每天约有1%的红细胞衰老或被破坏而从血液中被清除，并由骨髓释放相同数量的新生红细胞进入血液作为补充，以保持红细胞数量的恒定。因此，只有当红细胞的被破坏速度超过骨髓细胞的代偿造血速度时，才引起贫血。血循环中正常红细胞的寿命约120天，衰老的红细胞被不断地清除，新生的红细胞不断由骨髓生成与释放，维持着动态平衡。当身体产生了一种破坏自身红细胞的抗体时，就会造成红细胞的不足，因而出现溶血性贫血。出现溶血性贫血时，红细胞的生存时间有不同程度的缩短，最短只有几天。当各种原因引起红细胞寿命缩短、破坏过多、溶血增多时，如果原来骨髓的造血功能正常，那么骨髓的代偿性造血功能可比平时增加6~8倍，可以不出现贫血，这种情况叫"代偿性溶血病"。如果骨髓的代偿造血速度达不到溶血的速度，就会出现贫血的表现。

溶血性贫血的症状：溶血性贫血的少数病例可见红细胞内在缺陷与外来溶血因素两类原因同时存在，这时贫血将特别严重，如红细胞内葡萄糖磷酸脱氢酶缺乏或地中海贫血的患者，平时无贫血症状，但在服用对正常人无影响的氧化剂药物后会突然发生急性溶血。

溶血性贫血除具有一般的贫血症状外，黄疸是其明显的特征。由于溶血性贫血的临床表现，与溶血的缓急、程度和部位有关，因此急性溶血和慢性溶血的症状与体征是不尽相同的。

急性溶血：起病急骤，突然出现寒战、高热、腰背酸痛、气促、乏力、烦躁症状，亦可见恶心、呕吐、腹痛等胃肠道症状。如是大量血管内溶血，可见血红蛋白尿，浓红茶或酱油样尿，亦可有轻度黄疸。如由输血不当引起溶血性反应，则可见少尿、无尿和急性肾功能衰竭。由于急性贫血引起严重缺氧，可见神志淡漠或昏迷、休克和心功能不全。

慢性溶血：起病缓慢，临床上可见乏力、苍白、气促、头晕等慢性贫血症状和体征，同时还有不同程度的黄疸和肝脾肿大。较常见的并发症是含胆色素的胆结石，并可继发总胆管阻塞和阻塞性黄疸，如为镰形细胞贫血，常见下肢踝部皮肤溃疡，而且不易愈合。遗传性贫血的症状可因病情的变化而改变。

溶血性贫血的特点：①被破坏的红细胞增加。临床上病人会有黄疸（皮肤、巩膜黄染），血清中间接胆红素增多，尿胆原增多。血浆中结合珠蛋白显著减少或消失，血浆中血红蛋白增多，血红蛋白排泄到尿中出现血红蛋白尿。②红细胞代偿增加。网织红细胞增多，周围血中出现幼红细胞。严重溶血时，可见幼粒细胞。③红细胞生成时间缩短。这是溶血性贫血最直接、最确实的依据。

明确溶血的原因：溶血性贫血的主要原因往往是一些遗传性的因素导致红细胞膜的缺陷、红细胞内酶的缺陷。红细胞内血红蛋白的合成障碍造成红细胞形态的改变，通过观察红细胞形态可以初步明确溶血的原因。如：球形红细胞提示遗传性球形红细胞增多症，椭圆形红细胞提示遗传性椭圆形红细胞增多症，口形红细胞提示遗传性口形红细胞增多症，镰形红细胞提示镰形细胞血红蛋白病，靶形细胞提示珠蛋白生成障碍性贫血（地中海贫血）。另外一些特殊的实验室试验也可帮助明确溶血的原因，如：葡萄糖-6-磷酸脱氢酶缺陷可致蚕豆病、药物性溶血性贫血；抗人球蛋白试验阳性提示自身免疫性溶血性贫血；酸溶血试验阳性提示阵发性睡眠性血红蛋白尿。

溶血性贫血的治疗：溶血性贫血是一类性质不同的疾病，其治疗方法不能一概而论。总的治疗原则如下。①病因治疗。去除病因和找出诱因极为重要。如冷型抗体自体免疫性溶血性贫血应注意防寒保暖；蚕豆病患者应避免食用蚕豆和具氧化性质的药物；药物引起的溶血，应立即停药；感染引起的溶血，应予积极抗感染

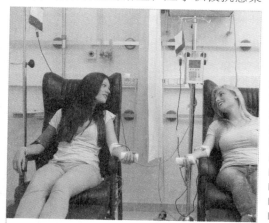

◎治疗溶血性贫血时，如果贫血比较明显，输血是主要疗法之一

治疗；继发于其他疾病者，要积极治疗原发病。②糖皮质激素和其他免疫抑制剂。如自体免疫溶血性贫血、新生儿同种免疫溶血病、阵发性睡眠性血红蛋白尿等，每日需分次口服强的松40～60毫克，或静滴氢化考的松，每日200～300毫克。同时自体免疫溶血性贫血可用环磷酰胺、硫唑嘌呤或达那唑等药。③脾切除术。脾切除适应症：遗传性球形红细胞增多症脾切除有良好疗效；自体免疫溶血性贫血应用糖皮质激素治疗无效时，可考虑脾切除术；地中海贫血伴脾功能亢进者可作脾切除术；其他溶血性贫血，如丙酮酸激酶缺乏，不稳定血红蛋白病等，亦可考虑作脾切除术，但效果不肯定。④输血。贫血明显时，输血是主要疗法之一。但在某些溶血情况下，也具有一定的危险性，例如给自体免疫性溶血性贫血患者输血可发生溶血反应，给血红蛋白尿病人输血也可诱发溶血，大量输血还可抑制骨髓自身的造血机能。所以应尽量少输血。有输血必要者，最好输红细胞或用生理盐水洗涤三次后的红细胞。一般情况下，若能控制溶血，可借自身造血机能改善贫血。⑤其他。并发叶酸缺乏者，口服叶酸制剂，若长期有血红蛋白尿而缺铁者应补铁。但对血红蛋白尿病人补充铁剂时应谨慎，因铁剂可诱使血红蛋白尿病人发生急性溶血。

溶血性贫血的饮食原则：溶血性贫血是由各种原因引起的红细胞破坏速度大于骨髓代偿造血功能而引起的贫血。造成溶血的原因很多，可为饮食方面，如食用蚕

豆引起蚕豆病；亦可为自身免疫等因素引起。不同病因引起的溶血性贫血，其食疗原则也不同。

①明确溶血病因，改善不良饮食习惯。对溶血性贫血患者应进行特殊的诊断性试验。如属红细胞外存因素致病者，应格外注意饮食因素。如蚕豆病患者。应忌食蚕豆。对于疟原虫侵犯红细胞所致的溶血性贫血。可食用有驱虫作用的食物，如香椿叶、石榴、南瓜子等。对于内在因素所致的自身免疫性溶血性贫血，应根据其发病特点和病因病机，调整饮食结构，达到食疗目的。如温抗体自身免疫性溶血性贫血，中医认为是由湿热毒蕴结肝胆所致，属实热之证。故饮食不可过热，宜多食水果、蔬菜，如西瓜、冬瓜、藕、梨之类，以免使热毒更盛。与其相反，中医学认为冷抗体自身免疫性溶血性贫血属阴血内虚、阴寒内盛、寒凝经脉之证，故饮食宜热服，多食用红枣、桂圆等温补的食物，忌食生冷油腻之品。

②注意加强营养。尤应注意摄取富含维生素C和维生素E的食物，如绿叶蔬菜、花生、核桃、大豆及其制品、鸭蛋、草莓、包菜、芥菜、豌豆苗、土豆、小葱、荠菜、香菜、青椒等。维生素C和维生素E均为抗氧化剂，可保护红细胞不被破坏，尤其维生素E可保护细胞膜不受自由基的损害，从而维护细胞膜的完整性，故对溶血性贫血有较好的防治作用。

③其他。饮食宜清淡，禁忌油腻和助湿生热之物，慎用荤腥，如煎炸熏烤食

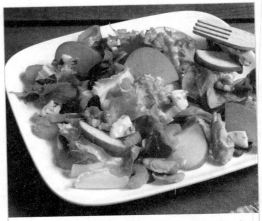

◎溶血性贫血患者在饮食上应注意加强营养，尤应注意摄取富含维生素C和维生素E的食物

品、羊肉、狗肉、胡椒、芥末等食物。食物要细软，易于消化吸收。溶血性贫血患者还应注意禁饮酒。

6 认识巨幼红细胞性贫血及其饮食原则

巨幼红细胞性贫血也是较为常见的营养学贫血。它是由于缺乏叶酸及维生素B_{12}，使细胞内脱氧核糖核酸合成障碍，导致红细胞生长障碍，从而引起贫血。由于叶酸和维生素B_{12}主要来源于食物，故两者缺乏常常是由于营养摄入不足或吸收障碍引起的，所以我们也常把此类贫血称为"营养性巨幼红细胞性贫血"。

巨幼红细胞性贫血的特点：①常有偏食史。②除共同的贫血症外，还可表现出舌炎症状，如舌痛、舌质发红或舌面光滑、舌乳头萎缩，典型者称为"镜面舌"。缺乏维生素B_{12}，可影响神经鞘膜功能而出现一系列神经系统症状，如手足麻木，感觉障碍等。③化验检查可见血中出

现巨幼红细胞、中性粒细胞核分叶增多；骨髓涂片可见巨幼红细胞，其他各系细胞亦呈巨幼样变即可确诊。有条件者可查出血清叶酸、维生素B12含量减低。

巨幼红细胞性贫血的症状：①临床表现。本病多见于20~40岁孕妇和婴儿，临床主要表现为贫血及消化道功能紊乱。起病缓慢，常有面色苍白、乏力、耐力下降、头昏、心悸等贫血症状。重者全血细胞减少，反复感染和出血。少数患者可出现轻度黄疸。②贫血表现。见缺铁性贫血。③消化道表现。舌炎和舌体疼痛，全舌呈"鲜牛肉状"，舌乳头萎缩而光滑；食欲减退及腹胀、腹泻等。④神经系统表现。见于维生素B12缺乏尤其是恶性贫血病人，有手足麻木、无力或蚁行感、共济失调、感觉迟钝、大小便失禁、易激动、健忘以及精神失常。

巨幼红细胞性贫血的发病机制：因缺乏维生素B12或（和）叶酸所致。引起维生素B12和叶酸缺乏的原因是：①摄入不足和需要量增加；②吸收不足；③长期用苯妥英钠、甲氨喋呤等影响叶酸的吸收与利用；④肠道细菌和寄生虫夺取维生素B12。

巨幼红细胞性贫血的治疗：以维生素B12缺乏为主者，可予以维生素B12250微克肌注，隔日1次；两周后改为每周两次，连续用药四周或待血象恢复正常后每月注射1次，作为维持治疗。以叶酸缺乏为主的贫血可予以叶酸每日15~20毫克口服。应注意在补充叶酸、维生素B12的同时及时纠正偏食、挑食及不正确的烹调习惯。

巨幼红细胞性贫血的饮食原则：营养性巨幼红细胞性贫血通常是由于机体缺乏叶酸或维生素B12引起的，而造成两种营养素缺乏的原因为摄入不足和吸收障碍。几乎所有的叶酸和维生素B12均来源于食物，所以巨幼红细胞性贫血患者尤应注意日常饮食。

①纠正不良饮食习惯。我们知道，机体所需的各种营养物质在食物中的分布是不均匀的，如叶酸主要分布在绿叶蔬菜和水果中，而维生素B12主要分布在动物性食品中，因此只有不偏食、不挑食，且不长期素食，荤素搭配，才能保证从食物中获取充分的叶酸和维生素B12，预防和治疗巨幼红细胞性贫血。

②适当补充叶酸和维生素B12。营养性巨幼红细胞性贫血通常是由于缺乏叶酸和维生素B12导致的。叶酸能参与氨基酸的代谢、核酸的合成和蛋白质的合成，对正常红细胞的形成、生长、发育和成熟有促进作用，亦有促进造血的功能。维生素B12

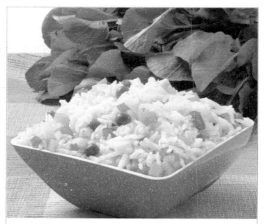

◎巨幼红细胞性贫血患者在饮食上可适当补充叶酸，大米、小麦、肉类、蛋类等都含有叶酸

能提高叶酸的利用率，从而增加DNA的合成。故当体内缺乏叶酸和维生素B12时，核酸和血红蛋白合成就会发生障碍，这就是营养性巨幼红细胞性贫血。叶酸在食物中分布很广泛，其中含量最丰富的是绿叶蔬菜和水果，每100克食物中可含有30～50微克叶酸。其次在小麦、米、肉类、蛋类和乳类中也含有少量叶酸。此外，人类肠道细菌亦能合成部分叶酸，故一般不易缺乏。正常成人每日摄取200微克叶酸就足够了，但是孕妇、哺乳期妇女、老年人对叶酸的需求量增加，故每日供给量应相应增加，每日需要400微克。婴儿的叶酸需求量也较高，所以提倡喂养叶酸含量高的母乳，或注意补充菜泥等辅食。维生素B12一般来自食物，特别是动物性食品如肝、肾，肉类（尤以动物内脏、鱼类较多），禽蛋和乳类含量较少，谷类含量更少，植物性食品中一般不含有维生素B12。所以长期食素易缺乏维生素B12。

③促进叶酸的吸收。还原状态的叶酸较易被机体吸收。维生素C能使叶酸还原成四氢叶酸，故当机体缺乏维生素C时，叶酸吸收率明显下降。因此巨幼红细胞性贫血患者在日常饮食中应多食高含维生素C的食物。维化素C广泛存在于新鲜蔬菜和水果中，尤其是绿色蔬菜和带酸味的水果。动物性食品中仅含有少量维生素C，谷类和干豆类则不含维生素C。正常成人每日应供给量为60～80毫克。维生素C作为机体的一种还原剂，不仅可促进叶酸的吸收，还可将不易被机体吸收的三价铁还原为易被吸收的二价铁，从而促进铁剂吸收。故对两类营养性贫血患者及易患者，应注意从每日膳食中补充维生素C。

④改进烹调技术。因叶酸等B族维生素理化性质不稳定，高温时易被破坏。所以烹调含叶酸较多的食物时，不宜烹调过度和时间过长，需注意掌握久候。

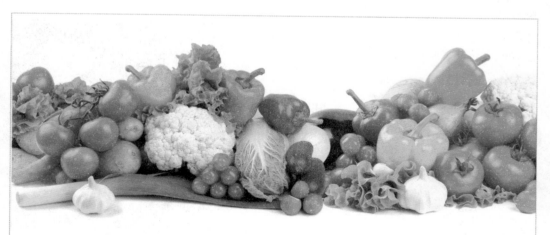

◎不管是早餐、午餐还是晚餐，对于贫血患者而言，蔬菜、水果都是需要补充的营养的，早晨吃好、午餐吃饱、晚餐吃少也是一个基本的饮食原则

贫血患者的营养调治方案

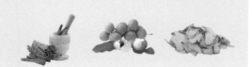

◎人们往往认为，贫血就是体内"血少"。其实，这样理解是不正确的。贫血是一种症状，贫血患者不宜盲目服用补血药物，应当针对病因有的放矢地施治，同时注意饮食调养。

1 各类饮食对贫血的调治

很多人认为，只要充分摄取含铁食物就能克服贫血，实际上这种想法是错误的。治疗贫血的饮食在满足人体所需要热量的同时，充分地摄取蛋白质、糖、脂肪、矿物质、维生素也是至关重要的。这些营养素的有机组合，不仅使你能保持最佳的健康状态，还能治疗和改善贫血。

普食：

性质和特点：与正常人平时所用膳食基本相同。在住院病人中采用普食的病人最多，所占比例最大。

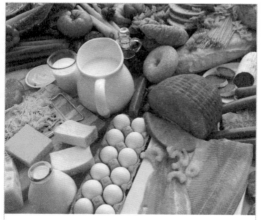

◎贫血患者的饮食宜多样化，这样能全方位的补充身体所需的营养

适应对象：凡体温正常、咀嚼能力无问题、消化功能无障碍、在治疗上无特殊膳食要求又不需任何膳食限制的病人，都可接受普食。

膳食原则和要求：①热量及营养素含量必须达到每日膳食供给量的标准。②热量：每日2000～2500千卡（1千卡≈4.19千焦）。③蛋白质：每日70～90克，占总能量的12%～14%，优质蛋白质应占蛋白质总量的50%以上。其中有一部分应为大豆蛋白质。④食物应美观可口，注意色、香、味，以提高病人食欲并促进消化。⑤应少用一些较难消化的食物、具有刺激性的食物及易胀气的食物，如油炸食品、过多油腻食品、过于辛辣及气味浓烈的调味品等。

软食：

性质和特点：质软、易咀嚼，比普食更易消化。

适用对象：牙齿咀嚼不便、不能食用大块食物、消化吸收能力稍弱的病人，低热病人，老年人及幼儿等。

膳食原则及要求：①能量：每日1800～2200千卡。②蛋白质：每日70～80

克。③食物选用：应选择少含粗糙的膳食纤维及较硬的肌肉纤维或经过制备后能使它们软化的食物。④制备方法要适当，应达到易咀嚼、易消化、比较清淡、少油腻的要求。

半流质膳食：

性质和特点：较稀软，成半流质状态，易于咀嚼和消化；质地介于软饭和流质饭之间。

适应对象：有胃肠消化道疾患、口腔疾病或咀嚼困难的病人，以及外科手术后身体比较衰弱，缺乏食欲的病人，或暂时食用稀软食物的病人等。

膳食原则和要求：①应较稀软，膳食纤维较少，易于咀嚼和消化。②少食多餐，每日5或6餐。③营养充足，平衡合理，味美可口。

流食：

性质和特点：液体状态或在口腔内能融化为液体，比半流质更易吞咽和消化。

适应对象：急性重症、极度衰弱、

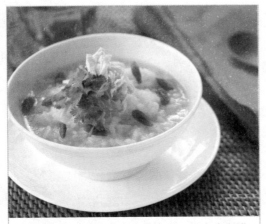

◎不同程度的贫血患者在饮食上，还应有所讲究，适当喝粥既方便消化又容易吸收

无力咀嚼食物的病人；高热病人；口腔、面、颈部手术及外科大手术后的病人；消化道急性炎症病人；食管狭窄病人。

膳食原则和要求：①所提供的能量、蛋白质及其他营养素均不足，只能在短期或过渡期应用，如长期应用必须增加蛋白质等营养素的摄入量。可添加肠内营养制剂。②少食多餐，每日进食6或7餐。③不含刺激性食物及调味品。

清流食：

性质和特点：为限制较严的流质膳食，不含胀气食品，比一般全流质膳食更清淡。服用清流质膳食，可供给液体及少量能量和电解质，以防身体脱水。

适应对象：腹部手术后，由静脉输液过渡到食用全流质或半流质膳食之前，患者先采用清流质膳食；用于准备肠道手术或钡灌肠之前的病人；可作为急性腹泻病人中严重衰弱患者的初步口服营养。

膳食原则和要求：①不用牛奶、豆浆、浓糖及一切易致胀气的食品。②每餐数量不宜过多。③所供营养甚低，能量及其他营养素均不足，只能短期内应用，长期应用将导致营养缺乏。

低蛋白质膳食：

性质和特点：此种膳食较正常膳食中蛋白质含量低，目的是尽量减少体内氮代谢产物，减轻肝、肾负担，以较低水平蛋白质摄入量维持机体的正常生理功能。

适应症：肝昏迷或昏迷前期，急性肾炎，急、慢性肾功能不全。

膳食原则和要求：①蛋白质供应量应

根据病情随时调整，每日供给蛋白质为每千克体重（0.6～0.8）克，必要时应辅以麦淀粉饮食。在蛋白质限量范围内要设法供给适量的含优质蛋白较多的食品，如蛋、乳、瘦肉类等，目的是增加必需氨基酸量，避免负氮平衡。长期服用低蛋白膳食应更加注意。②热量供应必须充足，以节约蛋白质使用并减少机体组织分解。若进食量难以满足需要，则要进行肠内或肠外营养补充。③无机盐和维生素一般应供给充足。④注意烹调方法，在食品制备方面除注意色、香、味、形外，还要多样化，以促进食欲。

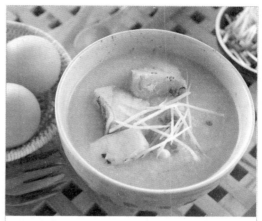

◎ 身体比较虚弱，营养比较缺乏的贫血患者也可适当增加蛋白质的摄入量

高热能高蛋白质膳食：

性质和特点：此类膳食的热能及蛋白质含量均高于正常人膳食标准。成年人每日热能摄入量应大于2000千卡，蛋白质每日每千克体重不应少于1.5克，其中优质蛋白质要占50%以上。

适应对象：适于严重营养缺乏或手术前后的病人，凡处在分解亢进状态下的病人均可应用，如营养不良、大面积烧伤、创伤、高烧、甲状腺功能亢进等病人。

膳食原则和要求：①推荐热量与氮之比为（100～200）：1，否则治疗效果不良。因蛋白质摄入过低易导致负氮平衡，如能量摄入不足即可能将所摄入的蛋白质用于热能消耗。②供给量应根据病情调整。例如，大面积烧伤的病人，其每日能量和蛋白质的需要明显增多，一般为每天2000～2200千卡/平方米。③为了防止血脂升高，应尽量降低膳食中胆固醇及糖类的摄入量，调整饱和与不饱和和脂肪酸的比例。④长期采用高蛋白膳食，维生素A和钙的需要量也随之增多，故应增加膳食中维生素A、胡萝卜素和钙的含量。⑤提高摄入量可采用增加餐次的方法，少食多餐可以达到治疗的目的。⑥摄入量增加应循序渐进，不可一次性大量进食，以免造成胃肠功能紊乱。

限制碳水化合物膳食：

性质和特点：是一种限制碳水化合物类型及含量的膳食，以达到预防或治疗倾倒综合征的目的。

适应症：胃部分切除手术或幽门括约肌手术后。

膳食原则和要求：①膳食原则应为低碳水化合物、高蛋白质、中等脂肪量。碳水化合物应以多糖类复合碳水化合物为主，忌用单糖浓缩甜食，如精制糖果、甜点心、甜饮料等。②少食多餐，避免胃肠中蓄积过多。每餐根据病人的耐受情况，由少向多循序渐进，并注意细嚼慢咽。③

每餐后平卧20～30分钟或经常锻炼俯卧运动，可以减轻症状。④凡合并高脂血症、心血管疾病、肾病、尿毒症的患者，其膳食中蛋白质、脂肪的含量和内容应按照合并症的治疗原则选择。

调整膳食纤维的膳食：

低膳食纤维膳食性质和特点：是含极少量膳食纤维和结缔组织的易于消化的膳食，目的在于减少膳食纤维对消化道的刺激和梗阻，减少肠道蠕动，减少粪便量及粪便的运行。

低膳食纤维膳食适应症：各种急性肠炎、结肠憩室炎、伤寒、痢疾及肠道肿瘤等，消化道小量出血、肠道手术前后、肠道或食管管腔狭窄及食管静脉曲张等疾病。

低膳食纤维膳食的原则和要求：尽量少用含纤维多的食品，如粗粮、豌豆、坚果、蔬菜、水果等，以减少对炎性病灶的刺激以及刺激肠道蠕动与粪便形成。注意食物制备方法，使之易于消化吸收，每次进食数量不宜太多，应少食多餐。脂肪数

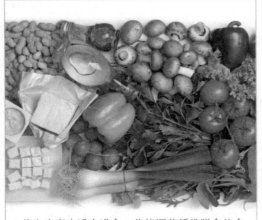

◎贫血患者也适合进食一些能调节纤维膳食的食物，如粗粮、坚果、蔬菜、水果等

量不宜太多，因腹泻患者对脂肪的吸收能力减弱，易致脂肪泻。长期应用该膳食对身体不利，应设法补充维生素C。

高膳食纤维膳食的性质和特点：是增加膳食纤维数量的膳食。每日所供膳食纤维的数量在20～35克。其作用主要包括增强肠道蠕动，促进粪便排出，产生挥发性脂肪酸，具有滑泻作用；减轻结肠管腔内压力，改善憩室病症状；可与胆汁酸结合，增加粪便中胆汁酸的排出，有利于降低血清胆固醇。

高膳食纤维膳食适应症：无张力便秘、无并发症的憩室病等需要增加膳食纤维的疾病。

大量进食膳食纤维的副作用：长期过多食用膳食纤维可能产生腹泻，并增加胃肠胀气；影响食物中钙、镁、铁、锌及一些维生素的吸收和利用。

限钠（盐）膳食：

性质和特点：钠是细胞外液的主要阳离子，是维持机体水、电解质平衡，渗透压和肌肉兴奋性的主要成分。一旦体内水、钠平衡的调节机制遭到破坏，即可出现水钠潴留或丢失过多。限钠（盐）膳食是纠正水钠潴留的一项治疗措施。食盐是钠的主要来源，因此限钠实际是以限食盐为主。每克食盐含钠393毫克。我国膳食中的食盐含量每人每日8～15克，远远超过需要。

适应对象：肝硬化腹水、高血压、缺血性心力衰竭、肾脏疾病，以及用肾上腺皮质激素治疗的患者。

种类：①低盐膳食。全日供钠2000毫克左右。饮食中忌用一切咸食，如咸菜、甜面酱、咸肉、腊肠以及各种荤素食罐头等，但允许在烹制或食用时加食盐2～3克或酱油10～15毫升。②无盐膳食。全日供钠1000毫克左右，除限制低盐膳食中的食盐和酱油外，其他同低盐膳食。③低钠膳食。全日钠供给量控制在500毫克以内。除无盐膳食的要求外，还要限制一些含钠量高的蔬菜（每100克蔬菜含钠100毫克以上），如油菜、芹菜、茴香以及用食碱制作的发面蒸食等（但是可以用酵母代替食碱发酵）。

膳食原则和要求：①膳食中钠的供给量应随病情变化及时调整。②对于60岁以上的储钠能力低的病人、心肌梗死的病人、回肠切除手术后的病人应根据24小时尿钠排出量、血钠、血压等临床指标来决定是否需要限钠。③烹调方法应予改进，可采用番茄汁、芝麻酱等调料以改善口味，也可用原汁蒸、炖法以保持食物本身的鲜美味道。此外，在配膳方法上，应注意菜肴的色、香、味，使之能引起食欲。④目前市售的低钠盐可根据说明适当选用。市场上出售的无盐酱油是以药用氯化钾、氯化铵代替钠盐，故高血钾患者不宜使用。

2 贫血患者一日三餐的搭配方案

一般情况下，一天需要的营养，应该均摊在三餐之中，每餐所摄取的热量应该占全天总热量的1/3左右。但午餐既要补充上午消耗的热量，又要为下午的工作、学习提供能量，所以可以多一些。这样，一日三餐的热量，早餐应该占25%～30%，午餐占40%，晚餐占30%～35%。

一天的活力来自于早餐：营养专家认为，早餐是一天中最重要的一顿饭，每天吃一顿好的早餐，可使人长寿。早餐要吃好，是指早餐应吃一些营养价值高、少而精的食物。因为人经过一夜的睡眠，头一天晚上进食的营养已基本耗完，早上只有及时地补充营养，才能满足上午工作和学习的需要。专家经过长期观察发现，一个人早晨起床后不吃早餐，血液黏度就会增高，流动缓慢，并且血液不能保证足够的葡萄糖供应，时间长了就会使人变得疲倦乏力，甚至出现恶心、呕吐、头晕等现象，无法精力充沛地投入到工作和学习中。因此，早餐丰盛不但使人在一天的工作中都精力充沛，而且有益于健康。

一般情况下，理想的早餐要掌握三个

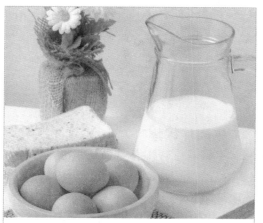

◎贫血的早餐在设计上应选择易消化、易吸收为主，可用鸡蛋、牛奶、粗粮面包等进行搭配

要素：就餐时间、营养量和主副食平衡搭配。一般来说，起床后活动30分钟再吃早餐最为适宜，因为这时人的食欲最旺盛。

早餐不但要注意数量，而且还要讲究质量。早餐在设计上应选择易消化、易吸收，纤维含量高的食物为主。早餐一定要吃饱吃好，可由4或5种食物组成，包括120～150克的粮食，或用多种粮食做成的"八宝饭"，再有一瓶牛奶或酸奶、一个水煮鸡蛋或茶叶蛋，再加黄瓜、苹果等更佳。早餐食谱中可选择的食品有：谷物面包、牛奶、酸奶、豆浆、煮鸡蛋、瘦火腿肉或牛肉、鸡肉、鲜榨蔬菜或水果汁，这些食物能保证蛋白质及维生素的摄入。这里给大家推荐几种方便快捷而又富有营养的早餐制作方法。

鲜鱼燕麦粥

【材料】鲜鱼肉150克，燕麦片150克，芹菜30克，姜1小块，水4碗。

【做法】①将鱼肉洗净，切成小块。将芹菜洗干净，然后去叶，切成碎末。将姜洗干净，切丝备用。②在煲内放入4碗水，水滚后，先放入燕麦片。③放入燕麦片2分钟后，可加入鱼肉、姜及芹菜。④最后，当鱼肉煮熟后，加入适量的盐调味便可。

牛肉什锦粥

【材料】冷冻什锦蔬菜50克，大米1碗，牛肉150克，葱末1小匙，盐10克，香油10克，干淀粉少许，酱油1小匙。

【做法】①牛肉逆纹与肉纹成直角方向切丝，加入1小匙酱油和淀粉拌匀。②

大米洗净，煮成粥后加入冷冻什锦蔬菜略煮，加入牛肉丝烫熟，最后加入除淀粉外的调味料，撒入葱末即可盛盘端出。

紫菜麦片粥

【材料】燕麦片3大匙，紫菜料1包，鸡蛋1个，水1碗，葱花少许。

【做法】①在锅中倒1碗水，加入燕麦片，煮约3分钟。②加入紫菜搅拌均匀。③燕麦粥再度煮沸时，打入鸡蛋并拌匀即可熄火，最后撒少许葱花略拌即可。

简单、营养而又均衡的午餐：俗话说："中午饱，一天饱。"这说明午餐是一日中主要的一餐。由于上午体内热能消耗较大，午后还要继续工作和学习，因此，不同年龄、不同体力的人午餐摄取的热量应占他们每天所需总热量的40%。午餐要求食物品种多样，能够提供各种营养素。主食可在米饭、面制品中任意选择。副食种类的选择很广泛，如：肉、蛋、奶、禽类、豆制品类、海产品、蔬菜类等。按照科学配餐的原则，一般宜选择

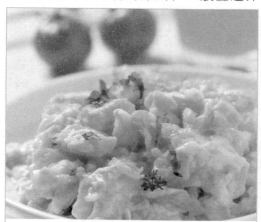

◎贫血的午餐要多样化，尽量营养一些，多食用含肉、蛋、蔬菜等食物

50～100克的肉禽蛋类，50克豆制品，再配上200～250克的蔬菜，也可以选择简单一些的茎类蔬菜、少许白豆腐、部分海产植物作为午餐的搭配。下面为大家推荐几种富有营养的午餐食品的制作方法。

番茄鲑鱼色拉

【材料】番茄160克，鲑鱼罐头80克，洋葱20克，沙拉酱2大匙，生菜40克，盐少许。

【做法】①番茄去皮，去籽，切成不规则的块状。②把鲑鱼从罐头中拿出来后，沥干汁液，去皮并切细。③把洋葱切薄后，在水中浸泡一下，再用纱布包住，把水分绞干。④轻轻地混合番茄、鲑鱼、洋葱，并撒上盐，用沙拉酱凉拌。可在色拉碗中再配上一些生菜，搅拌均匀后即可食用。

冬菇豆腐

【材料】豆腐200克，水发冬菇75克，青豆100克，酱油、料酒、白糖、味精、鲜汤等各适量。

【做法】①豆腐切方形，青豆煮熟，冬菇洗净。②将豆腐下至六成热的油锅中，煎至两面金黄，加入酱油、料酒、白糖、味精、鲜汤，用小火烧入味后勾芡装盘。③锅内留底油，下香菇、青豆煸炒，加料酒、味精、盐、鲜汤，入味后勾芡淋少许香油，放到豆腐中央即成。

腰果鸡丁

【材料】鸡肉300克，胡萝卜50克，西芹50克，炸腰果50克，海鲜酱2汤匙，蚝油1汤匙。

【做法】①鸡肉切成丝，西芹、胡萝卜切成粒。②将胡萝卜粒及西芹粒放在沸水中稍煮一下后捞起沥干水分。③锅内放入2汤匙油，烧热之后加入鸡丝炒熟。④加入胡萝卜、西芹、芡汁及腰果，炒匀后即成。

富含铁质的晚餐：晚餐比较接近睡眠时间，故不宜吃得太饱，尤其不可吃夜宵。晚餐应选择含铁质、纤维和碳水化合物多的食物。如果晚餐营养过剩，消耗不掉的营养就会转变成脂肪在体内堆积，造成肥胖，影响健康。最好选择面条、米粥、鲜玉米、豆类、素馅包子、小菜、水果拼盘作晚餐，偶尔在进餐的同时饮用一小杯加饭酒或红酒也很好。但在一般家庭中，晚餐是全家三餐中唯一的大家相聚共享天伦的一餐，所以对多数家庭来说，这一餐都煮得非常丰富。这种做法是不正确的。晚餐时主食与副食的量都可适量减少，以便到睡觉时正好是空腹状态。一般而言，晚上多数人血液循环较差，所以可以选些天然的热性食物来调理，例如辣椒、咖喱、肉桂等皆可。寒性蔬菜（如小黄瓜、菜瓜、冬瓜等）晚上用量少些。

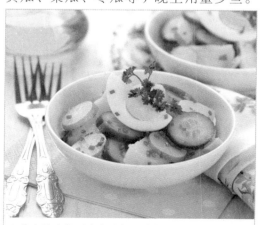

◎贫血的晚餐要吃少吃好，沙拉、水果拼盘等都是不错的选择

应尽量在晚上8点以前吃晚餐，若是8点以后，任何食物对我们都是不良的食物。晚餐肉类最好只有一种，不可食多种肉类，以免增加身体负担。晚餐后请勿再吃任何甜食，这是很容易伤肝的。

下面我们为大家推荐几款适合晚餐食用的的营养菜谱，仅作参考。

菠菜浓汤

【材料】菠菜120克，洋葱20克，奶油2小匙，汤1小杯，面粉1大匙，牛奶1杯，盐适量。

【做法】①将菠菜先以滚水烫煮，然后将菠菜的叶子与茎分开，叶子剁细。②在锅中倒入奶油并加热，然后先炒洋葱薄片，再加入汤和菠菜的茎，煮面时需捞出锅中的泡沫渣，煮约10分钟。③在另一个锅中加热牛奶，然后再把炒过的面粉加入温牛奶，并以打蛋器打散面粉，锅内煮到熟透且变得浓稠为止。④将面粉牛奶酱汁与煮好的菠菜汤混合在一起，煮至沸腾之后，再加入已切碎的菠菜叶，并以盐调味即成。

包心菜四季豆色拉

【材料】包心菜120克，四季豆40克，小番茄60克，沙拉酱20克。

【做法】①包心菜放入滚水中余烫后，切成短片。②四季豆去筋后用水煮熟，再斜向薄切。③将每个小番茄切成四块。④将食材搅拌均匀，淋上沙拉酱即可。

鸳鸯雀巢

【材料】牛肉丸250克，鹌鹑蛋12个，包心菜150克，胡萝卜50克，木耳10克，蒜蓉、茄汁、生粉、油、盐、糖各少许。

【做法】①把鹌鹑蛋煮熟剥壳。炒香蒜蓉，加入包心菜丝、木耳丝、胡萝卜丝炒熟，加调味料作为菜底。②用茄汁调成芡汁，加牛肉丸、鹌鹑蛋煮熟，放置一会儿，置于已制作好的菜底之上即成。

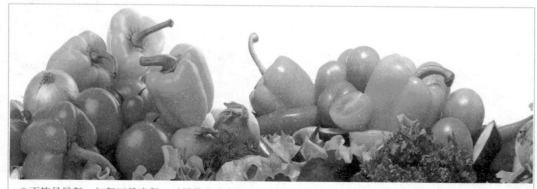

◎不管是早餐、午餐还是晚餐，对于贫血患者而言，蔬菜、水果都是需要补充的营养的，早晨吃好、午餐吃饱、晚餐吃少也是一个基本的饮食原则

预防贫血的饮食"五要件"

◎饮食中的蛋白质和铁是很重要的，由于血红素合成需要铁离子的参加，若铁缺乏则血红素合成就会减少而引起贫血。含铁量较多食物包括红肉、肝脏、蛋黄、奶酪及深绿色蔬菜。

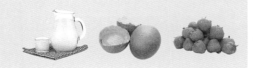

1 改进膳食习惯，建立健康的生活饮食规律

我们须先了解饮食均衡的重要性。因为维持人体健康的必需营养素多达40多种，这些营养素无法由人体自行制造，必须自外界摄取，而这些营养素又不可以从单一或少数几种食物中完全摄取到，必须从不同的食物中摄取得来，因此，饮食一定要多种类、多变化，人体方能够摄取到足够的营养素，以维持身体的正常运作。那怎样才能让我们的营养更均衡，吃得更健康呢？这里有五点建议。

①早起一杯白开水。养成每天早上起床后，喝一杯白开水的好习惯。早起一杯白开水不仅可以清洁肠道，还可以补充夜间失去的水分，长此以往，可以使你的肠胃更健康。

②千万别省早餐。对职业人群来说，每天早上简直就像打仗一样，于是很多人就把早餐给省了，或是随便吃两片饼干了事。但是，用脑量较大的人如果不吃早餐，上午10点左右就会出现低血糖症状，如头晕、心慌等，而且这也会造成下一餐进食后的血糖和肠胃负担加重，增加胆

囊病和胃病的发病率。其实，几片全麦面包、一碗米粥或麦片、一个鸡蛋、一个水果，这样简简单单的一顿早餐就能让你一天精力充沛。

③蔬菜水果多多益善。成年人每天蔬菜水果摄入标准为至少500克，而且最好能吃5种以上的蔬菜。另外，如果没有糖尿病等禁忌，营养专家建议每天应吃 2 ～ 3 个水果。

④选准好的饮料。最好的饮料当然是水，每天应保证摄入约 1 升的水，特别是在办公室里空调大开的情况下。还要喝牛奶。成年人体内的钙质从28岁后就渐渐开始流失，特别是女性，更年期后钙质流失得更快，多喝牛奶是补充钙质的绝好选择。另一种好的饮料是茶，茶能消除肠道内的脂肪，只要没有严重的胃肠疾病，平时可以多喝茶，尤其是绿茶和乌龙茶。但对于那些胃酸分泌过多的人来说，可以改饮红茶。与茶相比，咖啡则要少喝，每天 1 ～ 2 小杯就好了，因为摄入过多的咖啡因会对神经和心脏带来刺激，还会引起钙的流失。

⑤选择更健康的食物。全麦食品含有

丰富的纤维质，因此它能降低心脏病的危险，减少得糖尿病及并发症和得癌症的可能性。此外，全麦食品还能改善肠胃功能。

2 充分摄取优质的蛋白质

蛋白质是构成一切细胞和组织结构必不可少的成分。它是人类生命活动最重要的物质基础。在人体细胞中，蛋白质约占1/3，成年人体内平均含有约16%的蛋白质。蛋白质在皮肤和骨骼肌中约占80%，在胶原中约占25%，血液中约占5%，其总量仅次于水分。人体的各种组织（包括骨骼、肌肉、血液、淋巴、内脏、皮肤、牙齿、头发、指甲等）都是由各种细胞构成的，而构成人体细胞原生质的主要成分是蛋白质，加上调节人体新陈代谢的酶、调节生理机能的激素和能增强人体抵抗力的抗体都是直接或者间接地来自蛋白质，所以说，"没有蛋白质，就没有生命"。

3 将含铁质较多的食品搭配入菜单之中

铁元素是人体健康不可缺少的微量元素，成年人体内铁元素的含量为3~5克，其中2/3集中在血红蛋白内。人体内铁元素的含量虽少，但有着重要的生理作用，它是人体中血红蛋白的重要组成成分。血红蛋白之所以能把氧输送到全身的每一个细胞中去，又把各个细胞在代谢过程中产生的二氧化碳运走，与其组成中含有铁元素有着密切的关系。人体中的血液是红色

的，也是由于血红蛋白中含有铁元素。

因此，补充适量的铁质能够促使血红蛋白增加，从而增强其输送氧气和营养成分的能力。

在一天之内，以食物方式被人体吸收的铁约占15%，主要是在十二指肠被吸收。贫血的时候，由于这里的铁质吸收量会增高，所以就要充分摄取含铁较多的食物来补充。补充铁质的正确观念是：食物中所含的铁质能否被人体吸收、利用，比含铁量多少更重要。一般来说，动物性食物中所含铁的吸收、利用率，是植物性食物的3倍。动物性食物中的铁，称为血红素铁，人们可从肝脏、猪肉、牛肉、生蚝、蚌等获得，通常其颜色愈红，含铁量愈高。而且，铁质在小肠中被吸收、利用时，不易受其他食物影响。一般人只要每天有一餐吃到一种瘦红肉，就可以补足铁，而且也不会摄取过多的脂肪。植物性食物中的铁，则称为非血红素铁，例如，深绿色蔬菜（菠菜、番薯叶等），以及谷类和豆类（如黄豆、红豆）中所含的铁。肝脏、猪血、海藻、蛋黄、全谷类、坚果类、绿叶蔬菜都含有丰富的铁。源自动物性食物的铁比来自植物性食物，如豆类和干果类中的铁质更容易被人吸收，所以肝脏、猪血、瘦肉（红肉）等动物性食物所含的铁又比植物性的铁来源好。

肝脏可说是补血最好的食物，它不但含有丰富的铁，也含有优质的蛋白质，更含有丰富的造血维生素（叶酸及维生素B_{12}）。如果你不吃肉，就要将富含铁质的

食物与富含维生素C的食物合起来吃，以利于吸收铁质，因而要积极地摄取芝麻、大豆、红豆、牡蛎、蛋等富含铁的食物才行。另外，特别要提醒的是，一般人常认为苹果、葡萄干富含铁，其实，每100克的苹果或葡萄干所含的铁量都在0.5毫克以下，算不上铁的优良来源。

人体内铁元素的含量不宜过多，倘若长期摄入大量含铁量高的食物，可能会发生组织损坏、肝和脾功能性障碍、皮肤色素沉着等病症。

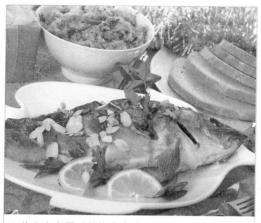

◎贫血患者平时从饮食中多摄取像肉或鱼这类铁含量较多的食物，自然补充铁

4 摄取对吸收铁质有帮助的维生素C与B族维生素

平时从饮食中多摄取像肉或鱼这类铁含量较多的食物，自然补充铁。但除了应选择铁含量高的食物外，在进餐同时，还应尽可能搭配促进铁吸收的维生素C，或使用铁锅烹调。维生素C可将三价铁，还原成二价铁，以促进铁的吸收；而且铁在吸收之后会和转铁蛋白结合形成复合物，维生素C更是这个复合物形成的重要营养成分；铁与蛋白复合体储存于肝、脾与骨髓时，仍需维生素C的辅助。维生素C可以帮助铁质的吸收，也能帮助制造血红素，所以应多摄取维生素C，以促进对铁的吸收。

具有还原作用的维生素C，可避免铁被氧化，促进铁的吸收，所以对含维生素C的食物，如菠菜、番茄、绿芦笋、菠萝、草莓、柑橘等，还有对造血起很大作用的维生素B_{12}、维生素B_6、叶酸等也要积极地多加摄取。

吃素的人最好选择同时含有维生素C和铁的蔬果，如杏、枣子、草莓、黑芝麻、红豆、绿花椰菜、海藻、红苋菜。或是在进餐时，多喝一杯柳橙汁、柠檬汁，也有助于人体吸收铁。维生素C是促进非血红素铁吸收的强力因素，并且能改善植酸抑制铁吸收的效果。75毫克的维生素C可以促进3～4倍的吸收率。此外，改掉喝咖啡或浓茶的习惯，而以含维生素C的果汁或水果取代，将是更好的组合。

5 增强肠胃功能，才能增强消化吸收

胃肠功能一旦减弱，自然无法充分地消化食物。还有一旦胃酸分泌量减少，食欲也会随之减弱，特别是蛋白质与铁的吸收也就相对地变差。一天三餐定时定量，加上适度的运动，肠胃自然就会慢慢地强健起来。

预防贫血的饮食习惯和宜忌

◎大多数时候，贫血是由摄入营养不当所造成的。要预防贫血，饮食生活中最重要的是在摄取食物的过程中，保持各种营养素的均衡。此外，还需养成良好的饮食习惯。

1 夏季预防贫血宜吃的食物

夏季气候炎热，人在高温环境中生活和工作，能量消耗最大，人体的生理和营养代谢必然会受到一定的影响。这时，人体对蛋白质、水、无机盐、维生素及微量元素的需求量有所增加。具有清热去暑功效的食物有苋菜、莼菜、马兰头、茄子、鲜藕、绿豆芽、丝瓜、黄瓜、冬瓜、菜瓜、西瓜等。特别值得一提的是番茄和西瓜，夏季多食既可生津止渴，又有滋养作用。此外，还应选食小米、豆类、瘦猪肉、动物肝脏、蛋黄、红枣、香菇、紫

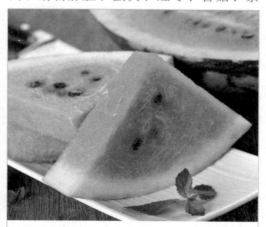

◎夏季天气炎热，预防贫血应多食用一些具有清热去暑功效的食物，如鲜藕、丝瓜、西瓜等

菜、梨等，以补充流失的维生素C、维生素B_1、维生素B_2等。

2 秋季预防贫血宜吃的食物

人体经过暑热的消耗后，金秋时渐渐趋于生理平衡，人体各系统生理活动相应发生变化：出汗减少了，体热的产生和散发以及水、盐的代谢也恢复了相对的平衡；消化功能基本恢复常态，人体能量代谢达到基本稳定的状态。因而，机体到了一个周期性的休整恢复阶段。但是，秋季来临，气候逐渐转凉，天气变得干燥起来，由于气候变化的影响，会引起了人体一系列的生理变化，为增强人体调节机能，适应多变的气候，在饮食上应采取应变措施，以预防各种疾病的发生。

3 冬季预防贫血宜吃的食物

寒冷会影响人体内分泌系统，使甲状腺素、肾上腺素等的分泌增加，从而致使人体的蛋白质、脂肪与碳水化合物三大营养素加速分解，增强机体的御寒能力，人

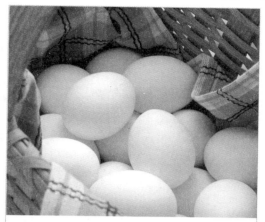

◎冬季饮食以补充热量为主，适量摄入富含蛋白质、碳水化合物的食物，如鸡蛋、鱼类、豆类

体热量因此散失过多。在饮食方面，应以补充热量为主，适量摄入富含蛋白质、碳水化合物和脂肪的食物，如鸡蛋、鱼类、豆类、瘦肉等。冬季的饮食种类应尽量种类多样，以摄取丰富的营养，可多食红枣、桂圆、木耳、牛奶、荠菜、卷心菜、香菇、海带、紫菜、胡萝卜、菠菜、萝卜、大白菜、莲藕、土豆、山药、黑色食品（如黑芝麻、黑豆）等，食用根皮类蔬菜也可御寒。

4 口服铁剂宜有方法

贫血尤其是缺铁性贫血，一般不用特殊的医疗方法进行治疗，主要是通过饮食疗法就可使贫血患者的症状得到缓解甚至消除。所以贫血应以饮食疗法为主，但当饮食疗法不能使铁得到补充而改善贫血症状时，就可以服用药剂（主要是铁剂）来补充铁。假如服用了铁剂，大部分缺铁性贫血都可得到改善。不过在服用铁剂时，

有几个方面应该引起注意。

①铁剂只是补充饮食之不足。在服用铁剂时要注意，因为药剂补充的仅是因为饮食不均衡而造成的铁不足，不能认为服用了铁剂就可以不注意饮食了。也有人在服用了含铁的药剂后，会因大便的颜色呈黑色而惊慌失措。其实这是因为铁元素在肠内变化而产生的正常现象，请大家在遇到这种情况时，不用太过担心，只管继续放心服用即可。

②服用铁剂产生的不良反应。在服用铁剂补充铁时，因各人的情况不同，会有人出现因服用铁剂而造成胃部不舒服的情况。按照正常的饮食习惯，一天可摄取到15毫克左右的铁质。但是如果通过药物得到补充后，一天就可以摄取到50~100毫克的铁。由于情况是因人而异的，也有的人在连续服用铁剂后，铁刺激胃肠黏膜，引起呕吐、恶心、下泻等症状。在服用铁剂的人当中，有10%左右的人会有这种现象出现。当遇到这种情况时，应及时向主治医生汇报。

5 贫血症状改善后也宜做好"铁"的蓄存工作

一些贫血患者进过一段时间的治疗，通过检查后，表示症状已有所改善，此时很多患者会认为自己已经痊愈而中止服用药剂。但这样贫血患者的症状会又很快地复发、恶化了。这之后，又得重新进行治疗。之所以要在贫血症状已经消失后仍持续服用铁剂药物，是因为我们每天都在消

耗铁，所以必须补充。同时在正常情况下，人体内还必须储存一定的铁，这也需要继续补充铁。而贫血患者，一般都是在消耗这些平时储存在人体内的铁，因此，在改善贫血状况之后，如果继续服用三个月的铁剂，就能蓄积一定量的铁，这就是医生要求大家即使在病愈后，仍还需要服用铁剂的原因所在。

此外，在贫血病改善后，也应在半年或一年内再进行一次检查。当贫血改善后若持续服用了三个月的铁剂作为体内的储存后，原则上就可以中止服药和治疗了。但是，此后说不定什么时候贫血还会再次复发。为此，请在停止服药六个月或一年内，再接受一次全面的检查，以便贫血症状复发时，可立即就诊医治。

6 口服铁剂宜饭前饭后2小时服用

口服铁剂是治疗缺铁性贫血的有效药物，硫酸亚铁最常应用。由于服用硫酸亚铁而产生的消化道反应十分多见，病人常难于坚持治疗。医师曾建议进餐时或饭后吞服，以减少其对胃肠道的刺激，但也减少了肠腔对铁剂的吸收。

铁剂的吸收率常因种类而不同。动物性食物中的铁有10%～25%能被吸收，而植物性食物中的铁能被吸收的仅约1%。动物性食物中肌红蛋白或血红蛋白中的血红素可以直接被肠道吸收，而植物性食物中的铁必须先在胃及十二指肠内转变为游离的二价铁后才能被吸收。有些食物与铁同服可以形成不易溶解的复合物而影响铁的吸收，这些食物包括鸡蛋、奶制品、面包及谷类食物。蛋黄中的磷蛋白及卵黄高磷蛋白与铁结合后可溶性差，牛奶中的钙盐、磷盐与铁形成不溶性的含铁化合物而不易被人体吸收。因此，在摄入这些食物前1小时至摄入后2小时内均不宜口服硫酸亚铁。

7 服铁剂时忌喝茶和牛奶

喜爱饮茶的缺铁性贫血病人口服铁剂治疗贫血时常常效果不好。这是因为铁剂在二价状态下吸收最好，大多数食物中的铁必须在胃及十二指肠内由三价铁转变成游离的二价铁才能被吸收。茶叶中含有大量的鞣酸，容易与二价铁结合，形成不溶解性鞣酸铁，从而阻碍铁的吸收，使贫血加重。所以患缺铁性贫血的病人不宜饮茶。

有些患缺铁性贫血的病人，常因身体不好，通过喝牛奶来增加营养，结果贫血反而不易纠正。牛奶虽然营养丰富，但含铁量很低。牛奶中的磷、钙含量较高，体内的铁能与牛奶中的钙、盐、磷盐结合成不溶性的含铁化合物而影响铁的吸收，使体内的铁降低。所以，患缺铁性贫血的病人，特别是正在补铁剂的病人，不宜喝牛奶。

8 贫血患者宜掌握正确的烹调方法

一般来说，食物所含的蛋白质、脂肪、碳水化合物、无机盐因性质比较稳

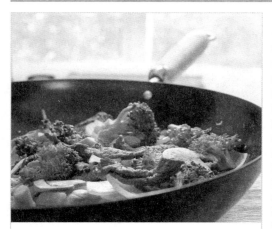

◎在贫血患者的饮食调理上，烹调方式也很重要，炒菜时不能炒得太糊，味道不能放得过重

定，在烹调过程中损失较少。而所含的维生素，尤其是水溶性维生素因易水解，如烹调加工方式不当，很容易被破坏而损失。因此在烹调时，应尽量设法保存食物中原有的营养素。一些不恰当的烹调方法，很容易造成营养素的破坏和丢失。如将菠菜若用水煮1~2分钟，其中的维生素C就会损失26%~39%，煮的时间越久，损失的维生素C就会越多。对于凉拌黄瓜来说，更是如此。虽然凉拌黄瓜在10个小时之内不会损失维生素C，但当时间超过17个小时后，就会损失掉32%的维生素C，一天之后会损失掉56%的维生素C。还有试验证明，大米在淘洗时，维生素B_1的损失率达40%~60%，烟酸损失23%~25%，蛋白质损失15%，矿物质损失70%，脂肪损失43%，并且浸泡的时间越长，损失的越多。除此之外，食物在油炸过程中会产生一些游离脂肪酸，它们对胃肠道黏膜层有刺激作用，长期食用，会导致肠道功能紊乱，影响其他营养元素的吸收。所以，油炸的方法要少用，油炸的食品要少吃。

我们在烹调食物时，要根据不同种类的食物，选取合理的烹调方法。蔬菜是我们膳食中维生素C、胡萝卜素和无机盐的主要来源。蔬菜中的维生素C在切洗过程中，部分与空气接触发生氧化而被破坏，浸泡也可使维生素C和B族维生素损失。因此，蔬菜最好用流水冲洗，不可以在水中浸泡；煮菜时要使汤浓缩与菜一起进食；做汤时要等水开后再将菜下锅；焯菜要在水沸腾时放入，尽量减少菜在水中煮的时间，焯完的菜不要过度地挤去菜中的水分；蔬菜应现做现吃，切忌反复加热。应选择适合原料和满足成菜要求的烹调方法，如果不是成菜要求时间长，都应急火快烹，迅速成菜。成菜后尽快食用。粮食类原料应该提倡用焖或煮的烹饪方法；若吃捞饭，米汤不应弃掉；熬粥时要盖上锅盖，开锅后改用小火，以免水溶性维生素和其他营养素随水蒸气挥发。在烹调鱼、肉类食物时，适宜地上浆、挂糊、勾芡，可保护原料中的水分、水溶性营养素及脂肪不外溢，使原料内部受热均匀，不直接和高温油接触，油也不易侵入原料内部，原料中的蛋白质不会过度变性，维生素又可少受高温分解破坏，还可减少营养素与空气接触而被氧化。

9 贫血患者宜养成细嚼慢咽的饮食习惯

均衡地摄取蛋白质、脂肪、糖、维生素和矿物质这五大类营养素，同时保持正常的饮食规律，都是预防和改善贫血的基本要点。要使身体充分地吸收铁质和蛋白质等具有造血功能的营养素，正确的进食方法，也是非常重要的。一个人胃功能的好坏直接关系到对铁质的吸收。如果用食过急，没有经过慢慢地细嚼就囫囵吞下的话，将会直接影响到胃酸的分泌和食物的充分消化，进而影响到铁等元素的吸收效率。

因此，大家用餐时应切记，要以细嚼慢咽为原则。细嚼慢咽可以分泌胃酸，使食物得以充分消化，而且对于铁等元素的吸收也十分有利。与此同时，保持正常而健全的肠胃功能，也是不可忽略的大事。在进食过程中，食用过量会加重胃部的负荷，而导致肠胃功能降低，甚至是恶化，进而影响到营养素的吸收。这种现象，对于贫血病人或易患贫血的人而言，更应引起高度重视。无论菜肴是否合自己的口味，都不应食用过量，以免引起胃部功能的混乱。因此，为避免这一症状，应时时牢记腹中八分饱的用餐原则。

此外，也应当尽量注意避免由于工作上的压力或不良的心情而引起的食欲不振、胃部机能下降等现象的发生。同时也应注意，不要饮酒过量或食用一些不卫生的食品。

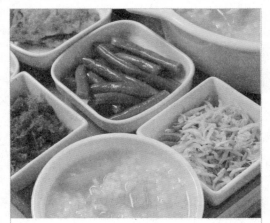

◎即使是在外就餐，贫血患者也需对饮食有"宜"和"禁"的选择

10 贫血患者在外就餐宜有方法

如果从营养均衡的角度考虑的话，我们一般不主张大家在外就餐，但也有因为应酬及其他各种原因，不得不在外就餐。在这种情况下，也请大家注意。

①种类越丰富越好。在外就餐时，虽然餐厅中的荞麦面，还有咖喱饭、意大利通心粉、虾仁炒饭等这些食物大部分都含有糖及脂肪，但由于从这些食物中都不易于吸收到蛋白质、维生素、矿物质等营养素，因此在外就餐时，就应尽量避免选择这些菜肴，而应当选择主食与一些肉、鱼及蔬菜搭配的套餐。若选择范围有限的话，可在挑选什锦炒饭、炒面的同时，再搭配一份色拉拌菜。

②选择配料分明的菜肴。在套餐中有许多菜肴只是半副食品，如汉堡包牛肉饼及油炸丸子等菜肴就是这一类。像这样的套餐，配料不分明，含有大量的脂肪及糖类，而蛋白质等营养素的含量却较少，因此在就餐时不应予以选择，而应当选择鱼、韭菜炒肝脏、烤肉等菜肴为主的套餐，以及菜肴材料分明的料理为最佳。

③每天在外就餐的次数最好限定为

一餐。在外就餐，无论怎样搭配，都不容易达到营养均衡的效果，因此，每天在外就餐数最好限定为一次，其余两餐就应当在家里选用营养均衡的饮食。在家里用餐时，也应当注意营养的必要补充与搭配。另外，在公司上班的职员，可以随身携带一些有助于造血的食物，比如说牛奶、水果、干果、核桃、栗子等零食，在公司内的休息时间食用，这样的效果也不错。

11 缺铁性贫血患者忌补铁过多

一旦患有缺铁性贫血就必须进行补铁治疗，但有些病人急于治疗贫血，往往长期服用各种各样的补血铁剂，结果并不能使贫血加速改善。因为人体骨髓容量是恒定的，每日用于制造红细胞所需铁量为20～25毫克，无限地加大铁剂服用并不能加速改善贫血状况，如果服用硫酸亚铁，每次0.3克，每日3次，已足够。相反，有些病人由于补铁过多，还会发生血色病。血色病是一种因铁代谢紊乱引起的体内铁负荷过多所致的疾病。造成体内铁吸收过多的原因，有遗传、肝硬化、输血过多等，有的也与长期进食含铁丰富的食物及补铁药物有关。

正常成人体内每千克体重含铁量为35～50毫克。铁的吸收与人体需要是平衡的，食物中的铁约10%能被吸收。人体能保存一定量的铁，每天铁的正常流失量却极少，正常成年男子每日一般不超过1毫克。当摄入的铁量超过了巨噬细胞的储铁能力

时，就会沉积在肝、胰、心、脾、皮肤等组织，造成脏器损害，发生血色病。血色病早期有皮肤色素沉着，皮肤呈暗灰色或青铜色，以后会发生肝硬化、糖尿病、心脏病变、关节痛等，严重危及生命。

因此在用铁剂治疗缺铁性贫血时不要滥服铁剂。一旦发生血色病，需尽快服用去铁草酰胺，使体内过多的铁迅速从尿中排出。

12 非贫血患者忌服用铁剂

正常人体内铁的含量，男性为每千克体重约50毫克，女性约35毫克。人体内约70%的铁存在于循环红细胞的血红蛋白中；25%～30%为贮存铁，以铁蛋白及含铁血黄素的形式存在于肝、脾、骨髓等处。日常食物中，铁的含量为10～15毫克，5%～10%被吸收，动物性食品铁吸收率可达20%，植物性食品铁吸收率为2%～10%。酸性环境或还原剂如维生素C有助于铁的吸收。

人体对铁的吸收量主要取决于铁贮存量和贮存铁的状态以及红细胞生成速度。正常情况下，人体每天从食物中吸收铁1～1.5毫克，已能满足机体正常活动对铁的需求。因此，如无发生缺铁性贫血，一般不需要补充铁剂。这是因为，一方面，没有发生缺铁性贫血者盲目使用铁剂，会造成浪费；另一方面，无目的地服用铁剂对人体有害。长期服用铁剂会导致体内铁过量，使铁通过血液而沉淀于许多脏器中，

造成组织细胞的损害。所以，非贫血患者不需要服用铁剂，即使需要服用铁剂治疗缺铁性贫血的患者，也应在医生的指导下正确服用。

牛奶向来被视为婴幼儿获取营养的主要途径之一，但过量食用牛奶非但对孩子健康成长不利，反而会导致孩子贫血。临床发现，许多孩子因过分依赖牛奶而造成体内缺铁和缺少维生素。铁是造血的基础元素，而某些维生素又是促进铁吸收的物质，铁不足可导致小儿身体虚弱、易困倦等贫血症状。1岁的孩子每天需要从食物中摄取约6毫克铁，可牛奶的含铁量较少，而且人体对铁的吸收率也很低。

新生儿一般出生时可从母体获得一定量的铁，同时，在母乳喂养过程中，母乳中铁的吸收率可达50%。随着孩子逐渐长大，牛奶成了补充营养的主要手段，但是牛奶的含铁量只有母乳的33%，而且人体对牛奶中铁的吸收仅有10%。虽然维生素C在一定程度上能够提高铁的吸收利用率，可牛奶中的维生素C含量比较少，而且目前多数家庭都用金属器皿煮牛奶，容易使牛奶中的维生素C发生氧化，加上婴幼儿时期缺乏胃酸，不利于铁的吸收，这样又会再次降低牛奶中铁的吸收率。

此外，牛奶经过高温煮沸后，所含叶酸和维生素B12抗贫血因子会受到很大损失，可由于婴儿胃内缺少黏蛋白，故单纯用牛奶喂养，势必造成叶酸和维生素B12的缺乏，导致细胞的核酸障碍，从而发生婴幼儿巨幼红细胞性贫血。

13 贫血患者忌盲目补血

市场上各种补血药物、补血保健品名目繁多，既有传统的补血药物、补血保健品中药和中成药，又有冠以高科技产品名称的生物制剂，如促红细胞生成素等，它们各有不同的药理性能及临床适应证，故患者应根据自己贫血的性质选用适当药物。要知道，没有一种补血药能治疗一切贫血，乱用补血药，不但无效，反而会延误治疗。治疗贫血有效的常用药物有以下几类：

铁剂： 是治疗缺铁性贫血最不可少的药物。常用的铁剂有硫酸亚铁、葡萄糖酸亚铁、右旋糖酐铁等；中药制剂有血宝胶囊、血宝口服液、维血冲剂、血康冲剂。非缺铁性贫血者不宜使用铁剂，因为长期用铁剂治疗，会使体内铁负荷过重，损害心、肝、胰等重要器官，危害非常巨大。

维生素类药物： 如叶酸和维生素B12，对缺乏叶酸和维生素B12所致巨幼红细胞性贫血有特效，但对其他贫血无效，因此，如无确实的适应证，不应滥用这两种药物。大剂量的维生素B12吡哆醇治疗原发性或遗传性铁粒幼细胞贫血，可减轻部分病人的贫血。

肾上腺糖皮质激素类药物： 如强的松、地塞米松等，由于其对免疫的抑制作用，对自身免疫性溶血性贫血有良好疗效，对阵发性睡眠性血红蛋白尿、球形红细胞增多症有一定疗效，可改善白血病及再生障碍性贫血的皮肤黏膜出血。但该类

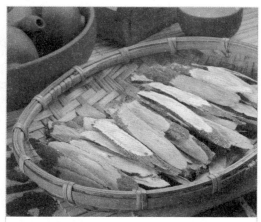

◎许多中药能刺激骨髓造血功能，所以，服用中药可作为贫血的一种辅助治疗

药物必须在疾病确诊的前提下才能应用。

雄性激素类药物：如康力龙、大力补、睾丸酮等，是治疗再生障碍性贫血的必用药，对骨髓瘤、骨髓增生异常综合征伴发的贫血也有较好疗效，但应注意药物的副作用。用于治疗再生障碍性贫血的药物还有一叶秋碱、左旋咪唑、再障生血片、肝血宝等药。

促红细胞生成素：是近年来利用DNA重组技术以及红细胞培养技术生产的一种生物调节剂，是目前治疗肾性贫血最有效的药物，同时也可用于再生障碍性贫血、白血病及其他肿瘤所引起的贫血。

中药：中医治疗贫血不是根据现代医学的贫血分类用药，而是根据病人的表现进行辨证施治。现代医学研究也证实，许多中药能刺激骨髓造血功能，对红细胞和血红蛋白有较明显的促升作用，故服用中药可作为贫血的一种辅助治疗。诊断明确的贫血仍主张以西医治疗为主，必要时进行中西医结合治疗。贫血病人在诊断明确之前切忌乱用各种补血药，一定要在血液专科医师的指导下用药。

14 贫血患者忌食量不均衡

现代社会中，有许多年轻女性为了时尚，为了追求苗条的身材，以坚韧的毅力和顽强的意志进行减肥，有不少的人因怕身体变胖而故意不吃早餐，还有的上班族午餐选择简单快速的食品，到晚上又大吃一顿。

人们常常三餐的饮食不平衡，如早餐质量不高，午餐多吃，而晚餐营养过剩，这是许多慢性疾病产生的重要原因。另外也会因辛苦劳作过后，饭量加大，这是适应身体热量消耗过大而作出的应急措施，但长此以往会产生后期的好多问题。

15 贫血患者忌常在外就餐

由于工作繁忙，现代人在外就餐的时间和次数就会很多，这也是令人担忧的不正常的饮食生活。在外就餐时，一般都会食用拉面、三明治、馄饨、面条等快餐。而且餐馆的菜肴，可以说全都营养搭配不均衡。因此，还要补充一些牛奶或水果。此外，在茶馆休息时，除咖啡或红茶外，还应喝牛奶、番茄汁；除蛋糕外，还应吃点奶油果冻等，随时注意营养的均衡搭配。此外，近年来出现了许多快餐、加工食品，这些种类的食品除了有添加物的弊害外，维生素和矿物质等营养物质更是严重的不足。经常吃这样的食品必然会导致贫血。

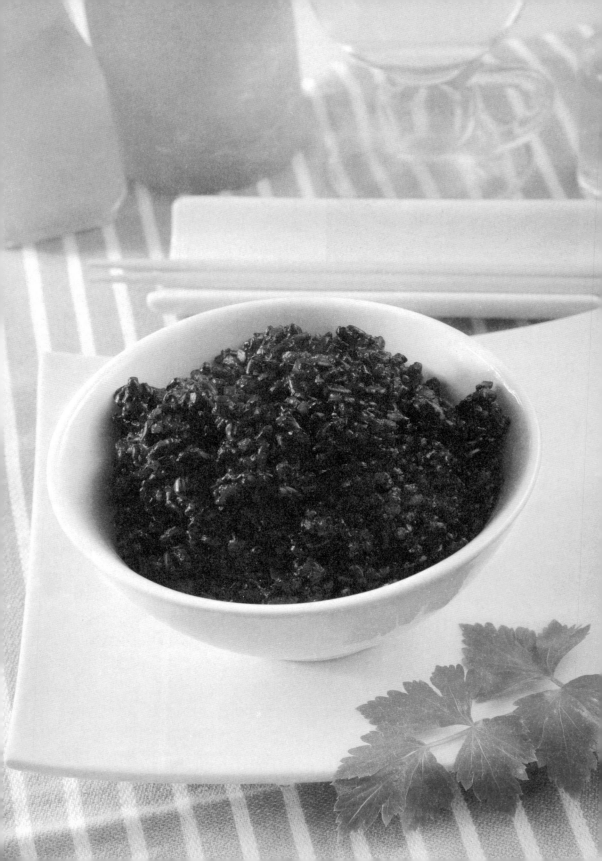

第二章
103种补血佳品，
你吃对了吗？

　　大多数人对于贫血的认识都还停留在由贫血造成的各种症状上，如我们常看到的头晕，头痛，面色苍白，口唇，头发干枯，精神萎靡，容易疲倦，消化功能减退，吸收较差，头面部及下肢浮肿等等，这些只是贫血造成的一部分"不良因素"，其实，贫血对人身体造成的危害远远不止这些，严重的还会引起器质性及代谢系统的病变。那么，贫血患者应怎样调理身体，辅助治疗贫血症状呢？

　　本章针对贫血人群，通过筛选整理出103种适合贫血患者食用和服用的食材及中药材，并对这些补血佳品的别名、每日适用量、性味归经、补血功效、选购保存、搭配宜忌等知识进行了介绍，让读者对这些食材和药材有所认识，能清楚地了解到这些食材和药材为什么能"补血"，同时，还介绍了这些补血佳品的养生吃法，推荐了具体的调养膳食，让读者不仅吃对，而且吃得更营养健康。

黑米

柠檬

阿胶

人参

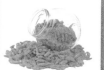

枸杞

小麦

山楂

灵芝

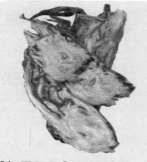

当归

Danggui

[别名] 干归、西归、干白、秦归

【每日用量】6～12克

【性味归经】性温，味甘、辛。归肝、心、脾经。

【补血关键词】

补血活血、调经止痛

◎当归所含的挥发油及水溶性成分能增强心肌血液供应，对心肌缺血有明显的保护作用，且有抗血小板凝聚、抑制血栓形成、抗贫血、促进血红蛋白及红细胞生成的作用，所以当归能补血活血、调经止痛。

◎食疗作用

当归具有补血和血、调经止痛、润燥滑肠的功效，因而对于治疗月经不调、经闭腹痛、症瘕积聚崩漏、血虚头痛、眩晕、痿痹、赤痢后重、痈疽疮疡、跌打损伤有很好的疗效，所以月经不调者、闭经痛经者、气血不足者、贫血头痛头晕者、便秘者适合服用当归。但请注意，热盛出血者禁服，湿盛中满及大便溏泄者、孕妇慎服。

◎选购保存

选购当归是应以主根大、身长、支根少、断面黄白色、气味浓厚者为佳。置阴凉干燥处，防潮、防蛀保存。

◎相宜搭配

当归+黄芪　　补气生血
当归+肉桂　　活血补血
当归+鸡肉　✔促进人体血功能
当归+银耳　　促进新陈代谢

应用指南

1.气血同补，治疗贫血：黄芪30克、当归15克、乌鸡半只。乌鸡斩大块，飞水，洗净；焯水后的乌鸡放入砂锅中，加满水，放入当归黄芪和姜片；大火煮开后，改小火炖3个小时；中途不要加任何调味料，出锅后在小碗里加一点点盐调味。

2.补血益气、活血止痛：黄芪30克、当归15克、党参15克、姜15克、羊肉500克。药材净制，羊肉切片；各药材用纱布包扎；加水同一煎煮至肉烂；饮汤吃肉即可。

3.养血滋阴、补脾益气：猪瘦肉150克，黄芪、生姜各20克，当归、防风各10克，大枣4颗，盐适量。当归、防风、黄芪洗净；大枣洗净，去核；生姜洗净，拍烂；猪瘦肉洗净，切块；以上材料放进锅内，加入适量清水，用大火煮沸后，改用小火煮1小时30分，下盐调味即成。

补血吃法 1 当归桂枝黄鳝汤 ————— 祛风除湿 + 活血通络 —

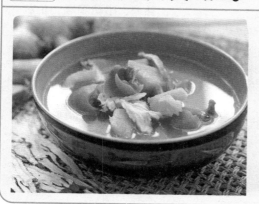

◎ **材料** 黄鳝200克，当归15克，桂枝10克，川芎6克，红枣5颗，盐适量

◎ **制作** ①将当归、川芎、桂枝洗净；红枣洗净，浸软，去核。②将黄鳝剖开，去除内脏，洗净，入开水锅内稍煮，捞起过冷水，刮去黏液，切长段。③将全部材料放入砂煲内，加清水适量，武火煮沸后，改文火煲2小时，加盐调味即可。

◎ **专家点评** 适于风湿性关节炎、肩周炎、痛经、闭经、月经色暗稀少等患者。

补血吃法 2 核桃仁当归瘦肉汤 ————— 补虚养血 + 改善记忆 —

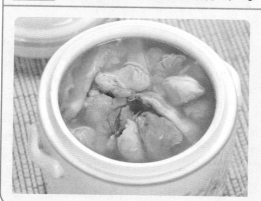

◎ **材料** 瘦肉500克，核桃仁30克，当归15克，姜片、葱段、盐各适量

◎ **制作** ①瘦肉切片，核桃仁、当归分别洗净。②瘦肉入水汆去血水后捞出。③瘦肉、核桃仁、当归放入炖盅，加入清水；大火慢炖1小时后，调入盐，转小火炖熟即可食用。

◎ **专家点评** 适合贫血、月经不调、记忆力衰退、睡眠质量差、面色萎黄者食用。

补血吃法 3 桂圆当归猪腰汤 ————— 温肾补血 + 调经止痛 —

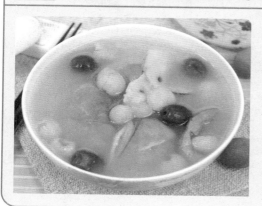

◎ **材料** 猪腰150克，桂圆肉30克，红枣2颗，姜片、盐各适量

◎ **制作** ①猪腰洗净，切开，除去白色筋膜；红枣、桂圆肉洗净。②锅中注水烧沸，入猪腰飞水去除血沫，捞出切块。③将适量清水放入煲内，大火煲滚后加入所有食材，改用小火煲2小时，加盐调味即可。

◎ **专家点评** 适合有四肢不温、怕冷、腰膝酸痛、贫血、月经色暗量少等症状者食用。

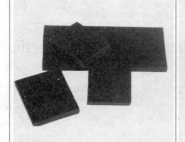

阿胶
Ejiao

【每日用量】3~9克
【性味归经】性平、味甘。
归肺、肝、肾经。

[别名] 傅致胶、盆覆胶、驴皮胶

【补血关键词】
补血、滋阴润燥、止血
◎阿胶所含的主要成分是蛋白质，水解后生成多种氨基酸，并含钙、硫等元素，能促进红细胞和血红蛋白的生成，亦能使血压升高而抗休克，因阿胶而具有强大的补血功能适合贫血患者服用。

◎ 食疗作用

阿胶具有补血、滋阴润燥、止血的功效。阿胶常与熟地黄、当归、黄芪等补益气血药同用，用于治疗血虚萎黄、眩晕、心悸、肌痿无力等；也常与桑叶、石膏、麦冬、杏仁等同用，用于心烦不眠、虚风内动、肺燥咳嗽等；还能与生地、艾叶、当归、芍药等同用，用于劳嗽咯血、吐血尿血、便血崩漏、妊娠胎漏等多种出血证的治疗。

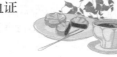

◎ 选购保存

选购阿胶时应以色乌黑、光亮、无腥臭气、经夏不软者为佳。密闭贮藏。

◎ 相宜搭配

阿胶+艾叶	养血止血、调经安胎
阿胶+熟地黄 ✔	可补益气血
阿胶+鸡蛋	补血滋阴、安胎
阿胶+鸡肉	补血滋阴，增强体质

应用指南

1.养血安胎，亦可治疗妊娠受伤：阿胶6克，艾叶6克。将阿胶、艾叶放入500毫升水中，煮成300毫升药液，分三次服用。

2.补血益气，治疗月经过多：香附、阿胶各20克，蒲黄炭4克。将香附炒黑，阿胶烊化，3味共煎，每日2次分服。此方适于月经过多兼见腹痛者。

3.益气固胎，治疗气血两虚：黄芪40克，川芎40克，炙甘草60克，吴茱萸（汤泡）20克。将以上药材磨成粉末混合均匀，每次服8克，温酒调服。

4.养血止血，滋阴安胎：大米100克，阿胶12克，砂糖5克。先将大米用清水淘洗干净，稍微浸泡半个消食，放入锅中，加入适量清水，先用大火煮沸，再用小火煎熬20~30分钟。另将阿胶捣碎，在粥将熟时放入阿胶和少量的砂糖，边煮边搅匀，稍煮即可食用。

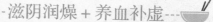

补血吃法 1 阿胶乌鸡汤 ---- 滋阴润燥 + 养血补虚 ----

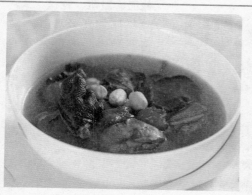

◎ **材料** 乌鸡1只，花生各30克，红枣6颗，阿胶、盐各适量

◎ **制作** ①花生洗净，红枣去核，阿胶烊化。②乌鸡洗净斩块，汆烫去血水、沥干。③将清水2000毫升放入瓦煲中，煮沸后放入花生、红枣、乌鸡，以大火煮开，改用小火煲3个小时，倒入阿胶稍煮，加盐调味即可。

◎ **专家点评** 适合血虚、血热，盗汗、腰痛、月经提前、量少者食用。

补血吃法 2 阿胶红枣花生甜汤 ---- 滋阴润燥 + 益气补血 ----

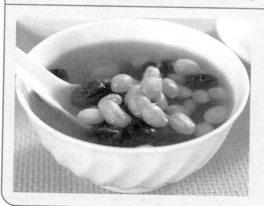

◎ **材料** 干红枣50克，花生米100克，红糖50克，阿胶适量

◎ **制作** ①阿胶打碎，隔水烊化；红枣洗净，稍浸泡，去核；花生米略煮一下放冷，去皮，与泡发的红枣一同放入煮花生米的水中。②再加适量冷水，用小火煮半小时左右。③加入红糖和阿胶，稍煮收汁即可。

◎ **专家点评** 适于体质虚弱、免疫力低下、贫血、面色萎黄、心悸失眠者食用。

补血吃法 3 甜酒煮阿胶 ---- 补气养血 + 强心益肺 ----

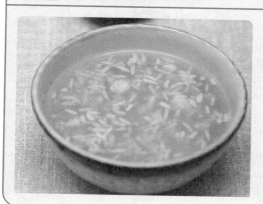

◎ **材料** 甜酒500毫升，阿胶12克，片糖适量

◎ **制作** ①阿胶打碎，隔水烊化。②锅洗净，加适量清水，倒入甜酒，加热至沸腾。放入阿胶搅匀，转为文火，待开，再加入片糖，继续加热，至阿胶、片糖完全溶化即可。

◎ **专家点评** 适于免疫力差、面色萎黄或恍白、心悸失眠、月经不调、崩漏、产后血虚恢复不良的女性。

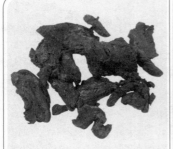

熟地黄
Shudihuang

[别名] 熟地、地黄根、大熟地

【每日用量】9～15克

【性味归经】性微温、味甘。归肝、肾经。

【补血关键词】

补血、滋阴、益精

◎熟地黄可促进贫血动物红细胞、血红蛋白的恢复，加快多能造血干细胞、骨髓红系造血细胞的增殖分化作用，起到滋阴补血、益精填髓的功效。熟地黄还能改善阴虚症状。

◎食疗作用

熟地黄具有滋阴补血、益精填髓的疗效，是补血要药、滋阴主药。熟地常与当归、紫河车同用，治疗贫血；与山萸肉、山药同用，可治疗肾阴不足的潮热骨蒸、盗汗、遗精、消渴等；也常与制何首乌、枸杞子、菟丝子同用，可补精血、乌须黑发治疗眩晕耳鸣、须发早白。

◎选购保存

选购熟地黄时应以个大、体重、质柔油润、断面乌黑、味甜者为佳。地黄的保存很简单，只需置于通风干燥处保存即可。

◎搭配宜忌

熟地黄+鸭血	✓	可凉血止血
熟地黄+墨鱼		止血、益胃通气
熟地黄+生姜		适用于产后血瘀和痛经
熟地黄+白萝卜	✗	会失去药效

应用指南

1. 补养气血，乌须黑发：羊肉1000克、熟地黄30克、淮山药30克、丹皮15克、枣皮15克、何首乌50克、当归6克、黑豆60克、黑芝麻50克、胡桃肉50克。将中药及黑豆、黑芝麻、胡桃肉等用纱布袋装好，扎口。将羊肉剔去筋膜，入沸水锅内去血水，同药物袋同时下锅，加入清水，放入生姜、葱白、胡椒适量，先用武火将汤烧开，打去浮沫，捞出羊肉切片，再放入锅中，用小火炖1小时30分钟，待羊肉酥烂即成。药袋捞出不用。以上药物可分作100份食用。吃时可加味精，食盐调味。

2. 滋阴养血、治疗肾阴虚经间期出血：熟地黄150克，南粳米50克，冰糖适量。将现将熟地黄用清水稍微冲洗一下，沥干水分，捣烂后和南粳米、冰糖一起放入砂锅中，加入适量清水，熬煮成稀粥，每日服2或3次，温服即可。

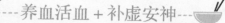

补血吃法 1 蝉花熟地猪肝汤 ------- 养血活血 + 补虚安神 ---

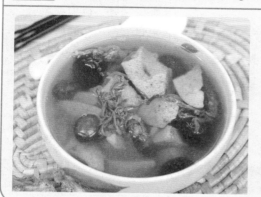

◎ **材料** 蝉花10克，熟地12克，猪肝150克，红枣6颗，盐、姜片、淀粉、胡椒粉、香油各适量

◎ **制作** ①蝉花、熟地、红枣洗净；猪肝洗净切薄片，加淀粉、胡椒粉、香油腌渍。②将蝉花、熟地、红枣、姜片及清水放入瓦煲内，大火煮沸转中火煲2小时。③放入猪肝滚熟，加盐调味即可。

◎ **专家点评** 本品具有提高免疫力、抗疲劳、改善睡眠、补血的功效。

补血吃法 2 熟地炖甲鱼 ------------- 益气补虚 + 滋阴壮阳 ---

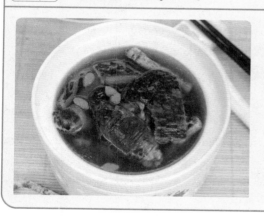

◎ **材料** 甲鱼1只，五指毛桃根、熟地黄、枸杞各适量，盐3克

◎ **制作** ①五指毛桃根、熟地黄、枸杞均洗净，浸水10分钟。②甲鱼洗净，斩块，汆水。③将五指毛桃根、熟地黄、枸杞放入砂煲，注水烧开，下入甲鱼，用小火煲煮4小时，加盐调味即可。

◎ **专家点评** 本品适于腹泻、肺结核、贫血、子宫脱垂、崩漏带下等症患者食用。

补血吃法 3 熟地鸡汤 ------------ 补血养阴 + 滋补肝肾 ---

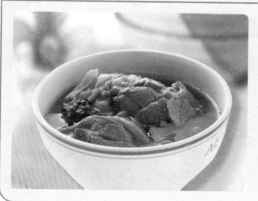

◎ **材料** 鸡腿150克，熟地25克，当归15克，川芎5克，炒白芍10克，盐5克

◎ **制作** ①将鸡腿剁块，放入沸水中汆烫，捞出冲净；药材用清水快速冲净。②将鸡腿和所有药材放入炖锅，加6碗水以大火煮开，转小火续炖40分钟。③起锅前加盐调味即可。

◎ **专家点评** 本品可调理血虚、肝肾亏虚所致的面色不华、心悸失眠、疲劳、眼花、脱发等症状。

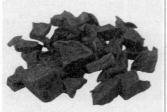

何首乌

Heshouwu

【每日用量】6～12克

【性味归经】性微温，味苦、甘、涩。归肝、肾经。

[别名] 地精、首乌、小独根

【补血关键词】

补肝益肾、养血祛风

◎何首乌主含磷脂、蒽醌类、葡萄糖苷类物质，能促进造血功能，对贫血有辅助治疗作用，还能降血脂与抗动脉粥样硬化、增强免疫力、延缓衰老、抗骨质疏松、润肠通便等。

◎食疗作用

制何首乌可补益精血、固肾乌须的功效；常与熟地、当归、酸枣仁同用，可补血安神，而能用于治疗血虚萎黄、失眠健忘，常与当归、枸杞、菟丝子、熟地同用，可补肝肾益精血、乌须发、固精气从未治疗须发早白、梦遗滑精；因此制何首乌对于高脂血症、高血压、冠心病而有肝肾精血不足者疗效不错。生何首乌有截疟解毒、润肠通便的疗效。但请注意大便溏薄者不宜服用。

◎选购保存

选购何首乌时应以个大、体重、质坚实、断面无裂隙、显粉性者为佳。置干燥处，防蛀。

◎搭配宜忌

何首乌+乌鸡	✓	补精益血
何首乌+猪血		发生化学反应、对人体不利
何首乌+葱	✗	降低药效
何首乌+大蒜		导致腹泻

应用指南

1. 补肝肾，益精血，抗早衰：何首乌100克、鸡蛋2个、葱、生姜、食盐、料酒、味精、猪油各适量。将何首乌洗净，切成长3.3厘米、宽1.6厘米的块；把鸡蛋、何首乌放入铝锅内，加水适量，再放入葱、生姜、食盐、料酒等调料将铝锅置武火上烧沸，文火熬至蛋熟，将收取出用清水泡一下，将蛋壳剥去，再放入铝锅内煮2分钟。

2. 益肾养血，治疗脱发：何首乌30克，大米50克，冰糖适量。将何首乌放入砂锅中煎取浓汁后去药渣，然后放入大米和冰糖，将米煮成粥即成，食用。

3. 补血滋养、润发乌发：将500克何首乌放于蒸锅内蒸半小时，使何首乌变软。把蒸软的何首乌再放到锅里煎一小时，何首乌的汁溶于水中。将50克黑芝麻炒熟，放于盛有何首乌的锅内煮10分钟，放凉后再放入50克蜂蜜，将所有材料搅匀后即可。放在冰箱里保存。

补血吃法 1 首乌排骨汤----------补肝益肾 + 养血补虚---

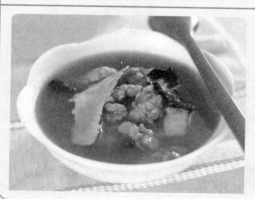

◎ **材料** 排骨200克，核桃100克，何首乌40克，当归15克，熟地15克，桑寄生25克，盐适量

◎ **制作** ①排骨洗净砍成大块，汆烫后捞起备用。②其他所有食材洗净。③再将备好的材料加水以小火煲3小时，起锅前加盐调味即可。

◎ **专家点评** 本品可调理肝肾亏虚所致的发须早白、脱发、血虚头晕、腰膝无力、月经不调等症状。

补血吃法 2 首乌黑豆鸡汤----------补益肝肾 + 温中下气---

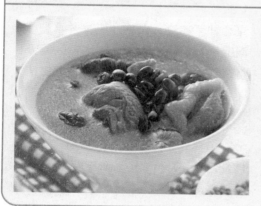

◎ **材料** 首乌、胡椒各15克，黑豆100克，鸡腿150克，盐5克

◎ **制作** ①将鸡腿剁块，沸水汆烫、冲净；黑豆洗净、浸泡3~4小时；首乌、胡椒洗净。②所有材料放入锅中，加水盖过材料。③以大火煮开，转小火续炖40分钟，加盐调味即可。

◎ **专家点评** 本品可调理肝肾亏虚、体质虚寒所致的贫血、面色淡白、脘腹冷痛、月经不调等症。

补血吃法 3 首乌红枣鸡腿汤---------补益肝肾 + 养血填精---

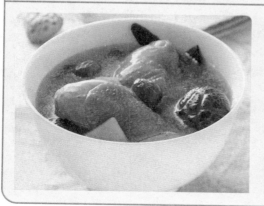

◎ **材料** 香菇2朵，鸡腿1只，红枣6颗，首乌10克，盐适量

◎ **制作** ①鸡腿洗净，入开水中汆烫。②香菇泡发洗净，首乌洗净浮尘，红枣去核洗净。③炖锅放入八分满的水烧开后，将所有材料入煮锅煮沸，转小火炖约1小时，加盐调味即可。

◎ **专家点评** 本品可调理肝肾阴亏、发须早白、血虚头晕、腰膝酸痛、崩漏、带下、慢性肝炎等症。

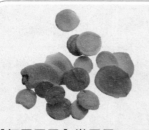

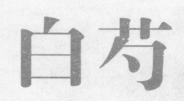

白芍

Baishao

[别名] 金芍药

【每日用量】常用量6～15克，大用量为15～30克

【性味归经】性凉，味苦、酸，归肝、脾经。

【补血关键词】

养血调经

◎ 白芍所含的白芍总苷具有增加冠脉流量、改善心肌血流、扩张血管、对抗急性心肌缺血、抑制血小板聚集、镇静、镇痛、抗炎抗溃疡等多种作用，特别是在增强机体免疫功能方面有着较好的效果。

◎食疗作用

白芍具有养血柔肝、缓中止痛、敛阴收汗的功效。白芍常与当归、熟地同用，可治疗血虚月经不调、崩漏；常与龟甲、黄芪、椿根皮同用，可治疗阴虚血热、月经过期、量多或崩漏不止；常与当归、人参、黄芪、地黄、川芎同用，气血双补，适用于失血性贫血，因此白芍对于治疗胸腹疼痛、泻痢腹痛、自汗盗汗、阴虚发热、贫血、月经不调、崩漏、带下等症有良好的疗效。

◎选购保存

以根粗长、匀直、质坚实、粉性足、表面洁净者为佳。在各地产品中，杭白芍因生长期长、加工细致而为白芍中的上品。置干燥处，防蛀。

◎搭配宜忌

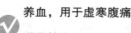

白芍+生姜 ✔ 养血，用于虚寒腹痛
白芍+当归 滋阴补血
白芍+熟地 滋阴补血

白芍+藜芦 会产生不良反应

应用指南

1.调和肝脾，缓急止痛：芍药30克、甘草10克、白糖30克。甘草、芍药润透切片；放入锅内，加水1000毫升。将锅置中火上，煎煮20分钟，滤去渣，在药汁内加入白糖拌匀即成。

2.祛风活血，柔肝止痛：当归、白芍、生地、牛膝、秦艽、木瓜、黄柏、杜仲、防风、白芷、陈皮各30克，川芎、羌活、独活各25克，槟榔18克，肉桂、炙甘草各10克，油松节15克，白酒1500克。将白芍炒过，黄柏盐炒，杜仲姜炒，上药捣碎入布袋中，倒入白酒贮于瓮中，火上煮1小时，去渣。

3.消渴：用白芍药、甘草，等分为末。每用3克，水煎服。一日服三次。

4.治疗便秘：取生白芍20～40丸，生甘草10～15克，水煎服，每日1剂。此法疗效迅速，一般2～4剂可排软便，且不易复发。

补血吃法 1 白芍红枣瘦肉汤 ———————— 柔肝和胃 + 理气养血 ———

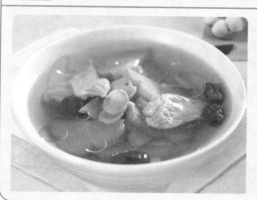

◎材料 鲜佛手瓜200克，白芍20克，猪瘦肉400克，红枣5颗，盐3克

◎制作 ①佛手瓜洗净切片，焯熟。②白芍、红枣洗净；瘦猪肉切片，汆烫去血水、沥干。③将清水800克放入瓦煲内，煮沸后加入所有材料，大火煮沸改用小火煲2小时，加盐调味。

◎专家点评 可养血柔肝、敛阴止汗，调理肝肾阴虚、潮热盗汗、失眠、心烦等症状。

补血吃法 2 白芍山药鸡汤 ———————— 补气养血 + 健脾补虚 ———

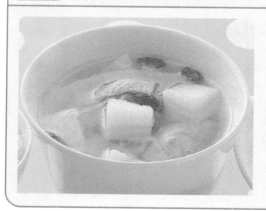

◎材料 鸡肉300克，鲜山药200克，莲子25克，白芍15克，枸杞5克，盐适量

◎制作 ①山药去皮，洗净切块；莲子、白芍、枸杞洗净。②鸡肉洗净切块，汆烫去血水、沥干③锅中加适量清水及所有材料，大火烧沸后转文火煮至鸡肉熟烂，加盐调味即可。

◎专家点评 本品可健脾补虚，滋阴养血，适于脾胃湿热、身重疲倦、口干口苦者食用。

补血吃法 3 白芍红枣粥 ———————— 柔肝养血 + 止汗调经 ———

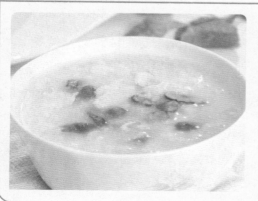

◎材料 大米100克，红枣、白芍各适量，白糖10克

◎制作 ①红枣洗净去核；白芍入锅，倒入一碗水熬至半碗，取汁弃渣；大米洗净泡发。②锅内注水煮沸，放入大米，煮至米粒开花，放入红枣同煮。③倒入白芍药汁，改用小火煮至粥熟，加白糖搅拌均匀即可。

◎专家点评 本品适于阴虚、血虚体质者食用。体质虚寒、腹泻者不宜吃。

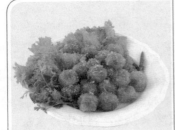

桂圆肉
Guiyuanrou

【每日用量】 3～9克

【性味归经】 性温、味甘。
归心、肝、脾、肾经。

[别名] 蜜脾、龙眼干、福肉

【补血关键词】

养血安神、补益心脾

◎龙眼肉营养丰富，具有增进红细胞及血红蛋白活性、升高血小板、改善毛细血管脆性、降低血脂、增加冠状动脉血流量的作用，对心血管疾病有防治作用。

◎食疗作用

桂圆肉有补血安神、健脑益智、补养心脾的功效，是健脾益智的传统食物；对虚劳羸弱、失眠、健忘、产后贫血、惊悸、怔忡有较好的食疗效果；对病后需要调养及体质虚弱的人尤为有益。使用时应该注意，痰多火盛、无食欲、腹胀、舌苔厚腻、大便滑泻，以及患有慢性胃炎的人不宜服用。

◎选购保存

市售的桂圆肉以色金黄、肉厚、质细软、体大、半透明、气香、味甜、嚼之口感"起砂"者为佳；生晒龙眼肉为好。置通风干燥处，防潮，防蛀。

◎相宜搭配

桂圆+鸡蛋	治疗血虚引起的头痛
桂圆+莲子	养心安神
桂圆+百合 ✓	养血补血、治疗失眠
桂圆+甲鱼	益心肺、滋肝肾

应用指南

1.补血养气，美容养颜：红枣100克、桂圆80克、水适量。将水煮沸后，变成小火；将桂圆放进沸水中煮20分钟后，放入红枣，再焖煮20分钟即可。

2.补血养血安神，治失眠：童子鸡1只（重约1000克），桂圆肉30克，葱、姜、料酒、盐各适量。将鸡去内脏、洗净，放入沸水中余一下，捞出，放入钵或汤锅；再加桂圆、料酒、葱、姜、盐和清水；上笼蒸1小时左右，取出葱、姜即可。

3.能血醒神：龙眼肉20克，去壳后将其放入300毫升沸水中，浸泡约5分钟后，食肉喝汤。本方适合经常熬夜的人食用，特别适合女性。

4.能补脾养血，养心增智：取龙眼肉30个，取肉备用；红枣10枚，撕开去核，粳米100克，用清水淘洗干净，放入锅中，加水适量，放入龙眼肉和红枣，一起煮粥食用，加适量红糖，早晚各食1碗。本方适合老年人食用。

补血吃法 1 板栗桂圆炖猪蹄 ———— 健脾养胃 + 补血安神 ———

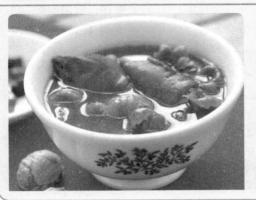

◎ **材料** 鲜板栗200克，猪蹄2只，桂圆肉100克，盐适量

◎ **制作** ①板栗煮5分钟，去皮；猪蹄斩块，沸水汆烫、冲净；桂圆肉洗净、剥散。②将板栗、猪蹄、桂圆肉、适量清水放入炖锅中，以大火煮沸改小火炖70分钟。③待猪蹄和板栗熟烂，加盐调味即可。

◎ **专家点评** 本品可调理虚劳羸弱、消化不良、免疫力低下、失眠健忘、惊悸怔忡等症。

补血吃法 2 百合桂圆瘦肉汤 ———— 滋阴润肺 + 养血安神 ———

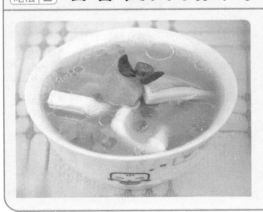

◎ **材料** 瘦肉300克，桂圆、百合各20克，盐适量

◎ **制作** ①瘦肉洗净切块，汆烫去血水、沥干；桂圆去壳、去核，取肉剥散；百合洗净，清水稍浸泡。②锅中注水烧沸，放入瘦肉、桂圆、百合，大火煮沸后转小火慢炖1.5小时，加入盐调味，出锅装入炖盅即可。

◎ **专家点评** 适于久咳、心烦、睡眠不安者食用。

补血吃法 3 桂圆山药红枣汤 ———— 温补脾胃 + 补血安神 ———

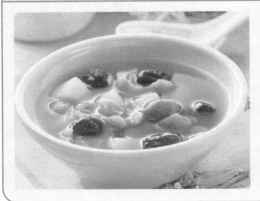

◎ **材料** 桂圆肉100克，新鲜山药150克，红枣6枚，冰糖适量

◎ **制作** ①山药削皮洗净，切小块；红枣洗净；煮锅内加3碗水煮开，加入山药块煮沸，再下红枣。②待山药熟透、红枣松软，将桂圆肉剥散加入；待桂圆之香甜味渗入汤中即可熄火，加冰糖提味。

◎ **专家点评** 适于脾虚虚寒、消化不良、肢寒畏冷、贫血、腰膝冷痛、月经不调者食用。

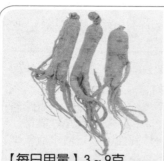

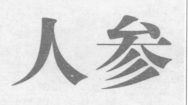

人参

Renshen

[别名] 山参、园参、地精

【每日用量】3～9克

【性味归经】性微温，味甘、微苦。归心、肺、脾经。

【补血关键词】

养血安神、滋阴润燥

◎人参及其提取物对骨髓的造血功能有保护和刺激作用，能使正常或贫血动物红细胞、白细胞和血红蛋白含量增加，从而应用于休克、冠心病、高凝血症、白细胞减少症、新生儿疾病等病症的治疗。

◎食疗作用

人参能大补元气、复脉固脱、补脾益肺、生津安神。人参单用可治疗气血亏虚的心悸、失眠、健忘等症；常与生地、丹参、酸枣仁同用养血安神；与熟地同用则可益气养血，治疗贫血；但不可与补铁药剂同用，会影响铁的吸收。

◎选购保存

红参类中以体长、色棕红或棕黄半透明、皮纹细密有光泽、无黄皮、无破疤者为佳。边条红参优于普通红参。红直须质量优于红弯须。生晒参类性味偏寒，且加工中不损失成分，以体重、无杂质、无破皮者为佳。置阴凉干燥处，密闭保存，防蛀。

◎搭配宜忌

人参+鸡肉 人参+鳝鱼 ✅	益气填精、养血调经 补益气血
人参+猪血 人参+葡萄 ❌	影响吸收、降低药效 产生不良反应

应用指南

1.填精益气，养血调经：乌鸡1只（约1斤半），人参30克。精盐、味精、料酒、清汤、胡椒粉各适量。将鸡宰杀好，去头、翅、颈、出水。将人参用温水洗净泥沙，取汤盘一只，将人参及鸡放入，加清汤、精盐、味精、料酒、胡椒粉、盖上盖，上笼蒸1小时。

2.气血双补，消除疲劳：鲜人参15克，海参150克，猪瘦肉250克，香菇30克，青豌豆60克，竹笋60克，味精，精盐、香油各适量。将海参发好，切块；香菇洗净，切丝；瘦猪肉洗净，切小块；竹笋切片；将以上4味与人参、青豌豆一齐放砂锅内，加清水适量炖煮，以瘦猪肉熟烂止，加入味精、精盐、香油各少许即可。

3.大补元气、复脉固脱：人参片3克。将人参片洗去浮尘，放入砂锅中，加适量清水煎煮20～30分钟，倒入杯中即可引用。

补血吃法 1 鲜人参炖鸡 ———— 大补元气 + 生津安神

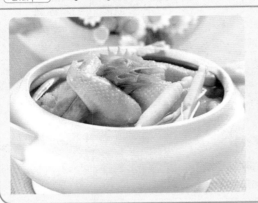

◎ **材料** 家鸡1只，鲜人参2条，猪瘦肉200克，金华火腿30克，花雕酒3克，姜片、盐、浓缩鸡汁各适量

◎ **制作** ①家鸡洗净，猪瘦肉洗净、切粒，火腿洗净切粒，鲜人参洗净。②把所有的原材料装进炖盅，隔水炖4小时。③加盐调味即可。

◎ **专家点评** 本品可调理体虚多汗、肢冷脉微、脾虚食少、肺虚喘咳、津伤口渴、惊悸失眠、阳痿宫冷等症。

补血吃法 2 人参糯米鸡汤 ———— 补虚固脱 + 补脾安神

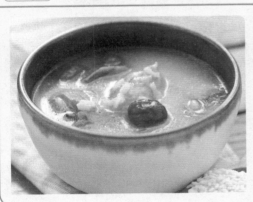

◎ **材料** 人参15克，糯米20克，鸡腿1只，红枣10克，盐6克

◎ **制作** ①糯米淘净，清水浸泡1小时；人参洗净切片；红枣洗净去核。②鸡腿洗净剁块，沸水余烫、冲净。③将糯米、鸡块和参片、红枣入锅，加清水适量，大火煮沸转小火炖至肉熟米烂，加盐调味即可。

◎ **专家点评** 适于气血两虚、脾胃虚弱、食欲不振、津伤口渴、多汗、睡眠不佳者食用。

补血吃法 3 红枣人参鸡汤 ———— 益气养血 + 补虚安神

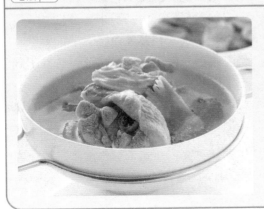

◎ **材料** 人参片15克，鸡腿1只，红枣8颗，盐5克

◎ **制作** ①人参片、红枣洗净；鸡腿剁块，放入沸水中余烫后捞出，冲净。②鸡腿和参片、红枣放入锅中，加1000毫升水，以大火煮开，转小火续炖30分钟。③起锅前加盐调味即成。

◎ **专家点评** 本品适于气血两虚、睡眠质量差、多汗自汗、阳痿、宫寒痛经、久病或手术后体质虚弱者食用。

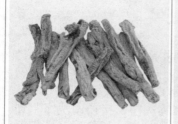

党参
Dangshen

[别名] 黄参、狮头参、中灵草

【每日用量】9～30克
【性味归经】性平，味甘。
归脾、肺经。

【补血关键词】
补脾益肺，生津养血
◎党参有增强心肌收缩力、增加心输出量、抗休克的作用，可增强造血功能、改善心肌缺血。对低血压、贫血、心悸及心肌缺血、冠心病等症都有较好的调理作用。

◎食疗作用

党参有补脾益肺、生津养血的功效。党参与麦冬、五味子同用，可补气生津；与当归、熟地同用，气血双补治疗面色萎黄、头晕心悸；因而临床常用于妇产科贫血、功能性子宫出血、冠心病的治疗，肺癌、食管癌的辅助治疗以及预防高山反应。

◎选购保存

各种党参中以野生台参为最优。西党参以根条肥大、粗实、皮紧、横纹多、味甜者为佳；东党参以根条肥大、外皮黄色、皮紧肉实、皱纹多者为佳；潞党参以独支不分叉、色白、肥壮粗长者为佳。置于通风干燥处，防蛀。

◎搭配宜忌

党参+红枣 党参+熟地 ✓	调和脾胃、益气养血 益气生血
党参+白萝卜 党参+藜芦 ✗	影响药效，产生不良反应 产生不良反应

应用指南

1.益气养血，治疗月经不调：党参12克、黄芪12克、归身40克、熟地15克、白芍10克、川芎3克、仙鹤草30克。将各味药材分别洗净，清水浸泡20分钟。放入砂锅中添水煎煮30分钟，取汁弃渣，每日一剂，早晚温服即可。

2.生津养血，治疗久泻脱肛：鸡蛋10个，党参、黄芪、红枣各20克，炙草6克，当归、白术各9克，升麻、柴胡各5克，陈皮9克，生姜15克，白糖600克，苏打2克。将各药材洗净烘干，研成细末。鸡蛋搅打至发泡，加入白糖搅拌均匀，加入面粉、中药粉末、苏打继续搅打至无颗粒。在蒸笼内垫一层细草纸，将蛋浆倒入擀平，蒸约10分钟，取出翻于案板上，用刀切成块即成。

3.补中益气，改善心悸失眠：党参10克，黄芪5克，薏米20克，蜂蜜适量。将党参、黄芪、薏米加水煎煮，取汁弃渣，加蜂蜜拌匀代茶饮用。

补血吃法 1 北杏党参老鸭汤 ———————— 补中益气 + 滋阴润肺 ———

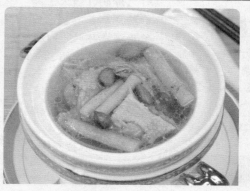

◎ **材料** 老鸭300克，北杏20克，党参15克，盐5克，鸡精3克

◎ **制作** ① 老鸭洗净斩块，氽烫去血水；北杏洗净，浸泡；党参洗净，切段，浸泡。② 锅中放入老鸭肉、北杏、党参，加入适量清水，大火烧沸后转小火慢炖2小时。③ 调入盐和鸡精，稍炖，关火出锅即可。

◎ **专家点评** 可调理阴虚内热、气短心悸、食少便溏、虚喘咳嗽、内热消渴等症。

补血吃法 2 党参猪蹄汤 ———————— 益气补血 + 养心安神 ———

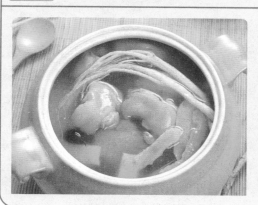

◎ **材料** 猪蹄300克，瘦肉150克，枸杞、红枣、党参各适量，盐3克，姜片4克

◎ **制作** ① 所有材料分别洗净，红枣去核，猪蹄、瘦肉切块。② 将猪蹄、瘦肉沸水氽烫、洗净沥干。③ 将所有材料放入瓦煲内，加适量清水大火煮沸，改小火煲2小时，加盐调味即可。

◎ **专家点评** 可调理气血亏虚、疲乏无力、多汗、气短心悸、内热消渴、月经量少或闭经等症。

补血吃法 3 党参排骨汤 ———————— 疏肝解郁 + 益气和血 ———

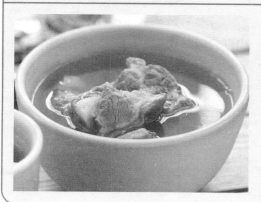

◎ **材料** 党参15克，柴胡10克，茯苓、甘草、枳壳各5克，排骨250克，干姜、盐各4克

◎ **制作** ① 将所有药材洗净放入锅中，加1200克水熬汁，熬至约剩600克，取汁去渣。② 排骨斩件，氽烫，捞起冲净，放入炖锅，加入熬好的药汁和干姜，再加水至盖过材料，以大火煮开。③ 转小火炖约30分钟，加盐调味即可。

◎ **专家点评** 适于肝气郁结、气滞血瘀者食用。

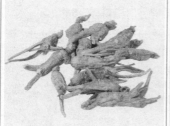

西洋参
Xiyangshen

[别名] 洋参、花旗参

【每日用量】3～6克

【性味归经】性寒，味甘、微苦。归心、肺、肾经。

【补血关键词】

补气养阴、清火生津

◎西洋参具有抗溶血、降低血液凝固性、抑制血小板凝聚、调血脂、降低血糖、抗心率失常、抗心肌缺血等作用，适用于高脂血症、动脉硬化、老年症、糖尿病、心率失常、冠心病、急性心肌梗塞等。

◎食疗作用

西洋参补气养阴，清热生津，可治肺虚久嗽、失血、咽干口渴、虚热烦倦；还可以治疗肺结核、伤寒、慢性肝炎、慢性肾炎、红斑性狼疮、再生障碍贫血、白血病、肠热便血，年老体弱者适量服用也能增强体质、延年益寿。

◎选购保存

西洋参选购时应以条粗、完整、皮细、横纹多、质地坚实者为佳。西洋参的保存比较简单，可将其置阴凉干燥处，密闭，防蛀。

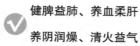

◎搭配宜忌

西洋参+乌鸡 西洋参+燕窝	✅	健脾益肺、养血柔肝 养阴润燥、清火益气
西洋参+茶 西洋参+白萝卜	❌	破坏西洋参有效成分 作用相反

应用指南

1.益气、养阴生津，治疗热病气阴两伤：洋参麦冬茶：西洋参3克、麦冬10克。将西洋参、麦冬分别洗净放入杯中，倒入沸水浸泡，代茶饮。无高血压、高脂血症、糖尿病者，可以适当加冰糖或蜂蜜等调味。

2.养阴清火，用于治疗阴虚肺热、咳嗽痰黏：雪梨1个、西洋参、川贝各3克。将梨削去带柄的上1/4部分，挖去梨核，放入西洋参、川贝、冰糖，盖上带柄的梨上部分，用牙签插入固定，入锅大火隔水蒸熟。可分为早晚两次食用。

3.滋补肝肾，补血益气：西洋参10克、当归10克、枸杞10克、瘦猪肉适量。西洋参、当归、枸杞分别洗净，稍浸泡。猪肉切块，用沸水汆烫沥干。将猪肉、西洋参、当归一同放入锅中，加适量清水炖1~2小时，放入枸杞再煮15分钟，加盐调味即可食用。

补血吃法 1　西洋参淮山乳鸽汤 ————— 滋阴清热 + 健脾补血 ———

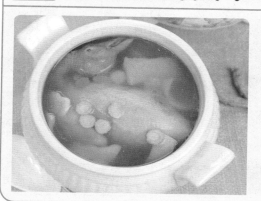

◎ **材料**　乳鸽1只，西洋参4克，淮山、枸杞各10克，盐3克

◎ **制作**　①乳鸽洗净，沸水汆烫去血水、沥干备用；西洋参、淮山、枸杞均洗净，清水浸泡15分钟。②瓦煲注适量清水，放入乳鸽、西洋参、淮山、枸杞，大火烧开后改小火炖煮2小时，加盐调味即可。

◎ **专家点评**　本品适于贫血、失血、咽干口渴、阴虚内热、烦躁疲倦者食用。

补血吃法 2　西洋参乌鸡汤 ————— 滋阴养血 + 润燥除烦 ———

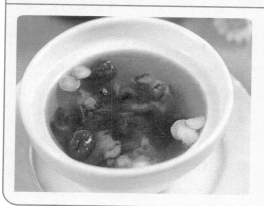

◎ **材料**　乌鸡50克，红枣4颗，西洋参2克，上汤适量，盐3克，味精2克

◎ **制作**　①将乌鸡洗净斩块，沸水汆烫去血水、沥干备用；红枣洗净备用；西洋参洗净切片。②将乌鸡块和上汤入锅煮开。将鸡块、红枣、西洋参转用小火煲60分钟，调入盐、味精即可。

◎ **专家点评**　本品适于阴虚、血虚者，可调理心烦、燥热、月经提前或量少等症状。

补血吃法 3　西洋参芡实排骨汤 ————— 滋阴养血 + 固肾涩精 ———

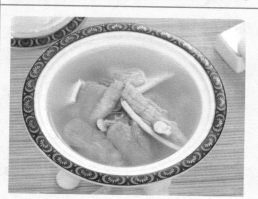

◎ **材料**　排骨200克，西洋参、芡实各适量，盐3克

◎ **制作**　①西洋参、芡实均洗净，泡发15分钟。②排骨洗净，斩块，汆水。③砂煲注水，放入排骨、西洋参、芡实，大火烧开后改为小火煲3小时，加盐调味即可。

◎ **专家点评**　本品可健脾和胃，补益气血，有助于调理多汗、心烦、燥热、睡眠不安、遗精早泄、崩漏带下等症。

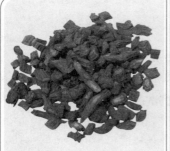

丹参
Danshen

【每日用量】3～9克

【性味归经】性微温、味苦。归心、肝经。

[别名] 紫丹参、活血根

【补血关键词】

活血调经、凉血安神、消痈

◎丹参能改善血液流变性抑制血小板凝集，能抗血栓的形成改善微循环，且有微小的扩血管作用，抗心肌缺血、防止心肌肥厚，也能抗脑缺血，辅助治疗贫血，但出血性贫血禁用。

◎食疗作用

丹参有活血调经、凉血安神、消痈的功效。丹参与当归、川芎、益母草同用，可补血活血行气；与赤芍、桃仁同用可治疗宫外孕急性腹腔内大出血；与生地、酸枣仁、柏子仁同用则可清热养血安神治疗心悸失眠。临床上丹参用于治疗心绞痛、月经不调、痛经、经闭、血崩带下、瘀血腹痛、骨节疼痛、惊悸不眠、恶疮肿毒。现代常应用于冠心病、脑缺血、肝炎和早期硬化、慢性肾功能不全等。

◎选购保存

选购丹参时应以条粗、内紫黑色，有菊花状白点者为佳。置干燥处贮藏。

◎搭配宜忌

丹参+鲫鱼 丹参+苦瓜	✓	补阴血、通血脉 抗肿瘤
丹参+藜芦 丹参+醋	✗	产生毒性 影响药效

应用指南

1.活血化瘀、行气止痛：丹参15克，檀香、砂仁各5克。各味药材洗净，先将丹参放入砂锅中煎20分钟，后下檀香、砂仁煎沸饮。无糖尿病者可加适量红糖调味。本品亦可用于冠心病的辅助治疗。

2.活血化瘀，治疗高脂血症：丹参、玉竹、山楂各15克。将上述药材放入砂锅中，加适量水煎煮，煮沸滤出煎液即成。

3.滋润五脏、补气缓痛：丹参、蜂蜜各30克。丹参洗净切片放入砂锅中，加3杯清水，煮至2杯量时，取汁弃渣，放至稍凉后加入蜂蜜搅拌均匀，即可饮用。

4.滋阴润燥、痛经活络：丹参30克、何首乌15克、三七3克、蜂蜜适量。将上述药材放入砂锅中，加适量水煎煮，煮沸1小时，滤出煎液，调入蜂蜜即成。

补血吃法 1 丹参三七炖鸡 ————— 活血养心 + 散瘀止痛 ———

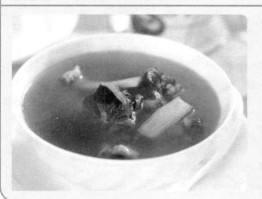

◎ **材料** 乌鸡1只，丹参30克，三七10克，姜丝适量，盐5克

◎ **制作** ①乌鸡洗净切块；丹参、三七洗净。②三七、丹参装入纱布袋中扎紧。③药袋、鸡、姜丝放于砂锅中，加清水适量烧开，转小火炖1小时，加盐调味即可。

◎ **专家点评** 本品可调理心绞痛、月经不调、痛经、经闭、血崩带下、瘀血腹痛、关节疼痛、惊悸不眠、恶疮肿毒等症。

补血吃法 2 丹参山楂大米粥 ————— 活血散瘀 + 健脾开胃 ———

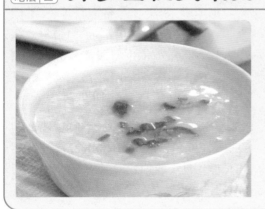

◎ **材料** 丹参20克，干山楂30克，大米100克，冰糖5克，葱花少许

◎ **制作** ①大米淘净、稍浸泡；干山楂洗净，温水浸软。②丹参洗净，放入砂锅中加清水熬煮，取汁弃渣。③锅置火上，放入大米煮至七成熟，放入山楂、倒入丹参汁煮至粥将成，放冰糖调匀，撒葱花便可。

◎ **专家点评** 适于心绞痛、心悸失眠、抑郁、食欲不振、食后腹胀者食用。

补血吃法 3 丹参糯米粥 ————————— 益气健脾 + 活血化瘀 ———

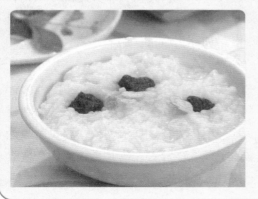

◎ **材料** 糯米100克，丹参10克，白糖5克

◎ **制作** ①糯米洗净，用清水充分浸泡备用；丹参片洗去浮尘，水煎取汁弃渣。②锅置火上，倒入清水，放入大米，以大火煮至米粒开花。③加入丹参药汁同煮片刻，再以小火煮至浓稠状，调入白糖拌匀即可。

◎ **专家点评** 适于心绞痛、心悸失眠、情绪抑郁或烦闷、食欲不振、脾虚腹泻，月经不调者食用。

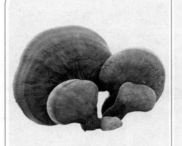

灵芝
Lingzhi

[别名] 赤芝、红芝、木灵芝

【每日用量】3～9克

【性味归经】性甘，平。归心、肺、肝、肾经。

【补血关键词】

补气养血、安神

◎灵芝可有效地扩张冠状动脉，增加冠脉血流量，改善心肌微循环，增强心肌氧和能量的供给，因此，对心肌缺血具有保护作用，可广泛用于冠心病、心绞痛等的治疗和预防。

◎ 食疗作用

灵芝具有补气安神，止咳平喘的功效。灵芝与人参、黄芪、当归、熟地同用可增强益气补血功效，能辅助治疗贫血；与酸枣仁、柏子仁同用可生血养心安神。临床上灵芝常用于治疗冠心病、高血压、高血脂、动脉粥样硬化、脑血栓、中风等疾病。

◎ 选购保存

选购灵芝时应以色乌黑、光亮、无腥臭气、经夏不软者为佳。灵芝可切片保存，也可整个保存，需将其置干燥处，防霉，防蛀。

◎ 搭配宜忌

灵芝+莲子 灵芝+枸杞 ✓	健脾开胃、生血益气 补益气血、养心安神
灵芝+扁青 灵芝+茵陈蒿 ✗	产生不良反应 产生不良反应

应用指南

1. 滋补健身，养血安神：灵芝10克、乌龟1只、红枣10枚、调料适量。红枣去核，乌龟放锅内，清水煮沸，捞出取肉，去内脏，切块略炒，与红枣、灵芝同入砂锅内煮成汤，调味即可。

2. 补血益气，养心安神：灵芝50克、大枣100克。用白酒500克浸渍灵芝和大枣。每次饮1~2小杯。亦可用本方同粳米煮粥食。

3. 益气养心，祛瘀止痛：龙眼肉15克、灵芝10克、田七6克、生姜6克、猪瘦肉50克。猪瘦肉、灵芝洗净切片，与龙眼肉、田七、姜片洗净，共入炖盅内，加开水适量。调味，文火隔水炖30分钟，饮汤食用。

4. 益气安神，改善睡眠：灵芝10克，山药200克，盐适量。灵芝洗净切片，山药去皮、切滚刀块，将灵芝放入锅中煎煮15分钟左右，再放入山药块，同煮至熟软加盐即可食用。

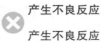

补血吃法 1 灵芝石斛鱼胶猪肉汤 ·········· 清热养阴 + 补气安神···

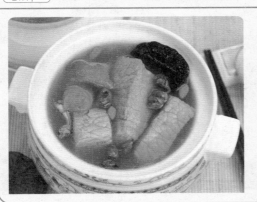

◎ **材料** 瘦肉300克，灵芝、石斛、鱼胶各适量，盐6克，鸡精5克

◎ **制作** ①瘦肉洗净，切件，汆水；灵芝、鱼胶洗净，浸泡；石斛洗净，切片。②将瘦肉、灵芝、石斛、鱼胶放入锅中，加入清水慢炖。③炖至鱼胶变软散开后，调入盐和鸡精即可食用。

◎ **专家点评** 适于调理阴虚燥热、气血亏虚、眩晕、失眠、心悸气短、咳喘等症。

补血吃法 2 灵芝核桃乳鸽汤 ·········· 益气养血 + 补虚安神···

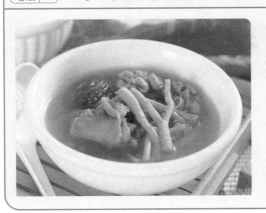

◎ **材料** 党参20克，核桃仁80克，灵芝40克，乳鸽1只，蜜枣6颗，盐适量

◎ **制作** ①将核桃仁、党参、灵芝、蜜枣分别用水洗净。②将乳鸽洗净斩块，汆烫沥干。③锅中加水，大火烧开，放入准备好的材料，改用小火续煲3小时，加盐调味即可。

◎ **专家点评** 可调理气血亏虚、疲劳感明显、皮肤干燥、睡眠不佳、记忆力下降等问题。

补血吃法 3 灵芝炖鹌鹑 ·················· 补虚润燥 + 益气养血···

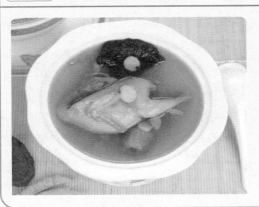

◎ **材料** 鹌鹑1只，灵芝、党参、枸杞、红枣、盐各适量

◎ **制作** ①灵芝洗净、切片；党参洗净切薄片；枸杞、红枣分别洗净，清水浸软。②鹌鹑宰杀，去毛、内脏，洗净后汆烫去血水。③所有材料放入炖盅，加适量清水用小火煲3小时，加盐调味即可。

◎ **专家点评** 适于调理睡眠不安、体虚乏力、贫血头晕、心悸气短、皮肤过敏等症。

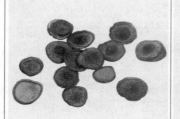

鹿茸
Lurong

[别名] 斑龙珠、黄毛茸

【每日用量】1~2克

【性味归经】性温，味甘、咸。

【补血关键词】
调任冲、保宫

◎鹿茸可使外周血管扩张，加速红细胞和血红蛋白的生成；中等剂量能引起心脏收缩机能显著增强，收缩幅度增大，心率加快，使心血输出量增加，能辅助治疗贫血，低血压。

◎食疗作用

鹿茸具有壮元阳、补气血、益精髓、强筋骨的功效；能治虚劳羸瘦、精神倦乏、眩晕、耳聋、目暗、腰膝酸痛、阳痿、滑精、子宫虚冷、崩漏、带下等症。但请注意，服用本品宜从小量开始，缓缓增加，不宜骤用大量，以免阳升风动，或伤阴动血；阴虚阳亢、血分有热、胃火炽盛、肺有痰热及外感热病者均忌服。

◎选购保存

梅花鹿茸较优。以粗壮、主支圆、顶端丰满、"回头"明显、质嫩、毛细、皮色红棕，较少骨钉或棱线，有光泽者为佳。

◎相宜搭配

鹿茸+红枣	补血养阴
鹿茸+乌鸡	补肾益精
鹿茸+当归	养血、止血、暖宫
鹿茸+黄芪	补益气血

应用指南

1.补肾壮阳、益精血：鹿茸0.5克（研细末）、鸡蛋2个。鸡蛋敲破，倾入碗中，放入鹿茸及盐、胡椒粉，一并调匀，蒸熟食。

2.温壮肾阳、收敛止带：鹿茸4克、淮山药20克、竹丝鸡200克。鹿茸、淮山药洗净；竹丝鸡肉去皮，洗净切块，放人开水中煮5分钟，取出过冷水。把用料放炖盅内，加适量开水，隔水慢火炖2~3小时，趁热服。

3.养血益阳，强筋健骨：鸡肉120克、红参(或高丽参)12克、鹿茸3克。取鸡胸肉或鸡腿肉洗净，去皮，切粒；人参切片。全部材料放入炖盅内，加开水适量，加盖，隔水慢火炖3小时，汤成可供饮用。

4.益气养血，调节免疫力：鹿茸4克，淮山20克，枸杞10克，红枣5颗。所有材料洗净，放入炖盅，隔水炖1~2小时即可。

补血吃法 1 鹿茸炖乌鸡 --------------- 补肾养血 + 壮阳益精 ---

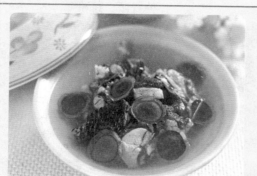

◎ **材料** 乌鸡250克，鹿茸5克，盐适量

◎ **制作** ①乌鸡洗净切块，入沸水汆烫、冲净沥干。②乌鸡与鹿茸放入炖盅内，加适量开水，以小火隔水炖熟，加盐调味后即可食用。

◎ **专家点评** 本品可调理肾阳不足、精血亏虚所致的畏寒肢冷、阳痿早泄、宫冷不孕、小便频数、腰膝酸软、筋骨无力等症状。

补血吃法 2 鹿茸煲鸡汤 --------------- 补气养血 + 补虚敛汗 ---

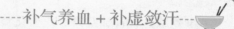

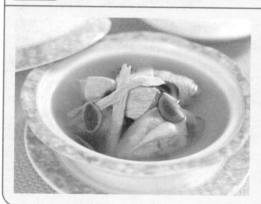

◎ **材料** 土鸡500克，瘦猪肉200克，鹿茸片3克，黄芪10克，生姜、盐、味精各适量

◎ **制作** ①土鸡洗净切块，猪肉洗净切大块，分别入沸水汆烫、沥干；黄芪、鹿茸片洗净。②另起锅，放入所有材料和适量清水，隔水炖熟。③加适量盐调味即可食用。

◎ **专家点评** 本品适于调理气血两虚、面色黯淡、疲乏困倦、多汗、月经不调等症状。

补血吃法 3 鹿茸黄精蒸鸡 --------------- 健脾补虚 + 益气养血 ---

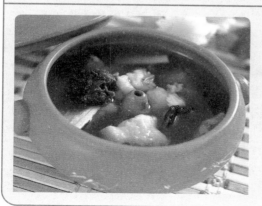

◎ **材料** 鸡肉400克，鲜山药300克，黄精15克，党参10克，鹿茸3克，生姜、盐各适量

◎ **制作** ①鹿茸、黄精、党参、淮山分别洗净，生姜切片。②鸡肉洗净，切大块，沸水汆烫。③所有材料放入炖盅内，加适量清水，大火隔水炖1小时，加盐调味即可。

◎ **专家点评** 本品可补肾壮阳、益精生血、强筋壮骨，适于免疫力下降、疲劳、冠心病患者食用。

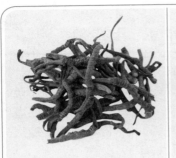

冬虫夏草

Dongchongxiacao

[别 名] 虫草、菌虫草

【每日用量】3~9克

【性味归经】性温、味甘。归肺、肾经。

【补血关键词】

补肾阳、益精血

◎冬虫夏草有降压、降低心肌耗氧量、改善心肌缺血、抗心律失常及抗心肌缺血的作用，因而被广泛应用于高脂血症。食用冬虫夏草有助于调理更年期因肝肾亏虚所致的腰膝无力、心悸、盗汗等症状。

◎食疗作用

冬虫夏草具有补肺益肾、止血化痰之功效，主治肺肾两虚、精气不足、阳痿遗精、咳嗽气短、自汗盗汗、腰膝酸软、劳嗽痰血、病后虚弱等。冬虫夏草还能降血糖、降血压，贫血患者用还能补血，增强脾脏的营养性血流量。但请注意，感冒风寒引起的咳嗽者不适合使用，肺热咳血者不宜用。

◎选购保存

以完整、虫体丰满肥大、类白色、气微腥、味微苦者为好。各地所产商品中以西藏及青海虫草为优，川虫草较次。置阴凉干燥处，防蛀。

◎相宜搭配

冬虫夏草+胡萝卜	补虚润脏、养颜益肝
冬虫夏草+猪肉	补肾益肺、止咳定喘
冬虫夏草+鸭肝	可用于更年期综合征
冬虫夏草+鸭	可用于虚劳咳喘、自汗盗汗等症

应用指南

1.补气血，益肺肾，止咳嗽：冬虫夏草8根、鹌鹑8只、生姜10克、葱白10克、胡椒粉2克、盐5克、鸡汤300克。将冬虫夏草去灰屑，用酒浸泡，洗净；葱切断，姜切片；将每只鹌鹑的腹内放入一条虫草，放入盅内，加入鸡汤、葱姜，用湿绵纸封口，上笼蒸40分钟，调味即成。

2.补血益气，治疗病后体虚：冬虫夏草3克、乳鸽1只、花胶30克、生姜1片。乳鸽去毛，洗净，冬虫夏草、生姜洗净，花胶浸发，切丝洗净，全部用料放炖入容器，加适量开水，少许酒，加盖，隔水炖3小时，调味即可食用。

3.益气补虚、敛汗安神：虫草2克，人参3克，粳米80克，枸杞、冰糖各适量。将虫草、人参、枸杞、粳米分别洗净，稍浸泡。人参、虫草放入锅中添水煎煮20分钟，放入粳米煮成粥，将熟时放入枸杞、冰糖。待粥熟即可使用。

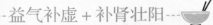

补血吃法 1 虫草炖甲鱼----------益气补虚 + 补肾壮阳---

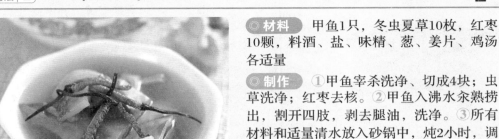

◎**材料**　甲鱼1只，冬虫夏草10枚，红枣10颗，料酒、盐、味精、葱、姜片、鸡汤各适量

◎**制作**　①甲鱼宰杀洗净、切成4块；虫草洗净；红枣去核。②甲鱼入沸水氽熟捞出，割开四肢，剥去腿油，洗净。③所有材料和适量清水放入砂锅中，炖2小时，调入盐、味精即可。

◎**专家点评**　适于肾虚、气血虚、疲劳、自汗盗汗、阳痿遗精等症。

补血吃法 2 虫草炖雄鸭----------养肾固精 + 润肺止咳---

◎**材料**　冬虫夏草10枚，雄鸭1只，姜片、葱花各适量，胡椒粉、食盐、陈皮末、味精各适量

◎**制作**　①虫草用温水洗净；鸭洗净、斩块，沸水氽烫去血水，捞出沥干。②将鸭块与虫草先用大火煮开，加入姜片、葱花、陈皮末，改小火炖软。③加胡椒粉、盐、味精调味即可。

◎**专家点评**　本品可补虚损、益精气，适于体虚、贫血、疲劳者食用。

补血吃法 3 虫草炖乳鸽----------补益肺肾 + 益气养血---

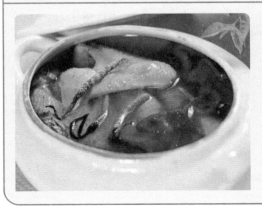

◎**材料**　乳鸽1只，冬虫夏草、生姜各20克，蜜枣、红枣各10克，盐5克，味精3克，鸡精2克

◎**制作**　①乳鸽洗净；蜜枣、红枣洗净去核；生姜去皮，切片。②将所有原材料装入炖盅内。③加入适量清水，以中火炖1小时，最后调入调味料即可。

◎**专家点评**　适于调理肺肾两虚、精气不足、咳嗽气短、自汗盗汗、腰膝酸软、阳痿遗精、病后虚弱等症。

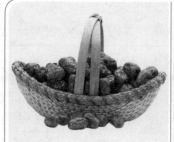

红枣

Hongzao

【每日用量】6～15克

【性味归经】性温、味甘。归脾、胃经。

[别名] 大枣、干枣、枣子

【补血关键词】

养血安神，补中益气

◎红枣能促进白细胞的生成，降低血清胆固醇，提高血清白蛋白，保护肝脏。有助于调理更年期女性食欲不振、气血亏虚、免疫力低下、心悸、面色萎黄等问题。

◎食疗作用

红枣有补脾和胃、益气生津、调营卫、解药毒的功效，因而常用于治胃虚食少、脾弱便溏、气血津液不足、营卫不和、心悸怔忡等病症的治疗。红枣常与熟地、阿胶同用，可滋阴补血，调理贫血；常与甘草、小麦同用则可养心安神。但请注意，龋齿疼痛、腹部胀满、便秘、消化不良、咳嗽、糖尿病等患者不宜常用。

◎选购保存

红枣的选购相对比较简单，应以光滑、油润、肉厚、味甜、无霉蛀者为佳。置阴凉干燥处，防闷热，防潮，防蛀。

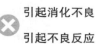

◎搭配宜忌

红枣+鸡蛋 红枣+猪蹄	✔	气血双补 补治疗经期鼻出血
红枣+葱 红枣+黄瓜	✘	引起消化不良 引起不良反应

应用指南

1.养血安神，调理贫血、高血压、心脑血管疾病：将适量黑木耳、红枣洗净，猪里脊肉洗净切成小块，一起放入压力锅内，加入葱、姜、花椒、盐、鸡精和香油，盖上锅盖，把压力调到肉类档，保压定时12分钟，即可食用。

2.治疗贫血：红枣6枚、鸡蛋1个，枸杞、花生、红糖各适量。将红枣洗净去核，枸杞、花生分别洗净。红枣、花生放入锅中煮至熟，将鸡蛋打入沸水中做成荷包蛋，将熟时放入枸杞、红糖，煮熟即可食用。

3.养血安神，调理月经不调：大枣20枚，益母草、红糖各10克，水煎服，每日分两次食用，连服数日。

4.滋阴润燥，美容润肤：红枣、水发银耳、冰糖各适量。红枣洗净去核，银耳充分泡发，去蒂撕成小块。将红枣、银耳同煮至黏稠，放入冰糖煮至融化即可。

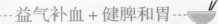

补血吃法 1 双枣莲藕炖排骨 ---------益气补血 + 健脾和胃---

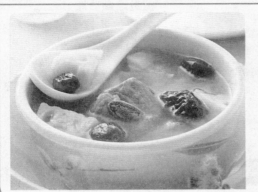

◎ **材料** 莲藕600克，排骨250克，红枣10颗，黑枣10颗，盐6克

◎ **制作** ①排骨洗净斩件，沸水氽烫、冲净。②莲藕去皮洗净，切块；红枣、黑枣洗净去核。③将所有材料入锅，加适量水，煮沸后转小火炖煮约60分钟，加盐调味即可。

◎ **专家点评** 本品可健脾补血、清热、通利肠胃，适于脾胃虚弱、消化不良、贫血、便秘等症者食用。

补血吃法 2 红枣山药猪蹄汤 ---------健脾和胃 + 滋阴养血---

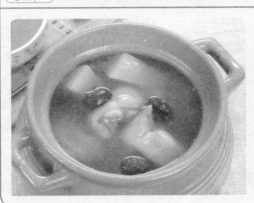

◎ **材料** 猪蹄200克，山药300克，红枣适量，盐3克

◎ **制作** ①猪蹄洗净，斩块；山药去皮洗净，切厚片；红枣洗净，浸软去核。②锅入水烧沸，将猪蹄放入，滚尽血渍，捞起冲净沥干。③将猪蹄、红枣放入炖盅，注入水用大火烧开，放入山药，改小火煲2小时，加盐调味即可。

◎ **专家点评** 适于脾胃虚弱、消化不良、体型消瘦、贫血者食用。

补血吃法 3 红枣冬菇排骨汤 ---------养胃健脾 + 改善食欲---

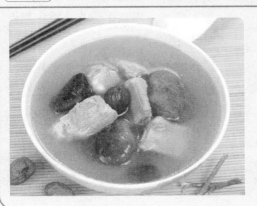

◎ **材料** 排骨150克，红枣3颗，冬菇适量，盐3克

◎ **制作** ①排骨洗净，斩件；红枣去核，洗净泡发；冬菇洗净，泡发10分钟。②锅注水烧开，下入排骨氽透，捞起洗净。③炖盅注水，将红枣、冬菇、排骨放入，用大火煲沸，改小火煲2小时，加盐调味即可。

◎ **专家点评** 可健脾胃、养气血，调理食欲不振、气血亏虚、便秘等问题。

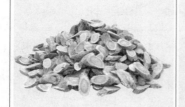

黄芪

Huangqi

[别名] 北芪、绵芪、口芪

【每日用量】3~9克

【性味归经】性微温、味甘。归肺、脾、肝、肾经。

【补血关键词】
促进造血功能

◎黄芪多糖可以保护和改善骨髓造血环境，促进外周造血干细胞的增殖和动员，促进内源性造血印子的分泌。黄芪还能强心、保护心肌细胞、调节血压、抗脑缺血，尤其适于体虚、多汗的女性。

◎食疗作用

黄芪有益气固表、敛汗固脱、托疮生肌、利水消肿之功效，黄芪与当归同用可补气生血；与人参、桂圆、当归同用可补气摄血调理贫血；与桂枝、芍药同用可和血通痹益气温经。因而黄芪常用于治疗气虚乏力、中气下陷、久泻脱肛、便血崩漏、表虚自汗、痈疽难溃、久溃不敛、血虚萎黄、内热消渴、慢性肾炎、蛋白尿、糖尿病等。

◎选购保存

选购黄芪时应以色乌黑、光亮、无腥臭气、经夏不软者为佳。置通风干燥处，防潮，防蛀。

◎相宜搭配

黄芪+鸡肉	可补中益气养精血
黄芪+银耳	可作为白细胞减少症者的食疗方
黄芪+猪肝	补气、养肝、通乳
黄芪+鲤鱼	能补气固表

应用指南

1.气血双补，固肾调经：乌鸡肉250克，当归5克，黄芪10克，盐适量。乌鸡洗净、切块，入沸水氽烫、沥干。当归、黄芪洗净，浸泡10分钟。将乌鸡、当归、黄芪一同放入砂锅，加适量清水，大火煮沸转文火炖1小时，加盐调味即可服食。

2.补血理气，养颜祛斑：当归10克、川芎3克、黄芪5克、红花5克、鸡汤1000毫升、粳米100克。将前3味用米酒洗后，切成薄片，与红花共入布袋，加入鸡汤和清水，煎20分钟。捞出药袋后，加入粳米，用旺火烧开，文火熬煮成粥即可适用。

3.补养肝肾，活血祛风：天麻72克、制首乌36克、丹参48克、黄芪12克、杜仲、淫羊藿16克，白酒2000克。将上述各味切碎，纳入纱布袋内，扎紧袋口，放入酒坛内，倒入白酒密封浸泡半个月以上，每天振摇1次，即成。

补血吃法 1 黄芪鸡汁粥 ----------- 益气养血+填精补髓 ---

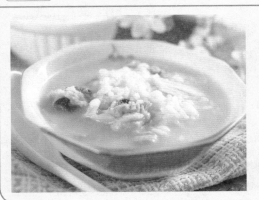

◎ **材料** 母鸡1只，黄芪15克，大米100克，盐少许

◎ **制作** ①将母鸡处理干净，斩成大块，入锅加入适量清水煎取鸡汁备用。②黄芪洗净后加水煎汁。③粳米100克，加入黄芪药汁煮粥，放入鸡汁和少量鸡块，续煮至熟，加入少量盐调味即可。

◎ **专家点评** 适用于体虚、气血双亏、营养不良的贫血患者。

补血吃法 2 黄芪瘦肉汤 ------------- 补气养血 + 补肾固精---

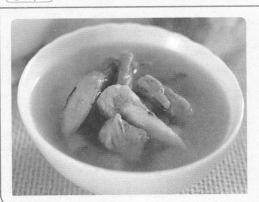

◎ **材料** 猪瘦肉300克，紫河车5克，党参10克，黄芪15克，盐、香油各适量，味精少许

◎ **制作** ①猪瘦肉洗净切大块，紫河车洗净。②将党参、黄芪洗净，水煎取汁。③猪瘦肉、紫河车放入锅内，用小火炖2小时，加入党参、黄芪汤，调入盐、香油、味精，煮沸即成。

◎ **专家点评** 适于体质虚弱、多汗、盗汗、咳嗽气喘、阳痿遗精、不孕少乳等症。

补血吃法 3 黄芪桂圆山药鸡肉汤 --------- 温补气血 + 健脾和胃---

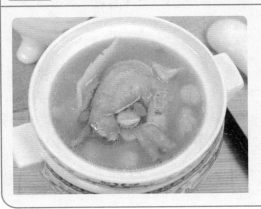

◎ **材料** 鸡肉400克，黄芪、山药、枸杞各15克，桂圆肉10克，盐5克

◎ **制作** ①鸡肉洗净、切块，用沸水汆烫，冲净沥干；黄芪、桂圆肉、山药、枸杞分别洗净。②将鸡肉、黄芪、桂圆、山药、枸杞放入锅中，加适量清水慢炖2小时。③加入盐调味即可食用。

◎ **专家点评** 适于气血亏虚、疲劳感明显、肢寒畏冷、月经不调、脾虚腹泻者。

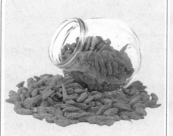

枸杞
Gouqi

【每日用量】6～12克

【性味归经】性平、味甘。归肝、肾经。

[别名] 枸杞子、枸杞果、血杞子

【补血关键词】
平补肝肾、益精补血

◎枸杞有降低血压、降低胆固醇和防止动脉硬化形成的作用，并能保护肝细胞的新生，改善肝功能，对于慢性肝炎、中心性视网膜炎、结核、糖尿病、神经衰弱等症均有很好的防治作用。

◎食疗作用

枸杞有滋补肝肾，益精明目的功效；能辅助治疗贫血，有效改善血虚萎黄、目昏不明等贫血症状。枸杞配熟地或女贞子可滋补肝肾精血；配何首乌可益精补血平补肝肾；配黄精可滋阴养血。但对于脾虚泄泻者和感冒发热患者则不宜服用枸杞。

◎选购保存

选购枸杞时应以粒大、肉厚、种子少、色红、质柔软者为佳。置阴凉干燥处，防闷热，防潮，防蛀。

◎相宜搭配

枸杞+鳝鱼	补肾养血
枸杞+田鸡	补血养颜
枸杞+莲子 ✔	补气养血、养心益肾
枸杞+猪肉	补阴血、美容

应用指南

1.补阴血、美容：枸杞20克，小米100克，瘦猪肉50克。猪肉切块，洗净血水。小米淘洗干净，与猪肉、枸杞一同放入沸水锅中，熬成粥。可加少许盐或糖调味即可食用。

2.保护心血管，缓解更年期不适：葡萄干、枸杞各15克。将葡萄干、枸杞分别洗净，用凉开水稍浸泡，拌入白粥中或直接食用。

3.补血暖血，治手脚冰凉：枸杞5克、生姜三片、红枣6颗、红糖适量。枸杞、红枣洗净，红枣去核，放入锅内，加适量清水，煮沸5分钟后加入姜，可加适量红糖。

4.调理五心烦热、心烦失眠：枸杞10克，白菊花3克，苦丁茶3克，莲心1克。同放杯中，以沸水冲泡，加盖闷10分钟代茶常饮。

补血吃法 1 枸杞山药汤 ———— 滋阴清热 + 健脾养血 ———

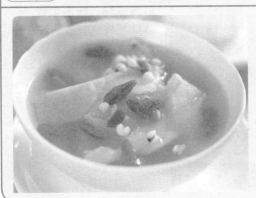

◎材料　山药100克，薏米50克，枸杞10克，冰糖适量，生姜3片

◎制作　①山药去皮，洗净切块；薏米洗净、清水浸泡；枸杞洗净浸软。②将山药、薏米、枸杞放入锅中，加适量清水和姜片，大火煮沸转小火煲约1.5小时。③加入冰糖调味。

◎专家点评　本品适于调理阴虚内热、耗伤阴血所致的心悸失眠、盗汗、五心烦热等症。

补血吃法 2 红枣枸杞炖鹌鹑 ——— 滋补五脏 + 益精养血 ———

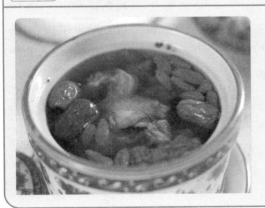

◎材料　鹌鹑2只，枸杞10克，红枣8颗，绍酒2茶匙，盐、味精各适量

◎制作　①鹌鹑洗净、斩块，余烫去血水；枸杞、红枣分别洗净，温水浸透。②将鹌鹑、红枣、枸杞连同1碗半沸水倒进炖盅，加入绍酒，盖上盅盖。③隔水大火炖30分钟，转小火炖1小时，用盐、味精调味即可。

◎专家点评　适于调理睡眠不安、体虚乏力、贫血头晕、心悸气短、皮肤过敏等症。

补血吃法 3 枸杞白菜心汤 ——— 滋肾润肺 + 清热解暑 ———

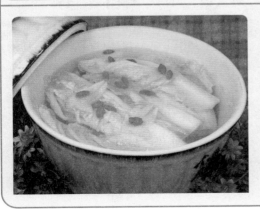

◎材料　白菜心50克，枸杞10克，盐1克，味精2克，姜5克

◎制作　①白菜心洗净，掰开；枸杞洗净；姜洗净，切片。②锅置于火上，加入少量油烧热，注水，加入白菜心、枸杞、姜片焖煮。③煮至沸时，加入盐、味精调味即可。

◎专家点评　本品适于调理肝肾阴虚、腰膝酸软、头晕目眩、目昏多泪、虚劳咳嗽、遗精、贫血等症。

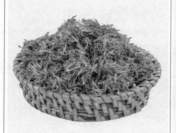

红花

Honghua

【每日用量】3～9克

【性味归经】性温、味辛。归心、肝经。

[别名] 红蓝花、刺红花、草红花

【补血关键词】

活血通经，祛瘀止痛

◎红花能抗凝血、抗血栓的形成，且能扩张血管、改善微循环，也能抗心、脑、肾缺血所致损伤，亦能兴奋子宫；从而常用于冠心病、脑栓塞、月经不调的治疗。

◎食疗作用

红花有活血通经、祛瘀止痛。治闭经、症瘕、难产、死胎、产后恶露不尽、瘀血作痛、痈肿、跌扑损伤。红花还用于眼科，主要为清热消炎，可治目赤红肿。红花常与桃仁、当归、川芎同用可活血通经祛瘀止痛能辅助调理贫血症状；与大黄同用则可活血化瘀疗伤之difficult；与桂枝、瓜蒌、丹参同用则可温通活血。但请注意，孕妇慎用红花，有出血倾向者也不宜多用。

◎选购保存

选购红花时应以花片长、色鲜红、质柔软者为佳。保存红花可将其置阴凉干燥处，防潮，防蛀。

◎相宜搭配

红花+桃仁 活血化瘀、通络止痛
红花+鸡肉 ✔ 活血通脉
红花+百合 活血化瘀、润肺止咳
红花+红糖 活血化瘀、调经止痛

应用指南

1.补血理气，和色祛瘀：当归10克、川芎3克、黄芪5克、红花5克、鸡汤1000毫升、粳米100克。前3味用米酒洗后，切成薄片，与红花共入布袋，加入鸡汤和清水，煎出药汁，去布袋后，入粳米，用旺火烧开，文火熬煮成粥。

2.活血化瘀，降血脂：红花5克、绿茶5克。将红花、绿茶放入有盖杯中，用沸水冲泡。

3.活血化瘀，治疗血瘀头痛：红花、桃仁、当归、赤芍、石菖蒲各8克，鸡血藤、川芎、酸枣仁各12克，珍珠母、丹参各20克，白芷、蔓荆子、菊花各6克，全蝎5克，甘草4克。将上述药物用水煎煮后去渣取汁，可每日服1剂，分3次服下。

4.调理肢寒畏冷、气血亏虚等症：羊心1颗，红花5克，姜片、料酒、盐适量。将羊心剖开，充分洗净入锅，加红花、姜片、料酒一同炖熟，调味即可。

补血吃法 1 当归红花补血粥 —————— 益气和血 + 祛瘀止痛 ——

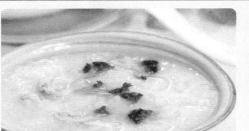

◎ **材料** 大米100克，当归、川芎、黄芪、红花各适量，白糖10克

◎ **制作** ①当归、川芎、黄芪、红花分别洗净，入砂锅水煎，取汁弃渣；大米泡发洗净。②锅置火上，注入清水煮沸，放入大米，用大火煮至米粒开花。③倒入药汁，改用小火煮至粥成，调入白糖入味即可。

◎ **专家点评** 可补气活血，调理头昏耳鸣、失眠多梦、记忆减退等症状。

补血吃法 2 红花饮 ———————— 活血通经 + 去瘀止痛 ——

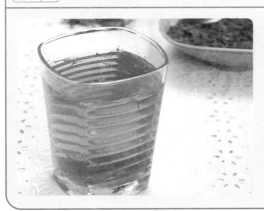

◎ **材料** 红花5克，红糖适量

◎ **制作** ①将红花装入纱布袋，扎紧袋口，放入砂锅中，加适量清水，煎煮10分钟。②放入红糖，煮至完全融化，搅拌均匀即可。

◎ **专家点评** 适于调理气滞血瘀、面生色斑、月经不调、闭经、难产、死胎、产后恶露不尽、瘀血作痛、痈肿、跌扑损伤等症。还可增加冠脉供血、减轻心肌负担、改善心肌缺血症状。

补血吃法 3 桃红四物汤 —————— 行气养血 + 活血化瘀 ——

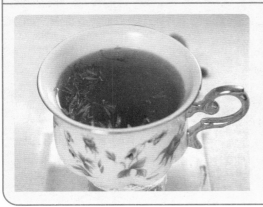

◎ **材料** 熟地15克、当归15克、白芍10克、川芎8克、桃仁9克、红花6克

◎ **制作** ①熟地、当归、白芍、川芎、桃仁分别洗净。②所有材料放入砂锅中，添适量清水，水煎取汁，即可饮用。

◎ **专家点评** 本品有很好的化瘀、生血、调畅气机等功效，可治疗贫血、疲乏无力、失眠、面色萎黄、月经不调、痛经、色斑、神经性头痛等症。

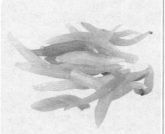

天门冬
Tianmendong

[别名] 天冬、多儿母

【每日用量】3~9克
【性味归经】性平、味甘。归肺、肝、肾经。

【补血关键词】
养阴润燥、清火生津
◎天冬能养阴润燥，对于劳嗽咯血或干咳痰黏、痰中带血患者，常配麦冬、川贝、生地黄、阿胶等滋阴润肺、补血止血药同用能辅助治疗缺铁性贫血。

◎ 食疗作用

天冬具有养阴生津、润肺清心的功效；用于肺燥干咳、虚劳咳嗽、津伤口渴、心烦失眠、内热消渴、肠燥便秘、白喉。天冬常配麦冬、川贝、生地、阿胶等滋阴润肺补血止血；天冬配熟地、知母、黄柏则可滋阴降火退虚热。但请注意，虚寒泄泻及外感风寒致嗽者，皆忌服。

◎ 选购保存

选购天门冬时应以肥大致密、黄白色、半透明的为佳。
置通风干燥处，防霉，防蛀、防潮处理。

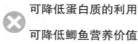

◎ 搭配宜忌

天冬+红糖 天冬+麦冬	✔	滋阴养血 养阴清肺、润燥止渴
天门冬+鲤鱼 天门冬+鲫鱼	✘	可降低蛋白质的利用 可降低鲫鱼营养价值

应用指南

1.润肺益胃：天冬15克、粳米100克、冰糖适量。天冬洗净放入砂锅，添水煎20分钟，取汁弃渣，加入粳米煮粥，将熟时放入冰糖搅拌均匀，煮至粥黏稠即可食用。

2.补气、养血安神：人参、枸杞、山药、五味子、天冬、麦冬、生地、熟地各15克，白酒1500克。各药装入纱布袋，浸酒中；放置2周以上，或隔水加热半小时。每次饮30~50克。

3.清热安神，治疗月经过多：天门冬20克、红糖适量。将天门冬加水2碗煮至1碗，去渣后加入红糖，再煮沸，即可饮用。

4.滋阴清热，润肺止咳：天门冬3克，麦门冬3克，梨2个，冰糖少许。将天冬、麦冬洗净备用。梨洗净，去皮、核，切成块。将天冬、麦冬放入锅中，加清水煮20分钟，捞去留药汁，放入梨、冰糖煮熟即可食用。

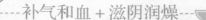

补血吃法 1 天门冬生地炖龙骨 —— 补气和血 + 滋阴润燥

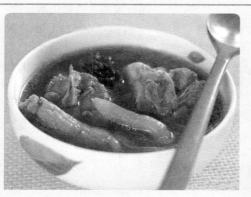

◎**材料** 猪脊骨250克，天冬、麦冬各10克，熟地、生地各15克，人参5克，盐、味精各适量

◎**制作** ①天冬、麦冬、熟地、生地、人参洗净。②猪脊骨下入沸水中汆去血水，捞出沥干备用。③把所有材料一同放入炖盅内，加适量开水，隔水炖3小时，调入盐和味精即可。

◎**专家点评** 适于调理气血亏虚、面色姜黄、疲劳、失眠、心悸、便秘等症。

补血吃法 2 党参天冬瘦肉汤 —— 滋阴养血 + 清热除烦

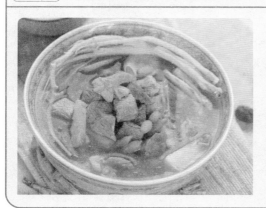

◎**材料** 瘦肉300克，党参15克，山药15克，天冬10克，姜片、盐、味精各适量

◎**制作** ①瘦肉洗净、切块，汆烫沥干；党参、天冬分别洗净；山药去皮洗净、切片。②锅中注水烧沸，放入所有材料用大火炖，待山药变软后改小火炖至熟烂，加入盐和鸡精调味即可。

◎**专家点评** 适于调理阴虚所致的肺燥干咳、津伤口渴、心烦失眠、消渴、便秘、贫血、结核病。

补血吃法 3 天冬益母草老鸭汤 —— 清热养阴 + 润肺滋肾

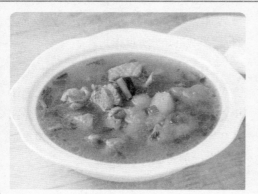

◎**材料** 鸭肉块600克，天冬15克，益母草10克，姜片45克，葱花少许，料酒20毫升，鸡粉3克，盐3克，胡椒粉少许

◎**制作** ①将鸭块洗净，汆水后备用。②砂锅中注入适量清水烧开，放入天冬、益母草、姜片、鸭块，淋入料酒，烧开后用小火炖1小时。③加入适量鸡粉、盐、胡椒粉调味，撒上葱花即可。

◎**专家点评** 本品滋阴润肺、益气养血、增强免疫力，适用于贫血患者。

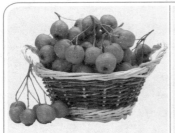

【每日用量】 3~9克

【性味归经】 性微温，味酸、甘。归脾、胃、肝经。

山楂
Shanzha

[别名] 映山红果、酸查

【补血关键词】

通行气血、活血化瘀止痛

◎ 山楂能促进消化，强心、抗心绞痛、降压及扩张血管作用，亦有降血脂及抗动脉粥样硬化作用；因而临床常用于高血压病、高脂血症、冠心病、心绞痛。

◎ 食疗作用

山楂有消食化积、行气散瘀的功效，兼通行气血，能活血化瘀止痛。主治肉食积滞、胃脘胀满、泻痢腹痛、瘀血经闭、产后瘀阻、冠心病、高血压症、高脂血症，能辅助治疗贫血。脾胃虚弱者慎服；胃酸过多，有吞酸、吐酸者需慎用山楂；胃溃疡患者也应慎用。

◎ 选购保存

北山楂以个大、皮红、肉厚者为佳；南山楂以个匀、色红、质坚者为佳。置通风干燥处，防蛀。

◎ 相宜搭配

山楂+芹菜	补血、消食、通便
山楂+兔肉	补益气血、养胃消食
山楂+红糖	活血祛瘀、治疗血瘀
山楂+白糖	降低血脂、改善消化

应用指南

1.活血化淤，消导通滞、清暑除烦：山楂15克、荷叶12克。将山楂、荷叶分别洗净，放入锅中，加清水1000毫升，煮10~15分钟，取汁代茶饮用。

2.治疗脂肪肝：鲜山楂40克、蜂蜜10克。将山楂洗净，晾干，切两半去核，放入锅中加适量水煮30分钟，放置稍凉时加入蜂蜜搅拌均匀即成。分2次吃山楂饮汤，当日服完。

3.健脾胃、消食积、散瘀血：山楂50克（切片），粳米100克，冰糖15克。先将山楂片放入砂锅内煎取浓汁去渣，然后加入粳米、冰糖及清水适量煮成粥，分早、晚两次食用。

4.滋阴养血，消食降脂，软化血管：鲜山楂30克（干品20克）、桑葚子30克（干品20克）。山楂、桑葚子先用温开水浸泡，冲洗干净，入锅，加水适量，文火煎煮20分钟即成。

补血吃法 1 山楂山药鲫鱼汤 --------- 健胃消滞 + 行气活血---

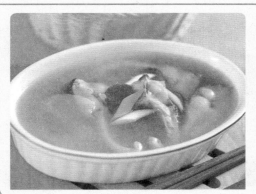

◎ **材料** 鲫鱼1条，山楂、山药各20克，盐、味精、姜片各适量

◎ **制作** ①将鲫鱼去鳞、鳃及肠脏，洗净切块；山楂、山药洗净。②起油锅，用姜爆香，下鱼块稍煎，取出备用。③把全部材料一起放入锅内，加适量清水大火煮沸，转小火煮1~2小时，加盐和味精调味即可。

◎ **专家点评** 本品可健脾胃、消积滞，活血生血，调理血瘀、高脂血症、消化不良等症。

补血吃法 2 黑豆山楂糯米粥 --------- 健脾开胃 + 滋肾养血---

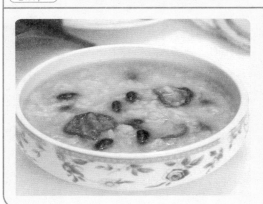

◎ **材料** 糯米70克，山楂20克，黑豆30克，红糖3克

◎ **制作** ①糯米、黑豆均洗净，泡发；山楂洗净，切成薄片。②锅置火上，加入清水，放入糯米、黑豆煮至米、豆均绽开。③加入山楂同煮至浓稠状，调入红糖拌匀即可。

◎ **专家点评** 本品有助于调理消化不良、食后腹胀、腰膝无力、心烦、失眠、贫血、面色萎黄、须发早白等症。

补血吃法 3 山楂冰糖羹 -------------- 健脾开胃 + 改善食欲---

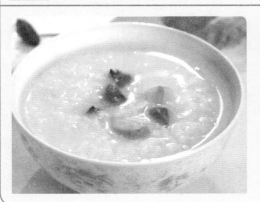

◎ **材料** 大米100克，山楂30克，冰糖5克

◎ **制作** ①大米洗净，放入清水中浸泡；山楂洗净。②锅置火上，放入大米，加适量清水煮至七成熟。③放入山楂煮至米粒开花，放入冰糖煮融后调匀便可。

◎ **专家点评** 本品可健脾开胃、消食化积、活气活血，调理食欲不振、消化不良、高脂血症、肥胖、缺铁性贫血、脾虚腹泻等症。

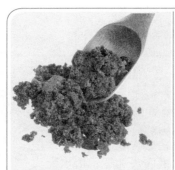

红糖
Hongtang

【每日用量】5~50克

【性味归经】性温、味甘甜。归肝、脾经。

[别名] 赤砂糖、片黄糖

【补血关键词】

补血止血、滋阴润燥

◎红糖中的铁对人体有良好的补血作用，切红糖可以益气养血、健脾暖胃、祛风散寒、活血化瘀、解酒毒。适于有气血亏虚、消化不良、体质消瘦、月经量少等症状的更年期女性。

◎食疗作用

红糖具有补中疏肝、止痛益气、调经和胃、活血化瘀、健脾暖胃的功效，对感冒、脘腹冷痛、月经不调、产后恶露不尽、喘咳烦热、妇人血虚、产后贫血、食即吐逆等症有食疗作用。但请注意，平素痰湿偏盛者、消化不良者、肥胖症患者、糖尿病患者不宜服用。

◎选购保存

选购时应以颜色红中透黑、略带黄色、没有结晶者为佳。保存于深色玻璃容器中，放置干燥、避风处。

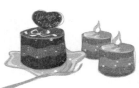

◎搭配宜忌

红糖+黑木耳	✓	补血暖身
红糖+鸡蛋		补血养颜
红糖+啤酒	✗	不利于健康
红糖+竹笋		不利于健康

应用指南

1. **养血，治疗月经先后无定期：** 鲜橘叶20克，苏梗10克，红糖适量。放入保温杯中，加盖，开水泡15分钟，代茶饮。

2. **补血益气，治疗闭经：** 黑木耳、胡桃仁各120克，红糖240克，黄酒适量。将木耳、核桃仁碾末，加入红砂糖拌和均匀，瓷罐装封，每服30克，黄酒调服，1日2次，黄酒送服。

3. **健脾和胃，补血调经：** 南瓜200克，红枣6颗，红糖适量。将南瓜去皮、去子，切成滚刀块，红枣洗净去核。南瓜、红枣放入锅中，添适量清水煮至熟，加入红糖搅拌融化即可食用。

4. 粳米80克，山药100克，枸杞5克，红糖适量。粳米洗净稍浸泡，山药去皮、切小块，枸杞洗净浸软。砂锅中添水煮沸，放入粳米煮至沸腾，放入山药熬煮至米和山药熟软。加入枸杞、红糖再煮2~3分钟即可。

补血吃法 1 红糖苹果汤 ———————— 疏肝和血 + 化瘀止痛 —

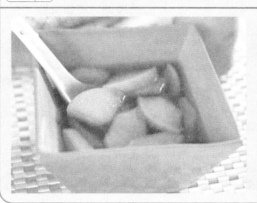

◎ **材料** 鲜苹果1个，红糖适量

◎ **制作** ①苹果洗净去皮，切块。②将苹果块放入碗内，再加入红糖，入锅蒸熟即可。

◎ **专家点评** 本品有健脾暖胃、补血活血、理气、生津止渴、醒酒等功效，有助于调理脾胃虚寒、食欲不佳、腹泻、血虚、面色萎黄、失眠、心悸、记忆力减退、脘腹冷痛、月经不调、痛经、经血量少色暗、烦热咳喘等症。

补血吃法 2 桃仁红枣红糖粥 ———————— 益气补血 + 健脑润肠 —

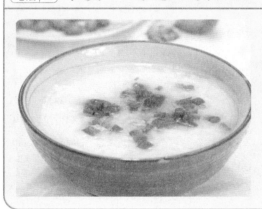

◎ **材料** 大米80克，核桃仁、红枣各30克，红糖3克

◎ **制作** ①大米洗净，置于冷水中泡发半小时后捞出沥干水分；红枣洗净，去核，切片；核桃仁洗净。②锅置火上，倒入清水，放入大米以大火煮开。③加入核桃仁、红枣同煮至浓稠状，调入白糖拌匀即可。

◎ **专家点评** 适于调理贫血、失眠、皮肤干燥、记忆力减退、肠燥便秘等症。

补血吃法 3 黑豆黑芝麻红糖粥 ———————— 滋补肝肾 + 养血润肤 —

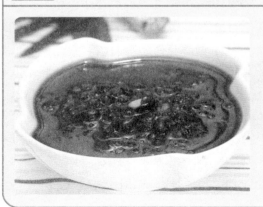

◎ **材料** 黑米70克，黑芝麻10克，黑豆30克，红糖3克

◎ **制作** ①黑米、黑豆均洗净，置于冷水锅中浸泡半小时后捞出沥干水分；黑芝麻洗净。②锅中加适量清水，放入黑米、黑豆、黑芝麻以大火煮至开花。③再转小火将粥煮至呈浓稠状，调入红糖拌匀即可。

◎ **专家点评** 此粥可补肾养血、生津润肠、润肤护发、延缓衰老、预防及淡化色斑。

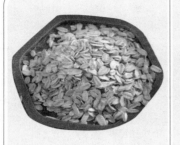

燕麦
Yanmai

【每日用量】40克

【性味归经】性温，味甘。归脾、心经。

[别名] 野麦、乌麦、玉麦

【补血关键词】

润肠通便、降压降脂

◎燕麦含丰富的维生素和膳食纤维，常吃有助于促进新陈代谢及胃肠蠕动，具有润肠、降低血压、降血脂、养颜护肤的功效。此外，它还可以改善血液循环、缓解生活、工作带来的压力。

◎食疗作用

燕麦具有健脾、益气、补虚、止汗、养胃、润肠的功效。燕麦不仅对预防动脉硬化、脂肪肝、糖尿病、冠心病，而且对便秘、水肿、贫血等都有很好的辅助治疗作用，可增强人的体力、延年益寿。但请注意，孕妇忌用。

◎选购保存

选购燕麦时应挑选大小均匀、质实饱满、有光泽的燕麦粒。密封后存放在阴凉干燥处。防虫、防蛀。

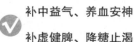

◎搭配宜忌

燕麦+红枣	✔	补中益气、养血安神
燕麦+南瓜		补虚健脾、降糖止渴
燕麦+栗子	✘	不易消化
燕麦+红薯		导致胃痉挛、胀气

应用指南

1.养血补血，治疗妇女血崩、血虚：燕麦60克、鲜鸡血30克，黄酒适量。将燕麦洗净，鲜鸡血切块，共入锅内，加黄酒适量炖熟即可食用。

2.补虚健脾，治疗高胆固醇血症、动脉硬化：燕麦片100克、红枣50克。将红枣洗净去核，加水500毫升与燕麦一同煮，水开后再煮3~5分钟即可。

3.养血补血，治月经不调、胎产不下：燕麦60克、小米30克、红糖适量。燕麦、小米分别洗净。燕麦放入沸水锅中煮粥，煮至熟软时放入小米同煮。待粥熟后加红糖搅拌均匀即成。

4.健脾养胃，降血糖、血脂：南瓜150克，燕麦片60克，枸杞10克。将南瓜去皮、去子，切小块；枸杞洗净用温水浸软。南瓜放入锅中，添适量清水煮至变软，倒入燕麦片、枸杞煮熟成粥即可食用。血糖正常的女性也可加适量红糖调味。

补血吃法 1 燕麦枸杞粥 —— 健脾益肾 + 润肠通便

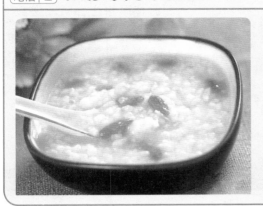

◎ 材料 燕麦30克，大米80克，枸杞15克，白糖3克

◎ 制作 ①将枸杞、燕麦洗净、稍浸泡。②锅内添适量清水煮沸，放入燕麦、大米、枸杞煮30分钟至粥熟。③加入白糖拌均匀，煮至糖融即可食用。

◎ 专家点评 本品可滋阴养血、促进胃肠蠕动、调节血脂，适于调理气血两虚、消化不良、便秘、肥胖、动脉硬化、冠心病等症。

补血吃法 2 燕麦南瓜豌豆粥 —— 促进消化 + 降脂降糖

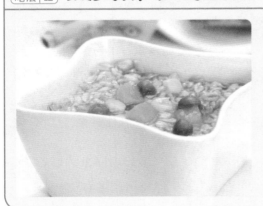

◎ 材料 大米50克，燕麦40克，南瓜、豌豆各30克，白糖4克

◎ 制作 ①大米、燕麦均泡发洗净；南瓜去皮洗净，切丁；豌豆洗净。②锅置火上，倒入清水，放入大米、南瓜、豌豆、燕麦煮开。③待煮至浓稠状时，调入白糖拌匀即可。

◎ 专家点评 本品可加强胃肠蠕动、促进消化，改善肠道对食物的消化吸收功能，促进铁的吸收。

补血吃法 3 香菇燕麦粥 —— 消积化滞 + 促进代谢

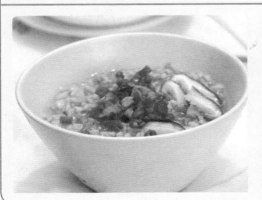

◎ 材料 燕麦片60克，香菇、白菜各适量，盐、葱各适量

◎ 制作 ①香菇洗净切片，白菜洗净切丝，葱洗净、切葱花。②锅置火上，倒入清水以大火煮沸，放入燕麦片再煮沸。③加入香菇、白菜同煮至粥熟，加盐、葱花调味即可。

◎ 专家点评 本品可清热解毒、促进胃肠蠕动，加速代谢废物的排除，从而改善胃肠道的消化吸收功能，促进铁吸收。

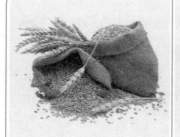

小麦
Xiaomai

【每日用量】100克

【性味归经】性凉，味甘。入心、脾、肾经。

[别名] 麦子、白麦

【补血关键词】
富含碳水化合物、膳食纤维、蛋白质、矿物质

◎适当吃些小麦可调节体内的雌激素的含量，延缓衰老。小麦的麸质中含有多种维生素，是调节人体新陈代谢和造血功能必不可少的营养物质。

◎ 食疗作用

小麦具有养心神、敛虚汗、生津止汗、养心益肾、镇静益气、健脾厚肠、除热止渴的功效，对于体虚多汗、舌燥口干、心烦失眠、心血不足贫血等病症患者有一定辅助疗效；适宜心血不足、心悸不安、多呵欠、失眠多梦、喜悲伤欲哭以及脚气病、末梢神经炎、体虚、自汗、盗汗、多汗等症患者。但请注意，慢性肝病、糖尿病等病症者不宜食用。

◎ 选购保存

应选择干净、无霉变、无虫蛀、无发芽的优质小麦，小麦的子粒要饱满、圆润。宜在阴凉、干燥、通风处保存，注意防虫蛀、防潮湿。

◎搭配宜忌

小麦+红枣	✓	养心健脾、补血
小麦+枇杷		导致腹痛
小麦+枇杷+红枣	✗	产生不良反应
小麦+枇杷+小米		产生不良反应

应用指南

1.补气养血，治疗气虚型子宫出血：小麦150克、鲜鸡血1碗、米酒100克。将小麦加水煮粥，鸡血用米酒拌匀，放入小麦粥内煮熟，每日分2次服用。

2.养心活血，治疗失眠、动脉硬化：浮小麦30克、黑豆30克。黑豆、浮小麦分别洗净，黑豆用清水浸泡4~6小时。将黑豆、浮麦放入锅内，加适量水用大火煮沸，改用小火熬煮1小时，去渣取液饮用。

3.养心和血，补脑除烦：瘦猪肉150克，小麦30克、红枣10枚、白糖适量、黄酒适量。先将小麦洗净，滤干；红枣洗净、温水浸软去核；猪肉切块，余烫去血水，沥干备用。小麦倒入小锅内，加冷水两碗半，小火先煮半小时。再加入猪肉，煮沸后，加白糖两匙，黄酒半匙，炖半小时，加盐调味即可。

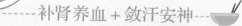

补血吃法 1 猪排小麦黑豆粥 ——补肾养血 + 敛汗安神——

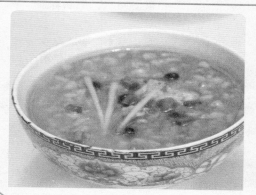

◎ **材料** 猪排120克，小麦60克，黑豆20克，葱花、姜丝、盐、味精各适量

◎ **制作** ①小麦、黑豆分别洗净浸泡；猪排骨洗净、斩块，沸水氽烫冲净。②排骨入锅，加清水、盐、姜丝，旺火烧开，再煮半小时，下入小麦和黑豆同煮。③转小火熬至粥熟，加盐、味精调味，撒上葱花即可。

◎ **专家点评** 本品可调理气血亏虚、肾虚所致的失眠、多汗等症状。

补血吃法 2 麦仁花生鸡肉粥 ——补气养血 + 益气补虚——

◎ **材料** 麦仁80克，花生60克，鸡肉150克，料酒5克，盐3克，味精2克，葱花适量

◎ **制作** ①鸡肉洗净，切块，用料酒腌制；花生、麦仁洗净浸泡。②锅中注水，下入麦仁大火烧沸，再下鸡肉、花生，转中火熬煮麦仁软散。③小火熬煮至粥熟，加盐、味精调味，撒葱花即可。

◎ **专家点评** 可调理气血亏虚、体质虚弱、多汗、疲劳等症。

补血吃法 3 鹌鹑麦仁大米粥 ——补气养血 + 止汗固表——

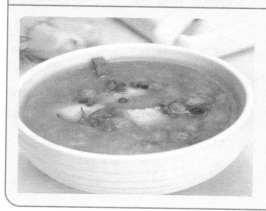

◎ **材料** 鹌鹑2只，猪肉100克，麦仁60克，大米20克，料酒、姜丝、盐、味精、葱花各适量

◎ **制作** ①鹌鹑洗净切块，氽烫沥干；猪肉切片；麦仁、大米洗净浸泡。②油锅烧热，放入鹌鹑、料酒翻炒至熟，捞出。大米、麦仁放沸水锅中，中火焖煮。③煮至米粒开花，下入鹌鹑、肉片、姜丝，改小火煮熟，调味即可。

◎ **专家点评** 适于气血两虚者食用。

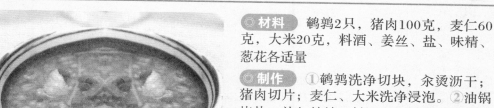

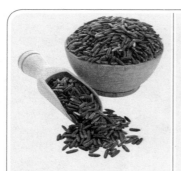

黑米
Heimi

[别名] 血糯米

【每日用量】100克

【性味归经】性平，味甘。归脾、胃经。

【补血关键词】

健脾益气、滋阴养血

◎黑米富含淀粉、蛋白质、脂肪、B族维生素及多种矿物质，有助于促进造血，有利于心血管系统的保健，同时还能降糖降压、益肾抗衰、预防动脉硬化、缓解贫血症状。

◎食疗作用

黑米具有健脾开胃、补肝明目、滋阴补肾、益气强身、养精固混的功效，是抗衰美容、防病强身的滋补佳品。同时，黑米含B族维生素、蛋白质等，对于脱发、白发、贫血、流感、咳嗽、气管炎、肝病、肾病患者都有食疗保健作用。黑米适合头昏、眩晕、贫血、白发、眼疾、咳嗽等患者及产妇服用；但请注意，火盛热燥者忌食。

◎选购保存

优质的黑米粒大饱满、黏性强、富有光泽，很少有碎米和裂痕，不含杂质和虫蛀。品尝可觉味甜，没有异味。宜在通风、阴凉处保存。

◎相宜搭配

黑米+红豆	气血双补、祛除风邪
黑米+牛奶	益气养血、健脾胃
黑米+红枣+芸豆	健脾暖胃、美容补血
黑米+青枣+芸豆	健脾暖胃、美容补血

应用指南

1.气血双补，治疗气虚贫血：黑米100克、鸡肉500克、鲜汤适量、香油适量、盐适量。将黑米与鸡肉共同入砂锅内，加入鲜汤，隔水蒸炖，待鸡肉与黑米烂熟后加香油及盐调味，每日1次。

2.益气养血，治疗贫血：黑米100克、红枣5枚、红豆50克。黑米、红枣红豆洗净，同水煮粥，文火煮烂，每周食用2或3次。

3.明目活血，治疗目涩、目暗：黑米50克、大米30克。黑米淘净后用清水净泡4个小时，捞出沥水；大米淘净后用清水浸泡30分钟，捞出沥水；将大米、黑米放入砂锅中加适量清水，大火煮沸后改用小火煮至黏稠即可。

4.健脾益肾，调理肝肾亏虚症状：大米60克，黑米20克，虾100克，香菇2朵，盐适量。将虾洗净去壳、香菇切丁。将黑米、大米放入锅中煮粥，7分熟时放入虾仁、香菇，熟后加盐调味。

补血吃法 1 黑米党参稠粥 ----------- 健脾益肾 + 补气养血 ---

◎ **材料** 黑米70克，党参5克，白糖3克

◎ **制作** ①黑米洗净、清水稍浸泡；党参洗净，切段。②锅置火上，倒入清水，放入黑米煮至米粒开花。③加入党参同煮至浓稠状，调入白糖拌匀即可。

◎ **专家点评** 本品可调理肝肾亏虚、气虚所致的贫血、面色萎黄、腰膝无力、心悸、失眠、多汗、盗汗、内热消渴、遗精早泄、月经不调等症。

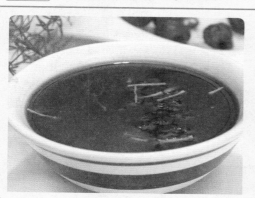

补血吃法 2 黑米黑豆红糖粥 ---------- 健脾和胃 + 补肾养血 ---

◎ **材料** 糙米40克，燕麦30克，黑米、黑豆、红豆、莲子各20克，红糖5克

◎ **制作** ①莲子去心，同各种米、豆加清水浸泡。②锅加入适量清水，放入糙米、黑豆、黑米、红豆、莲子、燕麦开大火煮沸。③最后转小火煮至各材料均熟，粥呈浓稠状时，调入红糖拌匀即可。

◎ **专家点评** 本品富含蛋白质、维生素及矿物质，可促进造血。

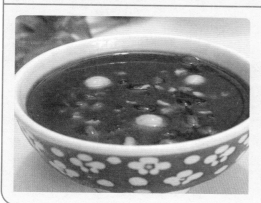

补血吃法 3 核桃黑米红糖粥 ---------- 补血生津 + 益智健脑 ---

◎ **材料** 黑米80克，莲子、核桃仁各适量，红糖4克

◎ **制作** ①黑米泡发洗净；莲子去心洗净；核桃仁洗净。②锅置火上，倒入清水，放入黑米、莲子煮开。③加入核桃仁同煮至浓稠状，调入红糖拌匀即可。

◎ **专家点评** 此粥具有滋阴补肾、健脾和胃、改善记忆力等功效，可调理贫血、食欲不佳、腰膝无力、失眠、健忘、须发早白等症状。

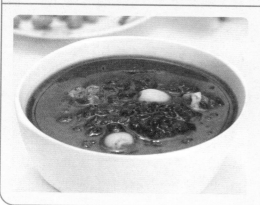

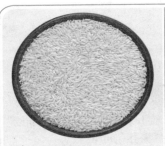

糯米
Nuomi

[别名] 元米、江米

【每日用量】30~50克

【性味归经】性温，味甘。归脾、肺经。

【补血关键词】

养血补虚、健脾益气

◎糯米有补中益气、暖脾胃、活血瘀、止腹泻的作用，且用糯米、杜仲、黄芪、枸杞、当归等酿成的"杜仲糯米酒"有壮气提神、美容养颜、舒经活络的功效。

◎食疗作用

糯米能够补养体气，主要功能是温补脾胃，还能够缓解气虚所导致的盗汗，妊娠后腰腹坠胀，劳动损伤后气短乏力等症状。糯米适宜贫血、腹泻、脾胃虚弱、神经衰弱者食用。不适宜腹胀、咳嗽、痰黄、发热患者。糯米适合脾胃气虚、常常腹泻者食用；儿童、糖尿病、体重过重或其他慢性病如肾脏病、高血脂者忌食。

◎选购保存

糯米以放了三四个月的为最好，因为新鲜糯米不太容易煮烂，也较难吸收佐料的香味。将几颗大蒜头放置在米袋内，可防止米因久存而长虫。

◎搭配宜忌

糯米+莲藕 糯米+红枣+苎麻根	✔	调和气血、清热生津 清热补虚、止血安胎
糯米+鸡肉 糯米+鸡蛋	✘	导致肠胃不适 引起腹痛腹胀

应用指南

1.益气补血，治疗心悸失眠：糯米250克、党参10克、红枣60克。党参、红枣煮30分钟后捞去党参，糯米蒸熟后淋上汤汁和白糖即可。

2.治高血压：糯米5克、胡椒粉1.5克、桃仁3克、杏仁3克、山栀子3克、鸡蛋清适量。前五味研为细粉，用鸡蛋清调至稠状，临睡前敷于两脚心涌泉穴（足底前1/3的凹陷处），次日洗掉，晚上再敷。

3.治产后或病后体虚：糯米酒适量、鸡肉200~500克。鸡肉切成小丁，加入糯米酒，上锅蒸熟即可食用。

4.温补脾胃，益气补虚：糯米适量、鲜莲藕2节，红糖15克，冰糖15克，红枣6颗，蜂蜜适量。将糯米淘洗干净、浸泡2~3小时，莲藕洗净去皮，一端切去4厘米厚的一节做盖。将浸泡好的糯米塞入藕中，入锅加红糖、冰糖、红枣煮40~60分钟。切片淋上蜂蜜即可食用。

补血吃法 1 糯米莲子羹 ----------温补脾胃 + 补气敛汗---

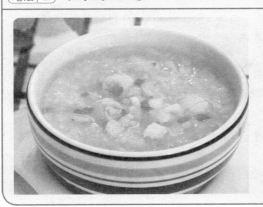

◎**材料** 糯米100克，莲子30克，蜂蜜少许

◎**制作** ①糯米、莲子洗净，用清水浸泡1小时。②锅置火上，放入糯米、莲子，加适量清水熬煮至米烂，莲子熟，再放入蜂蜜调匀便可。

◎**专家点评** 本品适于脾胃虚弱、气血化生不足所致的贫血、多汗、气短、乏力、失眠多梦、面色萎黄、食欲不振、腹泻等症。

补血吃法 2 糯米桂圆羹 ----------暖胃补血 + 养心安神---

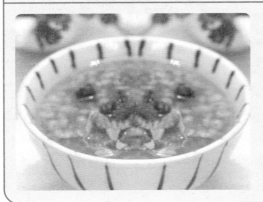

◎**材料** 麦仁、糯米各40克，桂圆肉、红枣各15克，青菜适量，白糖3克

◎**制作** ①麦仁、糯米洗净浸泡；桂圆肉洗净；红枣去核、切块；青菜洗净切丝。②锅中加清水煮沸，放入糯米、麦仁煮粥。③加入桂圆、红枣同煮至浓稠，撒上青菜丝、白糖拌匀即可。

◎**专家点评** 可调理脾胃虚弱、气血不足所致的多汗、疲劳、失眠多梦等症状。

补血吃法 3 芝麻糯米羹 ----------补肾健脾 + 养血润肠---

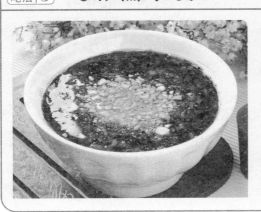

◎**材料** 黑芝麻50克，糯米300克，花生仁30克，冰糖适量

◎**制作** ①糯米洗净、浸泡；将黑芝麻、花生分别下锅小火炒香，碾碎。②将糯米冷水下锅大火煮10分钟。③转中火，放入黑芝麻慢慢搅拌，20分钟后放冰糖煮化，撒入花生碎即可。

◎**专家点评** 本品有健脾和胃、补益肝肾、补气血、润肠、增强免疫力、抗衰老等功效。

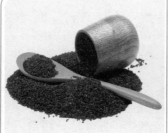

黑芝麻
Heizhima

[别名] 野麦、雀麦、乌麦

【每日用量】50克

【性味归经】性平，味甘。入肝、肾、肺经。

【补血关键词】

滋补肝肾、润肤养发

◎黑芝麻中的植物性脂肪属于亚油酸或亚麻酸等不饱和脂肪酸，具有降低胆固醇的作用；蛋白质中的各种氨基酸则能强健血管、恢复体力、消除脑细胞疲劳，此外还能解酒护肝、美化肌肤、预防脱发。

◎ 食疗作用

黑芝麻有益肝、补肾、养血、润燥、乌发、美容作用。它能促进细胞分裂，推迟细胞衰老，起到抗衰老和延年益寿的作用；也具有降血脂、抗衰老作用；对身体虚弱、早衰而导致的脱发效果好，还能缓解头晕、头痛等贫血症状。但请注意，慢性肠炎、脾虚便溏者忌用；男子阳痿、遗精者也应忌食。

◎ 选购保存

选购黑芝麻时应选择色泽鲜亮、纯净，外观大而饱满，皮薄，嘴尖而小为佳。干燥、密封贮藏。

◎ 搭配宜忌

黑芝麻+核桃		益精血、乌须发
黑芝麻+红糖	✔	可补血、治疗便血
黑芝麻+何首乌		治疗头发枯脱
黑芝麻+鸡肉	✘	严重会致死亡

应用指南

1.滋阴补血、暖身：粳米200克、黑芝麻25克、黄豆25克、红枣35克，白糖25克。黑芝麻用小火炒香，研碎备用。黄豆洗净，温水浸泡2小时，粳米淘洗干净、浸泡半小时，红枣洗净、去核。将黄豆、粳米连水倒入锅中，加入红枣，大火煮沸后改小火熬煮，待黄豆烂熟、米粥黏稠时，放入黑芝麻、白糖，搅拌均匀再稍煮片刻即可。

2.清热、养肝、明目：黑芝麻10克、桑叶10克、蜂蜜适量。桑叶洗净，放入锅中加适量清水煎20分钟，滤取药汁。将黑芝麻捣碎，倒入药汁中稍煮，放至温度稍降后加蜂蜜搅拌均匀饮用。

3.滋补肝肾、提高免疫力：鸡蛋3个，黑芝麻、葱、盐各适量。将鸡蛋打入碗中，搅打成蛋液，加盐、葱花、黑芝麻搅拌均匀。锅内放少许底油烧热，倒入鸡蛋液，小火煎成蛋饼即可。

补血吃法 1 核桃芝麻乳鸽汤 ------------------ 滋阴补肾 + 益气养血---

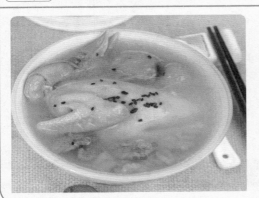

◎ **材料** 乳鸽1只，核桃仁70克，黑芝麻、红枣各适量，盐3克

◎ **制作** ①乳鸽洗净，沸水余烫、冲净沥干；红枣洗净去核；黑芝麻洗净，沥干碾碎备用。②将乳鸽、红枣放进瓦煲，注入适量清水，大火烧沸，放入核桃仁，小火煲1.5小时。③加盐调味，撒上黑芝麻即可。

◎ **专家点评** 本品适于肾虚、气血亏虚者食用。

补血吃法 2 山药芝麻羹 ------------------ 健脾养胃 + 益气生血---

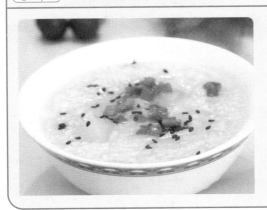

◎ **材料** 小米70克，山药100克，黑芝麻10克，葱花、盐各适量

◎ **制作** ①小米洗净，用清水稍浸泡；山药去皮洗净，切丁；黑芝麻碾碎。②锅中注水烧开，放入小米、山药煮开。③加入黑芝麻同煮至浓稠状，调入盐拌匀，撒上葱花即可。

◎ **专家点评** 本品可健脾和胃，促进气血的化生。调理食欲不振、体质虚弱、贫血、疲劳、心悸失眠等症。

补血吃法 3 木瓜芝麻羹 ------------------ 健脾养胃 + 益气养血---

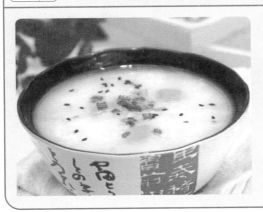

◎ **材料** 大米80克，木瓜50克，熟芝麻少许，盐2克，葱少许

◎ **制作** ①大米泡发洗净；木瓜去皮洗净，切小块；葱洗净，切成葱花。②锅置火上，注入适量清水煮沸，放入大米煮至熟后，加入木瓜同煮。③用小火煮至呈浓稠状时，调入盐，撒上葱花、熟芝麻即可。

◎ **专家点评** 本品适于脾胃不和、消化不良、体质虚弱者食用。

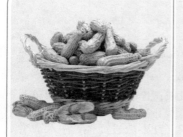

花生

Huasheng

[别名] 长生果、长寿果、落花生

【每日用量】50克
【性味归经】性平，味甘。归胃、脾、肺经。

【补血关键词】
高蛋白、高纤维、高碳水化合物、高不饱和脂肪酸
◎ 花生含丰富的亚油酸，可降低胆固醇、预防高血压和动脉硬化，也可促进血液循环，改善手脚冰凉和冻疮。还能养肝、延缓衰老。

◎ 食疗作用

花生可以促进人体的新陈代谢、增强记忆力，可益智、抗衰老、延长寿命。此外，花生还具有止血功效，其外皮含有可对抗纤维蛋白溶解的成分，可改善血小板的质量；而且花生对于预防心脏病、高血压和脑溢血、贫血等症，有食疗作用。但注意，胆囊炎、慢性胃炎、骨折慢性肠炎、脾虚便溏患者不宜食用。

◎ 选购保存

以果荚呈土黄色或白色、色泽分布均匀一致为宜。果仁以颗粒饱满、形态完整、大小均匀、肥厚而又光泽、无杂质为好。应晒干后放在低温、干燥地方保存。

◎ 搭配之忌

花生+黄瓜		导致腹泻
花生+蕨菜		导致消化不良、腹泻
花生+螃蟹	✖	导致肠胃不适、腹泻
花生+肉桂		降低营养

应用指南

1.**补血止血**，治疗出血过多：大米60克，糯米30克，花生仁、红枣、红糖各适量。将大米、糯米洗净稍浸泡，和花生、红枣一起放入沸水锅中煮粥。待粥熟后加入红糖搅拌均匀，稍煮即可。

2.**养血滋补**，美肤排毒防癌：南瓜半个、花生20粒、枸杞15粒、红枣4粒、蜂蜜2大勺。南瓜切成2半，用挖球器挖出南瓜球；锅中倒入适量清水，放入花生、红枣、枸杞，大火煮滚后，转小火煮10分钟；倒入南瓜球再煮15分钟；熄火后倒入蜂蜜拌匀即可。

3.**调节血糖、血脂、血压，预防心脑血管疾病**：花生100克，芦笋50克，葱花、陈醋、生抽、糖、盐各适量。锅中添适量油，烧至温热，放入花生米慢慢炸熟，捞出沥干油。芦笋洗净切小段，与花生米倒入碗中，加葱花、陈醋、生抽、糖、盐调味拌匀，即可食用。

补血吃法 1　木瓜花生排骨汤 -------- 健脾和胃＋补血强身 ---

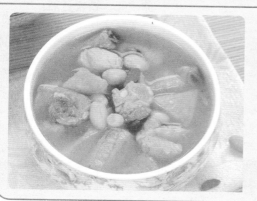

◎**材料**　排骨、木瓜各200克，花生仁80克，枸杞少许，盐3克

◎**制作**　①排骨洗净，斩块；木瓜去皮，洗净切大块；花生仁、枸杞均洗净，浸泡15分钟。②锅入水烧开，下排骨汆透，捞出清洗。③砂煲注水烧开，放入全部材料，用小火煲炖2.5小时，加盐调味即可。

◎**专家点评**　本品适于体质虚弱、消化不良、贫血、胃炎、胃溃疡轻症者食用。

补血吃法 2　花生猪扇骨汤 -------- 行气补虚＋益智抗衰 ---

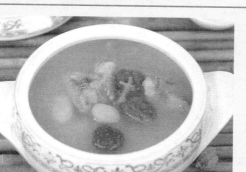

◎**材料**　猪骨、花生、春砂仁各适量，盐3克

◎**制作**　①花生、春砂仁均洗净，入水稍泡；猪骨洗净，斩块。②锅注水烧沸，下猪骨，滚尽猪骨上的血水，捞起洗净。③将猪骨、花生、春砂仁放入瓦煲内，注入清水，以大火烧沸，改小火煲2小时，加盐调味即可。

◎**专家点评**　本品可益气补虚、行气活血、改善记忆力、通便。

补血吃法 3　花生凤爪汤 -------- 提高记忆＋润肤美容 ---

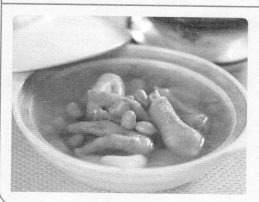

◎**材料**　花生150克，凤爪300克，盐6克，味精3克

◎**制作**　①凤爪洗净，沸水汆烫、捞出沥干；花生洗净，清水稍浸泡。②将花生、凤爪放入锅中，加适量清水，大火炖煮45分钟。③加盐、味精调味即可。

◎**专家点评**　花生可益气补虚，改善记忆力、促进血小板的生成。鸡爪富含胶原蛋白，有一定润肤、延缓衰老功效。

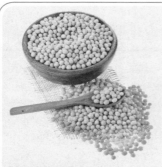

黄豆
Huangdou

[别名] 大豆、黄大豆

【每日用量】70克

【性味归经】性平，味甘。归脾、大肠经。

【补血关键词】

卵磷脂、铁含量高

◎ 黄豆中的卵磷脂可降低血胆固醇，预防动脉硬化、心血管疾病，保护心脏；含有的可溶性纤维既可通便又能降低胆固醇含量。所含的皂苷有明显的降血脂作用，有助于减肥。

◎ 食疗作用

黄豆具有健脾、益气、宽中、润燥、补血、降低胆固醇、利水、抗癌之功效。黄豆中含有抑胰酶，对糖尿病患者有益。黄豆中的各种矿物质对缺铁性贫血有益，而且能促进酶的催化、激素分泌和新陈代谢。但请注意，消化功能不良、胃脘胀痛、腹胀等有慢性消化道疾病的人应尽量少食。

◎ 选购保存

颗粒饱满、大小颜色一致、无杂色、无霉烂、无虫蛀、无破皮的是好黄豆。将黄豆晒干，再用塑料袋装起来，放在阴凉干燥处保存。

◎ 搭配宜忌

黄豆+红枣 黄豆+花生		补血、降血脂 丰胸补乳
黄豆+酸奶+芹菜+虾皮+猪肉 黄豆+菠菜+核桃		影响钙吸收 消化不良

应用指南

1.益气养血，治疗缺铁性贫血：排骨500克、黄豆半碗、姜6片、盐适量。黄豆洗净，清水浸泡2小时；排骨洗净，放入沸水中焯烫去血水，捞出沥干备用。炖锅中倒入排骨、黄豆、姜片，加适量清水，大火煮沸后转小火炖1小时左右，放少许盐调味，撒葱花即可。饮汤，食肉及黄豆。

2.改善肝功能，降血压、血脂：新鲜黄豆250克、白醋适量。将黄豆洗净沥干，放入密封性好的容器中，用醋密封浸泡黄豆15日。每日取10颗左右嚼食。

3.降胆固醇，可改善便秘：黄豆150克、白菜400克、银杏50克、水发香菇80克、姜片适量、盐适量。黄豆洗净，白菜洗净切块，银杏去核后放入滚水中焯片刻，取出去衣、去心，香菇洗净。砂锅内用大火把水烧沸，下黄豆、白菜、银杏、香菇、姜片。汤滚后改用小火煲2小时，加盐调味即可食用。

补血吃法 [1] 苦瓜黄豆排骨汤 ------------ 宽中益气 + 清热解暑 ---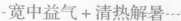

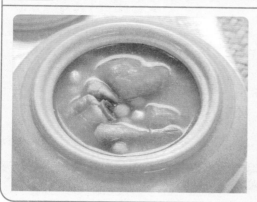

◎ **材料** 排骨150克，苦瓜、黄豆各适量，盐3克

◎ **制作** ①排骨洗净，剁块；苦瓜去皮洗净，切大块；黄豆洗净，浸泡20分钟。②热锅上水烧开，将排骨放入，煮尽血水，捞出洗净。③瓦煲注水烧开，下排骨、黄豆用大火煲沸，放入苦瓜，改慢火煲煮2小时，加盐调味即可。

◎ **专家点评** 本品有益气补血、润燥、清热、解暑等功效，适于夏季食用。

补血吃法 [2] 猪骨黄豆粥 ------------------ 温补脾胃 + 益气养血 ---

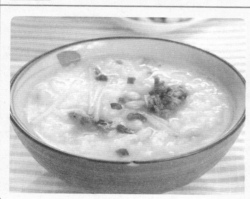

◎ **材料** 黄豆、猪骨、糯米各适量，盐4克，味精1克，姜丝10克，生抽6克，葱花少许

◎ **制作** ①糯米、黄豆分别洗净浸泡；猪骨洗净斩块，用盐、味精、生抽腌渍入味。②猪骨入锅，加清水、盐、姜丝煮沸，下入糯米、黄豆中火煮至豆熟。③再改小火熬煮成粥，加入盐、味精调味，撒上葱花即可。

◎ **专家点评** 适于脾胃虚寒、贫血、免疫力低者食用。

补血吃法 [3] 猪肝黄豆粥 ------------------ 益气宽中 + 补血活血 ---

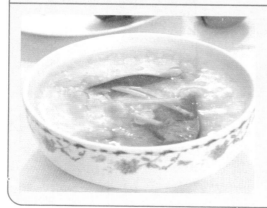

◎ **材料** 黄豆、猪肝各100克，糯米80克，姜丝、盐、鸡精各适量

◎ **制作** ①黄豆拣去杂质，洗净浸泡1小时；猪肝洗净，切片；糯米淘净，浸泡发透。②锅中注入适量清水，下入糯米、黄豆，开旺火煮至米粒开花。③下入猪肝、姜丝，熬煮成粥，加鸡精、盐调味即可。

◎ **专家点评** 本品可理气、补气，补充血红素铁，治疗缺铁性贫血。

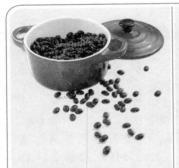

黑豆
Heidou

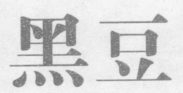

【每日用量】30克

【性味归经】性平，味甘。归心、肝、肾经。

[别名] 乌豆、黑大豆、稽豆

【补血关键词】

高蛋白、高纤维、高碳水化合物、高脂肪、高热量

◎黑豆含大量维生素、蛋白质、矿物质、微量元素、花青素等物质，具有消肿下气、润肺祛燥、活血利水、祛风除痹、补血安神的功效，能调理贫血症状。

◎ 食疗作用

黑豆具有祛风除湿、调中下气、活血、解毒、利尿、明目等功效。黑豆含有丰富的维生素E，能清除体内的自由基，减少皮肤皱纹，达到养颜美容的目的；此外，其内丰富的膳食纤维，可促进肠胃蠕动，预防便秘。但请注意：肠胃功能不良者不宜多吃，消化不良、气管炎、尿毒症和疔疮患者忌食黑豆。

◎ 选购保存

选购黑豆时，以豆粒完整、大小均匀、颜色乌黑、仁呈黄色或绿色者为好。黑豆宜存放在密封罐中，置于阴凉处保存，注意避光、防潮、防虫。

◎ 搭配宜忌

黑豆+牛奶	有利于吸收维生素B$_{12}$
黑豆+排骨 ✓	补肾活血、祛风利湿
黑豆+高粱	顺气益肾、增强体力
黑豆+蓖麻子 ✗	产生不良反应

应用指南

1.调中下气止痛，治疗气血虚弱型痛经：黑豆40克、鸡蛋1个、米酒60克。黑豆洗净，清水浸泡5~6小时。鸡蛋用清水煮熟、去壳。黑豆放入锅中煮至熟软，放入鸡蛋、米酒煮熟即可食用。

2.健脾益胃，治疗肾虚型妊娠水肿：黑豆100克、大蒜30克、红糖30克。大蒜去皮切片，黑豆洗净、浸泡5~6小时。锅中添适量清水，倒入黑豆煮至熟软，放入蒜片、红糖，用文火烧至黑豆熟即可。

3.补肝肾、健脾胃、美白乌发、明目抗衰：桑葚20克、黑豆30克、红枣3~5颗、红糖适量。桑葚洗净，用水稍浸泡；红枣洗净，去核；黑豆洗净，浸泡5~6小时。将桑葚、红枣和黑豆放入宽口瓦煲，加4碗水，煮沸，转小火煲至黑豆软烂，加入红糖搅拌待融化后即可食用。

补血吃法 1 黑豆益母草瘦肉汤 --------- 补肾养血 + 活血调经---

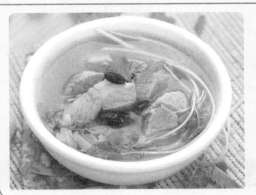

◎ **材料** 瘦肉250克，黑豆50克，益母草20克，枸杞10克，盐5克，鸡精5克

◎ **制作** ①瘦肉洗净，切件，汆水；黑豆、枸杞洗净，浸泡；益母草洗净。②将瘦肉、黑豆、枸杞放入锅中，加入清水慢炖2小时。③放入益母草稍炖，调入盐和鸡精即可。

◎ **专家点评** 本品适于肾亏、血虚、免疫力差、月经不调、痛经、闭经者食用。

补血吃法 2 黑豆墨鱼瘦肉汤 --------- 滋阴养血 + 补肾利湿---

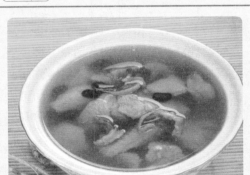

◎ **材料** 瘦肉300克，墨鱼150克，黑豆50克，盐5克，鸡精3克

◎ **制作** ①瘦肉洗净、切块，汆烫去血水；墨鱼洗净，切段；黑豆洗净，用水浸泡。②锅中放入瘦肉、墨鱼、黑豆，加入清水，炖2小时。③调入盐和鸡精即可。

◎ **专家点评** 本品可调理肝肾阴虚、贫血、面色萎黄、心烦失眠、盗汗、耳鸣、疲乏、腰膝无力、遗精、带下、须发早白等症。

补血吃法 3 黑豆排骨汤 -------------- 调中下气 + 补肾活血---

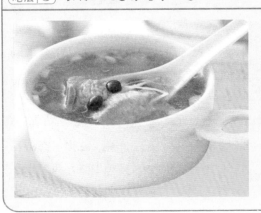

◎ **材料** 黑豆10克，猪小排100克，葱花、姜丝、盐各少许

◎ **制作** ①黑豆洗净、浸泡；猪小排斩块，汆烫去血水、冲净沥干。②将适量水放入锅中，开中火，待水开后放入黑豆及猪小排、姜丝熬煮。③煮至黑豆、猪肉软烂时，加盐调味，撒上葱花即可。

◎ **专家点评** 本品可调理肾虚、气血虚所致的贫血、面色无华、疲劳、小便不利等症状。

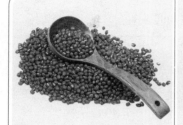

红豆
Hongdou

【每日用量】50克

【性味归经】性平，味甘、酸。归心、小肠经。

[别名] 赤小豆、红小豆、赤豆

【补血关键词】
健脾养胃、利水消肿

◎红豆含有较多的皂角苷，有良好的利尿作用，能解酒、解毒，对心脏病和肾病、水肿有益；其中的膳食纤维具有润肠通便、降血压、降血脂、调节血糖、解毒抗癌、预防结石、健美减肥的作用，能补血，改善贫血症状。

◎食疗作用

红豆具有消肿止泻、健脾养胃、利水、抗菌消炎、解毒等功效，可增进食欲，促进肠胃吸收消化，适宜肾脏性水肿、心脏性水肿、肝硬化腹水、营养不良性水肿以及肥胖症等患者食用；但尿多之人、蛇咬者不宜食用。

◎选购保存

选购红豆时应以豆粒完整、大小均匀、颜色深红、紧实薄皮的为佳。保存红豆比较简单，只需将其存放在干燥处即可。

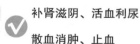

◎搭配宜忌

红豆+鸡肉 红豆+醋+米酒	✓	补肾滋阴、活血利尿 散血消肿、止血
红豆+盐 红豆+羊肝+羊肚	✗	药效减半 引起不良反应

应用指南

1.补益气血、养心安神：红豆100克、百合（干）20克、鲜山药100克、红枣8枚、鲜莲子、桂圆肉各适量。莲子去心。将红豆打成豆浆，倒入锅里，同时加入其他材料，小火煮20分钟后即可。吃时可放入适量蜂蜜调味。

2.益气养血、利水消肿：薏仁20克、红豆30克，冰糖适量。将薏仁、红豆洗净浸泡6小时，倒入锅中添水煮至豆熟米烂。加入冰糖，搅拌至完全溶解后熄火，放凉后即可食用。

3.补血利尿，可改善水肿：红豆、紫米各20克。将红豆洗净浸泡6小时，紫米洗净稍浸泡。将红豆、紫米倒入锅中，添水大火煮沸，再以小火煮至熟透即可食用。

4.滋阴养血、益肾利水：红豆50克，黑米40克，花生20克，红枣、红糖各适量。红豆洗净浸泡5~6小时，与黑米、花生、红枣入锅煮粥，加红糖调味。

补血吃法 1 红豆花生乳鸽汤 --------- 补气养血 + 利水散瘀---

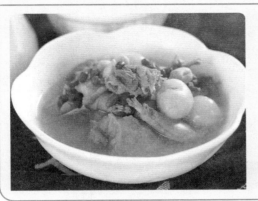

◎ **材料** 红豆、花生各50克，桂圆肉30克，乳鸽200克，盐5克

◎ **制作** ①红豆、花生、桂圆肉洗净，浸泡；乳鸽洗净，切大块，入沸水中氽烫去血水，冲净沥干。②将1800毫升清水放入瓦煲内，煮沸后加入以上全部原料，大火煲沸后，改用文火煲2小时，加盐调味即可。

◎ **专家点评** 适于体质虚寒、气滞血瘀、小便不利、跌打损伤者食用。

补血吃法 2 黑枣红豆糯米粥 --------- 滋肾补血 + 养心安神---

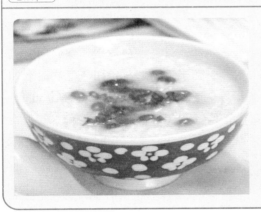

◎ **材料** 糯米80克，黑枣30克，红豆20克，白糖3克

◎ **制作** ①糯米、红豆分别洗净，清水浸泡；黑枣洗净。②锅中入清水加热，放入糯米与红豆，以大火煮至米粒开花。③加入黑枣同煮至浓稠状，调入白糖拌匀即可。

◎ **专家点评** 此粥可温补脾胃，从而促进气血的化生，改善体质、养心安神。还可利湿，治疗小便不利等症。

补血吃法 3 南瓜红豆粥 ------------------ 健脾利湿 + 益气和血---

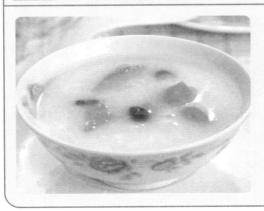

◎ **材料** 大米100克，红豆20克，南瓜50克，白糖6克

◎ **制作** ①大米泡发洗净；红豆泡发洗净；南瓜去皮洗净，切小块。②锅置火上，注入清水，放入大米、红豆、南瓜，用大火煮至米粒绽开。③再改用小火煮至粥成后，调入白糖，即可食用。

◎ **专家点评** 此粥还有利尿消肿、降血脂、减肥等功效，适于贫血、高血脂、肥胖、过食肥甘厚味造成积滞者食用。

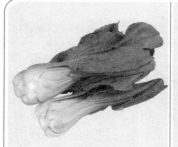

油菜
Youcai

[别名] 芸苔、青江菜、上海青

【每日用量】150克

【性味归经】性温，味辛。归肝、肺、脾经。

【补血关键词】
维生素A、维生素C、钾、钙含量高

◎油菜为低脂肪蔬菜，且含有膳食纤维，能与胆酸盐和食物中的胆固醇及三酰甘油结合，并从粪便排出，从而减少脂类的吸收，故可用来降血脂、活血化瘀。

◎食疗作用

油菜具有活血化瘀、消肿解毒、促进血液循环、润肠通便、美容养颜、强身健体的功效，对游风丹毒、手足疖肿、乳痈、习惯性便秘、老年人缺钙、老年性贫血等病症有食疗作用。口腔溃疡者、口角湿白者、齿龈出血者、牙齿松动者、瘀血腹痛者、癌症患者宜多食。但请注意，孕早期妇女、小儿麻疹后期、患有疥疮和狐臭者忌食。

◎选购保存

挑选叶色较青、新鲜、无虫害的油菜为宜。冬天可用无毒塑料袋保存，如果温度在0℃以上，可在小白菜叶上套上塑料袋，口不用扎，根朝下戳在地上即可。

◎搭配宜忌

油菜+蜂蜜		可治血痢腹痛
油菜+南瓜		降低营养
油菜+黄瓜		破坏维生素C
油菜+螃蟹		引起中毒

应用指南

1.活血化瘀通便，治疗习惯性便秘：油菜500克、香菇10朵、淀粉水适量、耗油适量、调料适量。香菇用水泡软后去除根部、切片备用，起油锅下香菇片翻炒；加入蚝油1平铲，酱油1汤匙，糖2茶匙，煮沸后淋入淀粉水勾芡装盘；撒上炒熟的白芝麻和蒜末即可。

2.养血驻颜，治疗缺铁性贫血：油菜250克、木耳250克、虾皮适量、蒜蓉适量、盐油适量。油菜洗净后热水中焯一下，取出沥干水分；起油锅，蒜蓉虾皮爆香；放入油菜和木耳翻炒，放入盐即可出锅。

3.清热解毒、清肝养血：油菜300克，虾仁、葱花、料酒、糖、水淀粉、盐各适量。油菜洗净，氽烫熟、沥干备用。锅内加油烧热，放入葱花炝锅，放入虾仁、料酒、鲜汤、白糖炒匀，放入油菜烧熟，加精盐、味精，勾芡、淋入鸡油，装盘即成。

补血吃法 1 油菜香菇 ---------------- 活血化瘀 + 润肠通便 ---

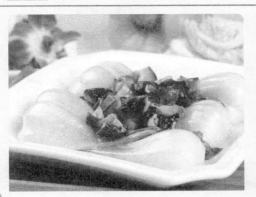

◎ **材料** 油菜500克，香菇10朵，高汤半碗，水淀粉、盐、白糖、味精各适量

◎ **制作** ①油菜洗净，对切成两半；香菇泡发洗净、去蒂，一切为二。②热油放入香菇翻炒，再放入油菜、盐、白糖、味精，加入高汤，加盖焖约2分钟，以水淀粉勾一层薄芡即可出锅装盘。

◎ **专家点评** 可活血化瘀、促进气血生成，调理贫血、食后腹胀、消化不良、便秘等症。

补血吃法 2 油菜炒猪肝 ---------------- 补血活血 + 养颜抗衰 ---

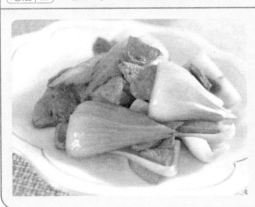

◎ **材料** 猪肝、油菜、酱油、料酒、盐、白糖、淀粉、香油、姜末、蒜片各适量

◎ **制作** ①猪肝洗净，切片，用淀粉拌匀上浆；油菜去叶洗净切片。②把蒜片、姜末、酱油、料酒、盐、白糖及淀粉放在碗内，加适量水，调成芡汁备用。③锅中注油烧热，放入猪肝片、油菜片炒熟，淋入芡汁，炒拌入味出锅即可。

◎ **专家点评** 猪肝中富含血红素铁，可调理缺铁性贫血。

补血吃法 3 油菜枸杞粥 ---------------- 补血活血 + 消肿解毒 ---

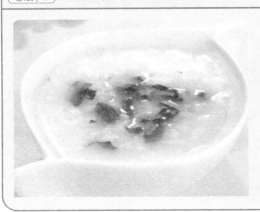

◎ **材料** 鲜油菜叶、枸杞各适量，大米100克，盐2克，味精1克

◎ **制作** ①油菜叶洗净，切碎片；枸杞洗净；大米泡发洗净。②锅置火上，注入清水，放入大米，用旺火煮至米粒绽开。③放入油菜叶、枸杞，用文火慢慢煮至粥浓稠时，加入盐、味精调味即可。

◎ **专家点评** 此粥具有活血化瘀、解毒消肿、宽肠通便、强身健体的功效。

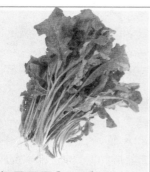

菠菜
Bocai

[别名] 赤根菜、鹦鹉菜

【每日用量】100克

【性味归经】性凉，味甘、辛。归大肠、胃经。

【补血关键词】

铁元素含量高

◎菠菜含有大量的植物粗纤维、胡萝卜素、维生素C、钙、磷、铁及维生素E等成分，能供给人体多种营养物质；可补血止血，利五脏，通肠胃，调中气，活血脉，止渴润肠，敛阴润燥。

◎食疗作用

菠菜具有促进肠道蠕动的作用，利于排便，对于痔疮、慢性胰腺炎、便秘、肛裂等病症有食疗作用，能促进生长发育、增强抗病能力，促进人体新陈代谢，延缓衰老。适宜糖尿病患者、高血压患者、便秘者、贫血者、坏血病患者、皮肤粗糙者、过敏者食用。但请注意，肾炎患者、肾结石患者、脾虚便溏者忌食。

◎选购保存

挑选叶色较青、新鲜、无虫害的菠菜为宜。冬天可用无毒塑料袋保存，如果温度在0℃以上，可在小白菜叶上套上塑料袋，口不用扎，根朝下戳在地上即可。

◎搭配之忌

菠菜+大豆		损害牙齿
菠菜+牛肉	❌	破坏营养物质
菠菜+鳝鱼		引起腹泻
菠菜+奶酪		引起结石

应用指南

1.**补肾益气、滋阴养血**：海米20克、菠菜50克、米150克。将米洗净，海米泡水，菠菜洗净焯烫后切段；锅中加适量水煮沸，放入米和海米一起熬煮成粥，待粥熟后再放入菠菜略煮，最后加适量盐调味即可。

2.**补血止血、敛阴润燥**：菠菜100克。菠菜洗净。接一锅水，煮开，滴点油，加点盐，放入菠菜，烫软熟后迅速夹起，装碟，加入酱油、芝麻油、蚝油搅拌即可。

3.**养血润燥、滋补肝肾**：菠菜300克、鸡蛋4个、粉丝适量、盐适量。粉丝提前泡软，菠菜放入沸水中焯烫一下捞出备用；鸡蛋打散，锅中油热后，倒入蛋液炒到凝固，盛出备用；锅中放油，油热后放入菠菜翻炒均匀；放入粉丝翻炒均匀；放入鸡蛋翻炒均匀，加盐调味即可。

补血吃法 1 猪骨菠菜汤 ---------------- 益气生津 + 补血润肠---

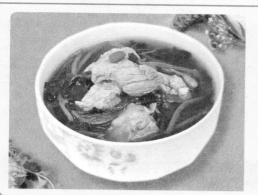

◎ **材料** 猪骨200克，菠菜50克，盐、味精各适量

◎ **制作** ①将猪骨洗净斩块，余烫去血水、冲净沥干；菠菜洗净切段备用。②净锅上火倒入清水，下入猪骨烧开，打去浮沫，煮至肉烂熟时，下入菠菜稍煮，加盐、味精调味即可。

◎ **专家点评** 此汤可补益气血、养血生津，菠菜、猪肉、猪骨中都含有较多的铁，有助于调理缺铁性贫血。

补血吃法 2 菠菜拌核桃仁 -------------- 补益气血 + 润肠通便---

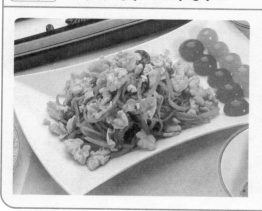

◎ **材料** 菠菜400克，核桃仁50克，蚝油、香油、盐、鸡精各适量

◎ **制作** ①菠菜洗净、焯熟，装入盘中。②核桃仁洗净，入沸水锅中焯熟，沥干倒在菠菜上。③用香油、蚝油、盐、鸡精调成调味汁，淋在菠菜和核桃仁上，搅拌均匀即可食用。

◎ **专家点评** 本品可益气养血，增强免疫力、提高记忆力、安神助眠，还可治疗肠燥便秘。

补血吃法 3 胡萝卜拌菠菜 -------------- 滋阴养血 + 清肝明目---

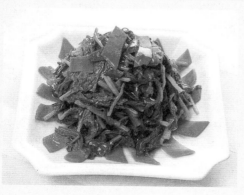

◎ **材料** 菠菜350克，胡萝卜150克，干辣椒10克，盐3克，鸡精1克

◎ **制作** ①将菠菜洗净，切段，焯水，装盘待用；胡萝卜洗净，切片，焯水，摆盘；干辣椒洗净，切段。②炒锅注油烧热，放入干辣椒爆香，倒在菠菜和胡萝卜上，加盐和鸡精搅拌均匀即可。

◎ **专家点评** 菠菜中含有丰富的铁，是缺铁性贫血者日常食补的常用蔬菜。

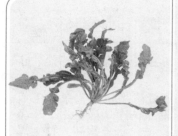

荠菜
Jicai

【每日用量】100克

【性味归经】性凉，味甘、淡。归肝、胃经。

[别名] 清明草、银丝荠菜

[补血关键词]
胡萝卜素含量高
◎ 荠菜含丰富的维生素C，可预防胃癌和食管癌；含有大量的粗纤维，促进新陈代谢，有助于防治高血压、冠心病、肥胖症、糖尿病、肠癌及痔疮等；含有丰富的胡萝卜素，可治疗干眼病、夜盲症。

◎ 食疗作用

荠菜有健脾利水、止血解毒、降压明目、预防冻伤、促进排便的功效，主治痢疾、水肿、淋证、乳糜尿、吐血、衄血、便血、月经过多、目赤肿痛等。所以特别适合痢疾、水肿、淋病、乳糜尿、吐血、便血、血崩、月经过多、目赤肿痛等患者食用，还能调理贫血。但请注意，便清泄泻及阴虚火旺者、疮疡、热感冒等病症者、素日体弱者忌食。

◎ 选购保存

单棵生长的荠菜质量较好，红叶荠菜的香味更浓，风味更好。荠菜洗净后用开水焯一下，变成碧绿后捞出，沥干水分，按每顿的食量分成小包，放入冷冻室。

◎ 搭配宜忌

荠菜+粳米	健脾养胃
荠菜+黄鱼 ✔	利尿止血
荠菜+马齿苋	清热凉血
荠菜+山楂 ✖	引起腹泻

应用指南

1.清肝明目、凉血止血：蛤蜊300克、荠菜100克、鱿鱼100克、肥肉100克。将荠菜洗净切成末，鱿鱼，肥肉用刀剁成馅，加入调味料余水备用；锅内放油，葱花炝锅，加入蛤蜊与丸子炖2分钟，淋香油出锅即可。

2.预防高血压、冠心病、糖尿病：荠菜250克、嫩豆腐350克、冬笋150克、高汤一罐、淀粉水（5:1）适量、油盐适量。荠菜拣去黄叶洗净，在沸水中焯烫一分钟后马上捞起过凉水，再挤干水分，且切碎段；豆腐切成丁；冬笋切细丝；烧热油锅，下冬笋煸炒1分钟；倒入高汤；加入豆腐，盖上锅盖煮开；加入适量盐，再将水淀粉倒入锅内拌匀；起锅前淋上少许麻油。

3.清热明目、滋阴养血：荠菜150克，鸡蛋3个，盐适量。荠菜洗净，焯熟沥干、切碎。鸡蛋搅打成蛋液，放入荠菜、盐搅匀，入锅小火煎成蛋饼即可。

补血吃法 1 荠菜虾仁汤 ----------------- 滋阴养血 + 补气壮阳 ---

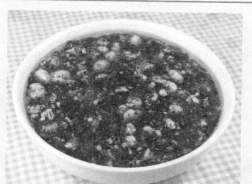

◎ **材料** 荠菜、鸡蛋、虾仁、鸡丁、草菇各适量，盐、鸡精、淀粉、黄酒各适量

◎ **制作** ①鸡蛋蒸成水蛋；荠菜、草菇洗净切丁。②虾仁、鸡丁用盐、鸡精、黄酒、淀粉上浆后，入四成热油中滑油备用。③锅中加入清水、虾仁、鸡丁、草菇丁、荠菜烧沸后，用剩余调料调味，勾芡浇在蛋上。

◎ **专家点评** 可调理气血亏虚、面色萎黄、疲乏无力等症。

补血吃法 2 荠菜干丝汤 ----------------- 益气宽中 + 清热润肠 ---

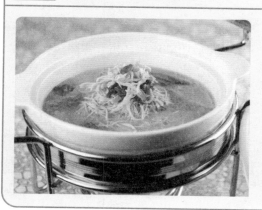

◎ **材料** 荠菜、豆腐干各100克，小白菜、枸杞各少许，盐、味精、香油各适量

◎ **制作** ①荠菜洗净切段，豆腐干切丝，小白菜洗净切段，枸杞洗净浸软。②将荠菜、小白菜、干豆腐丝入水煮沸。③放入枸杞，盐、味精调味，淋入香油稍煮即可。

◎ **专家点评** 适于气血亏虚、贫血、食欲不振、消化不良、肠燥便秘者食用。

补血吃法 3 鱼肉荠菜粥 ----------------- 清热明目 + 健脾利湿 ---

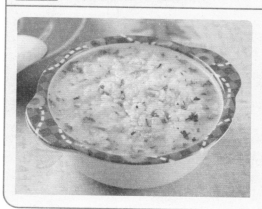

◎ **材料** 水发大米85克，草鱼肉60克，荠菜50克，盐少许，生抽2毫升，食用油适量

◎ **制作** ①将洗净的荠菜切成末；洗好的草鱼肉去皮，切丁，再绞成肉末。②用油起锅，倒入鱼肉泥翻炒，放入生抽、盐，炒至入味，盛出待用。③将大米熬煮成粥，翻入鱼肉泥、荠菜稍煮即可。

◎ **专家点评** 本品可健脾利湿、调节免疫力，适于阴虚、贫血、便秘者食用。

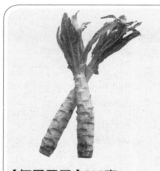

莴笋

Wosun

【每日用量】100克

【性味归经】性凉、味甘、苦。归胃、膀胱经。

[别名] 莴苣、白苣、莴菜

【补血关键词】

钾含量高、钠含量高、天然叶酸

◎莴笋所含的铁、锌元素很容易被人体吸收，常食新鲜莴笋可防治贫血；莴笋钾、钠含量高，可促进排尿和乳汁的分泌，且含有天然叶酸，孕妇该多食。

◎食疗作用

　　莴笋有增进食欲、刺激消化液分泌、促进胃肠蠕动等功能，具有促进利尿、降低血压、预防心率紊乱的作用。莴笋能改善消化系统和肝脏功能，有助于抵御风湿性疾病的痛风。小便不通、尿血、水肿、糖尿病、肥胖、神经衰弱症、高血压、心律不齐、失眠患者；妇女产后缺奶或乳汁不通者，轻度贫血患者可多食。多动症儿童，眼病、痛风、脾胃虚寒、腹泻便溏者忌食。

◎选购保存

　　选购莴笋的时候：应选择茎粗大、肉质细嫩、多汁新鲜、无枯叶、无空心、中下部稍粗或呈棒状、叶片不弯曲、无黄叶、不发蔫、不苦涩的。

◎搭配宜忌

莴笋+蒜苗 莴笋+黑木耳	✓	预防高血压 降低血糖
莴笋+蜂蜜 莴笋+乳酪	✗	引起腹泻 引起消化不良

应用指南

　　1.治疗缺铁性贫血、糖尿病：莴苣400克、姜丝10克。将莴笋洗干净，去皮去叶后切成片状，用开水略烫一下捞起，沥干水，加姜丝、麻油、糖、醋拌匀即可食用。

　　2.益气补血，预防贫血：黑鱼一条、莴笋300克、黑木耳200克、枸杞5克、姜葱适量。把黑鱼杀好洗净，莴笋去皮切成片，黑木耳温水泡洗；起锅热油煎黑鱼，黑鱼两面熟透后加热水加姜葱烧滚，可加点白酒去腥味；加黑木耳加莴笋烧滚5分钟，加盐起锅。

　　3.调理缺铁性贫血：莴笋200克，猪瘦肉100克，姜、蒜、水淀粉、盐、味精各适量。莴笋去皮切丝，猪肉切丝，用水淀粉上浆，姜、蒜切末。锅内放少许底油烧热，爆香姜、蒜，放入肉丝煸炒至变色，再倒入莴笋翻炒至熟，加盐、味精调味即可食用。

补血吃法 1　莴笋丸子汤 --------------- 益气养血 + 健脾润肠---

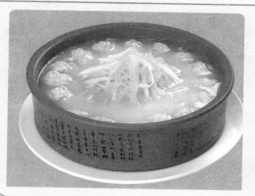

◎ **材料**　猪肉500克，莴笋300克，淀粉10克，盐、香油、五香粉各适量

◎ **制作**　①猪肉洗净，剁成肉馅；莴笋去皮，洗净切丝。②猪肉加淀粉、盐、五香粉搅拌上劲，捏成肉丸子。锅中注水烧开，放入肉丸子煮滚。③煮至肉丸浮起，放入莴笋、盐稍煮，淋香油即可。

◎ **专家点评**　此汤可健脾和胃、养气血、润肠，适于食欲不振、肠燥便秘者食用。

补血吃法 2　黑芝麻拌莴笋丝 --------------- 改善食欲 + 促进消化---

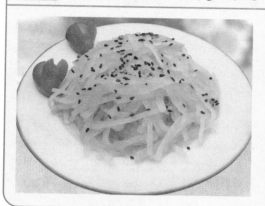

◎ **材料**　莴笋300克，黑芝麻5克，醋6克，生抽10克，盐3克，味精1克

◎ **制作**　①莴笋去皮洗净，切丝；黑芝麻用小火炒熟，碾碎。②锅内注水烧沸，放入莴笋丝焯熟后，捞起沥干装入盘中。③加入盐、味精、醋、生抽拌匀，撒上熟芝麻即可。

◎ **专家点评**　本品还可补益肝肾、生津养血、润肠通便，调理贫血、便秘、心烦失眠等症。

补血吃法 3　莴笋炒木耳 --------------- 改善免疫 + 润肠通便---

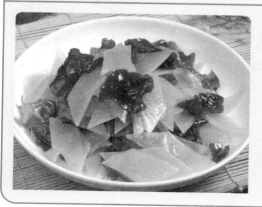

◎ **材料**　莴笋200克，水发木耳80克，盐2克，味精1克，生抽8克

◎ **制作**　①莴笋去皮，洗净切片；木耳洗净，与莴笋同焯水后，沥干。②油锅烧热，放入莴笋、木耳翻炒，加入盐、生抽炒入味后，加入味精调味，起锅放于盘中即可。

◎ **专家点评**　本品有增进食欲、刺激消化液分泌、促进胃肠蠕动等功能，可调理食欲不振、便秘等症。

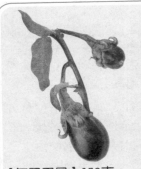

茄子

Qiezi

[别名] 茄瓜、白茄、紫茄

【每日用量】150克

【性味归经】味甘、性凉。归脾、胃、大肠经。

【补血关键词】

维生素C、维生素P

◎茄子有丰富的维生素P可以增强毛细血管的弹性，防止微血管出血；其龙葵素可以抑制消化道肿瘤细胞的增殖；维生素C可以促进铁的吸收，调理贫血。

◎食疗作用

茄子具有活血化瘀、清热消肿、宽肠之效，适用于肠风下血、热毒疮痈、皮肤溃疡等，茄子含有黄酮类化合物，具有抗氧化功能，防止细胞癌变，同时也能降低血液中胆固醇含量，预防动脉硬化、可调节血压、保护心脏辅助调理贫血。但请注意，虚寒腹泻、皮肤疮疡、目疾患者以及孕妇不宜食用。

◎选购保存

茄子以国兴均匀周正，老嫩适度，无裂口、腐烂、锈皮、斑点。皮薄、子少、肉厚、细嫩的为佳。茄子的表皮覆有蜡质，具有保护茄子的作用，一旦蜡质层被冲刷掉，就容易受微生物侵害而腐烂变质。

◎搭配宜忌

茄子+猪肉 茄子+羊肉+鹌鹑肉	✅	维持正常血压 预防心血管疾病
茄子+蟹 茄子+墨鱼	❌	郁积腹中、伤寒肠胃 引起霍乱

应用指南

1.活血散瘀、降血压：紫皮茄子2根、香油、盐适量。茄子洗净，切厚片放入碗中，撒少许盐和香油。入锅大火蒸15分钟至熟即可食用。

2.和血清热、美容减肥：茄子400克、枸杞20克、葱花、盐适量。枸杞洗净，温水浸软；茄子洗净，切滚刀块。锅内放适量底油烧热，倒入茄子翻炒至六、七成熟时加入葱花、生抽、枸杞，炒至熟时加盐、味精调味即可。

3.调理缺铁性贫血：茄子2根，猪瘦肉50克，葱、料酒、生抽、白糖、盐各适量。猪瘦肉剁成肉末，茄子切滚刀块，葱切成葱花。锅内倒入底油烧热，将茄子炒软，盛出备用。另起锅，热油爆香葱花，放入肉末翻炒至变色，加茄子、料酒、生抽、白糖、盐一同翻炒至熟，即可盛盘。

补血吃法 1 彩椒茄子 ⸻⸻⸻ 活血化瘀 + 清热消肿⸻

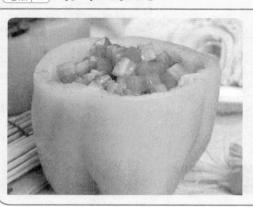

◎ **材料** 茄子200克，红、黄甜椒各半个，胡萝卜、黄瓜各80克，葱末、姜末、水淀粉、酱油、白糖、盐各适量

◎ **制作** ①茄子等材料分别洗净、切丁。②锅中加油烧热，入茄丁煎至金黄色，捞出。③热油放葱、姜、蒜末炝锅，放入胡萝卜煸炒，再放入甜椒、黄瓜炒匀。最后放入茄丁，调味勾芡即可出锅。

◎ **专家点评** 可改善气血循环、促进新陈代谢。

补血吃法 2 茄子炒豆角 ⸻⸻⸻ 活血化瘀 + 宽肠通便⸻

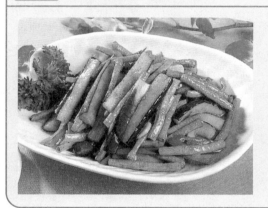

◎ **材料** 茄子、豆角各200克，盐、味精各2克，酱油、香油、辣椒各适量

◎ **制作** ①茄子、辣椒洗净，切段；豆角撕去老筋、切段，沸水充分焯熟。②油锅烧热，放葱花爆香，下入茄子段、豆角段，大火煸炒。③下入盐、味精、酱油、香油调味，翻炒均匀即可。

◎ **专家点评** 未熟透的豆角有毒，应充分煮熟再食用。

补血吃法 3 茄子炒猪肉 ⸻⸻⸻ 健脾和胃 + 补气和血⸻

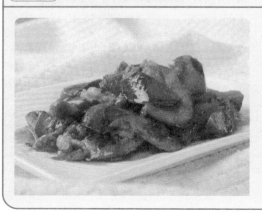

◎ **材料** 猪瘦肉100克，茄子200克，葱花、酱油、盐、味精、胡椒粉各适量

◎ **制作** ①猪肉洗净、剁成末；茄子切块。②炒锅加入底油烧热，放葱花爆香，再加肉末快速翻炒，放少许酱油着色。③倒入茄子块，翻炒至熟时，加盐、味精、胡椒粉调味即可。

◎ **专家点评** 本品有滋补脾胃，改善食欲的作用，可调理食欲不振、消化不良、贫血等症。

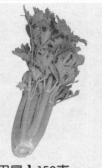

芹菜
Qincai

[别名] 蒲芹、香芹

【每日用量】150克

【性味归经】性凉，味甘、辛。归肺、胃、经。

【补血关键词】

铁含量高、高纤维

◎芹菜含铁量较高，能补血适应贫血患者食用；芹菜含有丰富的维生素和膳食纤维，有抗癌、润肠等作用，能避免皮肤苍白、干燥、面色无华；含酸性的降压成分，可平肝降压，可使血管扩张；且能利尿消肿。

◎ 食疗作用

芹菜具有清热除烦、平肝、利水消肿、凉血止血的作用，对高血压、头痛、头晕、暴热烦渴、黄疸、水肿、小便热涩不利、妇女月经不调、赤白带下、痄腮等病症有食疗作用。但请注意，脾胃虚寒者、肠滑不固者不宜食用。

◎ 选购保存

要选色泽鲜绿、叶柄厚、茎部稍呈圆形、内侧微向内凹的芹菜。贮存用新鲜膜将茎叶包严，根部朝下，竖直放入水中，水没过芹菜根部5厘米，可保持芹菜一周内不老不蔫。

◎ 搭配宜忌

芹菜+红枣	✓	补血养颜
芹菜+甲鱼		引起中毒
芹菜+蛤蜊	✗	降低营养价值
芹菜+螃蟹		引起不良反应

应用指南

1. 安神补血、软化血管：土豆200克，芹菜30克，葱花、盐、油、生抽各适量，豆豉酱1勺。芹菜洗净切段，土豆洗净去皮切粗条；热油将葱花爆香，加入土豆翻炒，淋上生抽和豆豉酱，加入芹菜，翻炒至熟。

2. 软化血管、降血压、降血脂：香干4块，芹菜100克，油、盐、白糖各适量。香干洗净切成丝，芹菜洗净切成段；锅中把水烧开后加入芹菜杆，半分钟后加入芹菜叶；20秒后加一小勺油，捞出芹沥干；热锅加冷油炒香，八成熟时加入芹菜翻炒至熟，加盐加白糖翻炒均匀。

3. 治疗缺铁性贫血：牛里脊肉150克，芹菜200克，葱、姜、生抽、盐各适量。将牛肉洗净切片，用水淀粉、蛋清抓匀，芹菜洗净斜切段，葱姜切丝。将腌好的牛肉下锅滑熟，盛出备用。热油爆香葱姜丝，加芹菜炒熟，倒入牛肉、生抽、盐炒匀。

补血吃法 1 **芹菜苦瓜瘦肉汤** ············ 清热平肝 + 止血凉血 ···

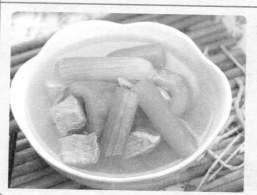

◎ **材料** 芹菜、瘦肉各150克，西洋参20克，盐5克

◎ **制作** ①芹菜洗净、切段，瘦肉洗净、切块；西洋参洗净切丁，温水浸泡。②将瘦肉放入沸水中余烫去血水，冲净沥干备用。③将芹菜、瘦肉、西洋参放入沸水锅中小火慢炖2小时，再改为大火，调入盐调味，拌匀即可出锅。

◎ **专家点评** 适于阴虚内热、气血妄行所致的月经先期、崩漏、贫血等。

补血吃法 2 **胡萝卜炒芹菜** ············ 降压凉血 + 清肝明目 ···

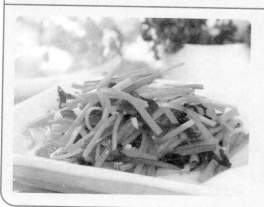

◎ **材料** 芹菜300克，胡萝卜200克，干黑木耳、葱花、香油、盐、鸡精各适量

◎ **制作** ①将芹菜洗净切段；胡萝卜切丝；黑木耳充分泡发，去蒂洗净，切丝。②炒锅加油烧热，放入葱花煸出香味，倒入芹菜和胡萝卜翻炒均匀，再加入黑木耳一起翻炒至熟。③加香油、盐、鸡精调味，起锅装盘。

◎ **专家点评** 适于高血压、高血脂、贫血、肝肾阴虚者食用。

补血吃法 3 **芹菜炒花生仁** ············ 益气活血 + 润肠通便 ···

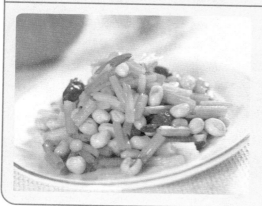

◎ **材料** 芹菜300克，花生仁200克，生抽5克，盐2克，味精1克

◎ **制作** ①将芹菜洗净，切段；花生仁入油锅中炸熟，沥干油备用。②炒锅注入适量油烧热，倒入芹菜爆炒，再倒入花生仁同炒片刻。③加少许盐、鸡精和生抽炒匀，装盘即可。

◎ **专家点评** 本品可益气活血，促进胃肠蠕动，改善对蛋白质、铁等营养的消化吸收，治疗便秘。

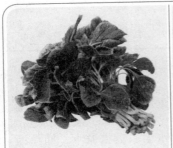

红苋菜

Hongxiancai

[别名] 苋菜、葵菜、雁来红

【每日用量】150克
【性味归经】性凉，味微甘。
归肺、大肠经。

【补血关键词】

铁、锌、钙、维生素K

◎红苋菜含丰富的铁、锌、钙、维生素K，其铁的含量比菠菜多1倍，钙的含量是菠菜的3倍。可促进凝血、增加血红蛋白含量并提高携氧功能、促进造血。因此贫血患者、便秘者、临产孕妇可多食用。

◎食疗作用

清热解毒，明目利咽。苋菜性味甘凉，长于清利湿热，清肝解毒，凉血散瘀，对于湿热所致的赤白痢疾及肝火上炎所致的目赤目痛、咽喉红肿不利等，均有一定的辅助治疗作用。

◎选购保存

选红苋菜的时候要用手折一下红苋菜的根，如果容易折断且皮不粘连，说明红苋菜很嫩，反之就很老，不宜购买。保存红苋菜时应摘除腐败和多余的杂叶后洗净，控干水分，密封放入冰箱冷藏。

◎搭配宜忌

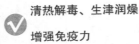

红苋菜+豆腐 红苋菜+猪肝+鸡蛋	✔	清热解毒、生津润燥 增强免疫力

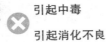

红苋菜+螃蟹 红苋菜+龟+鳖	✘	引起中毒 引起消化不良

应用指南

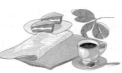

1.益胃调中、清热解毒：红苋菜150克，粳米60克，盐适量。红苋菜摘取老根，洗净切段。锅中添适量清水煮沸，放入粳米，再煮沸后转小火熬成粥。待将熟时加入苋菜、盐稍搅拌，煮至苋菜熟透熟即可。

2.减肥排毒、促进造血：红苋菜300克，香干100克，葱花、盐各适量。香干洗净沥干，切粗丝；红苋菜摘去老梗，切段。热油爆香葱花，放入苋菜炒软，再加香干、生抽、盐、味精翻炒至熟即可。

3.补铁、促进造血功能：苋菜300克，平菇150克，葱花、盐、味精各适量。苋菜摘洗干净，切长段；平菇洗净，撕成小朵。热油爆香葱花，倒入平菇翻炒至变软，再加入苋菜翻炒至熟，加盐、味精炒匀即可盛出。

补血吃法 1 银鱼苋菜粥----------------------除湿利水 + 强化骨骼----

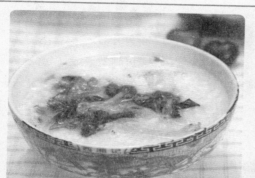

◎ **材料** 小银鱼50克，苋菜10克，稠粥1碗，盐3克，味精2克，料酒、枸杞、香油、胡椒粉各适量

◎ **制作** ①小银鱼洗净，用料酒腌渍去腥；苋菜洗净。②锅置火上，放入小银鱼，加适量清水煮熟。③倒入稠粥，放入枸杞、苋菜稍煮，加盐、味精、香油、胡椒粉调匀便可。

◎ **专家点评** 本品有健脾润肺、补肾壮阳、补铁生血的功效。

补血吃法 2 红苋菜糯米粥----------------补铁生血 + 清热利湿---

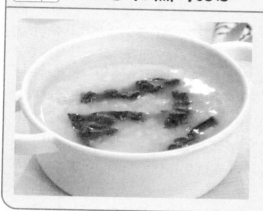

◎ **材料** 糯米100克，红苋菜50克，青菜叶少许，盐2克，味精1克

◎ **制作** ①糯米洗净，充分浸泡；红苋菜洗净，切片；青菜叶洗净，切碎。②锅置火上，注入清水，放入糯米，用旺火煮至米粒绽开。③放入苋菜、青菜叶，用文火煮至粥成，加入盐、味精调味即可。

◎ **专家点评** 苋菜中含有较丰富的铁，可辅助治疗缺铁性贫血。

补血吃法 3 枸杞苋菜糯米粥----------滋阴养血 + 补益肝肾---

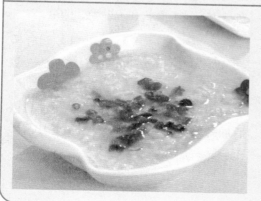

◎ **材料** 枸杞15克，紫菜20克，大米100克，盐3克，味精1克，香油适量，葱花少许

◎ **制作** ①苋菜洗净切碎、枸杞洗净，大米淘净、稍浸泡。②锅内注入清水煮沸，放入大米、枸杞，用旺火煮至米粒开花。③放入苋菜，改文火煮至粥浓稠时，调入盐、味精，淋入香油，撒上葱花即可。

◎ **专家点评** 此粥有滋阴养血、补益肝肾、润肺明目等功效。

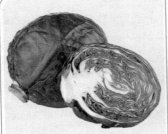

紫甘蓝
Ziganlan

[别名] 红甘蓝、赤甘蓝、紫包菜

【每日用量】70克

【性味归经】性平，味甘。归脾、胃经。

【补血关键词】

维生素、铁、纤维素

◎紫甘蓝含有丰富的维生素及抗氧化物质，可保护细胞免受自由基的损害；其丰富的纤维素能促进肠道蠕动并降低胆固醇水平；铁元素，能够提高血红蛋白含量，纠正缺铁性贫血。

◎ 食疗作用

紫甘蓝可强身健体、增强人体免疫力；也可治疗各种皮肤瘙痒、湿疹；而且能增强胃肠功能以及降低胆固醇；也能用于皮肤过敏、减轻关节疼痛、防止感冒引起的咽喉部炎症等。但请注意，眼部充血者忌食。

◎ 选购保存

以平头型、圆头型为好，菜球大，紧实而肥嫩，出菜率高，吃起来味道好；同样重量时，以体积小者为佳。可放在阴凉处，或冰箱冷藏保存。

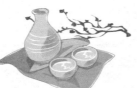

◎ 搭配宜忌

紫甘蓝+虾米 紫甘蓝+木耳 紫甘蓝+鲤鱼 ✅	强身健体、防癌抗病 补肾强骨、健脑通络 全面吸收营养
紫甘蓝+苹果 ❌	影响维生素的吸收

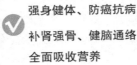

应用指南

1.调经、软化血管、降血压、降血脂、防中风：紫甘蓝半个，粉丝200克，葱、白糖、白醋、盐各适量。紫甘蓝和香菜洗净后切丝备用；粉丝用开水焯软捞出沥干。紫甘蓝与粉丝放入碗中，加盐、糖、醋、葱丝、香油拌匀。

2.活血美肤、清凉降暑：紫甘蓝100克，芦笋3根，玉米笋3根，生菜半颗，圣女果50克，豌豆20克，酸奶一盒，砂糖少许。将芦笋、玉米笋、豌豆在滚水中过一遍，捞出放在盘中备用；将洗净的圣女果、生菜、紫甘蓝切丝放在盘中，浇上酸奶和绵砂糖，即可。

3.益气固脱、调经止痛：紫甘蓝300克，虾皮50克，色拉油2勺，盐、蒜末各适量、白糖1小勺。紫甘蓝洗净沥干水后切丝；虾皮洗净沥干水；用油热锅后加蒜末爆香；转用大火加入紫甘蓝炒至烂熟；加入虾皮翻炒几下，加入盐、糖，炒匀即可。

补血吃法 1 紫甘蓝拌西红柿 ------- 降脂瘦身 + 促进代谢 ---

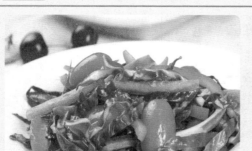

◎ **材料** 小西红柿10个，红、绿甜椒各1个，紫甘蓝100克，豌豆适量，白糖、醋、香油各10克，盐3克，鸡精少许

◎ **制作** ①小西红柿洗净，切成两半；甜椒、紫蓝洗净，切丝；豌豆洗净、煮熟沥干。②热油放入所有原材料炒熟，调味即可。

◎ **专家点评** 紫甘蓝含有丰富的维生素C和花青素，有很强的抗氧化作用，还可促进铁的吸收。

补血吃法 2 紫甘蓝红薯沙拉 --------- 调节免疫 + 润肠通便 ---

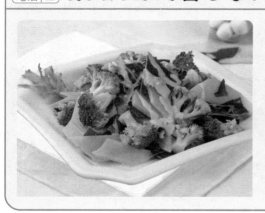

◎ **材料** 西蓝花150克，紫甘蓝50克，红薯、胡萝卜、莴笋、苦苣叶、沙拉酱各适量

◎ **制作** ①西蓝花切成小朵，洗净用淡盐水稍浸泡；紫甘蓝、红薯、胡萝卜、青笋切片。②所有材料分别用沸水余烫熟，沥干倒入盘中。③淋上沙拉酱，拌匀即可食用。

◎ **专家点评** 本品可补充维生素、促进新陈代谢、调节免疫力，适于阴虚燥热、血虚、便秘者食用。

补血吃法 3 凉拌紫甘蓝 ------------- 清热凉血 + 养颜抗衰 ---

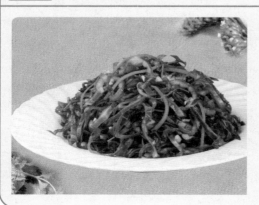

◎ **材料** 紫甘蓝250克，青椒、胡萝卜、糖、醋、盐、味精、香油各适量

◎ **制作** ①紫甘蓝、胡萝卜和青椒分别洗净切丝，放入大碗中。②再按口味加入适量糖、醋、盐、味精、香油，搅拌均匀，盛入盘中即可。

◎ **专家点评** 本品可补充胡萝卜素、维生素C和膳食纤维，促进铁的吸收、抗氧化、抗衰老，调节免疫力和造血功能。

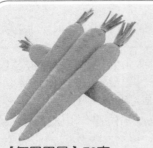

胡萝卜
Huluobo

[别名] 红萝卜、金笋、丁香萝卜

【每日用量】70克

【性味归经】性平，味甘、涩。归心、肺、脾、胃经。

【补血关键词】
胡萝卜素

◎胡萝卜富含维生素，可刺激皮肤的新陈代谢，加速血液循环、改善代谢，使皮肤细嫩、红润，对美容有独到的作用。也适宜于皮肤干燥、粗糙，或患毛发苔藓、黑头粉刺、角化型湿疹者食用。

◎食疗作用

胡萝卜有健脾和胃、补肝明目、清热解毒、壮阳补肾、透疹、降气止咳等功效；对于肠胃不适、便秘、夜盲症、性功能低下、麻疹、百日咳、小儿营养不良等症状有食疗作用；适宜贫血、癌症、高血压、夜盲症、干眼症、营养不良、食欲不振、皮肤粗糙者食用；但请注意，脾胃虚寒者忌食。

◎选购保存

要选根粗大、心细小，质地脆嫩、外形完整的胡萝卜，另外，表面光泽、感觉沉重的为佳。保存将胡萝卜加热，放凉后用容器保存，冷藏可保鲜5天，冷冻可保鲜2个月左右。

◎搭配宜忌

胡萝卜+绿豆芽	✓	排毒瘦身
胡萝卜+酒		损害肝脏
胡萝卜+草莓	✗	破坏维生素C
胡萝卜+白萝卜		降低营养价值

应用指南

1.养气补血、治疗轻度贫血：胡萝卜500克、蜂蜜适量。胡萝卜洗净去皮，切成小块，放入榨汁机中添少许饮用水搅碎成汁，倒入杯中，加适量蜂蜜搅拌均匀即可饮用。

2.调和脾胃，治高血压、夜盲症：胡萝卜50克、粳米100克。胡萝卜去皮、切小块，粳米洗净、稍浸泡。锅内添适量清水煮沸，放入粳米、胡萝卜同煮成粥，即可食用。

3.益气固脱、调经止痛：猪肝200克，胡萝卜150克，葱、姜、料酒、生抽、盐、鸡精、淀粉各适量。将猪肝洗净、切片，再反复冲洗干净。加少许料酒、生抽、鸡精、淀粉搅拌均匀。锅内加清水煮沸，放入猪肝片汆去血水。热油爆香姜丝、葱花后加入胡萝卜丝略炒，再加入猪肝翻炒均匀，加生抽、盐调味至熟即可。

补血吃法 1　胡萝卜玉米煲猪胰 ----------- 健脾疏肝 + 益气和血---

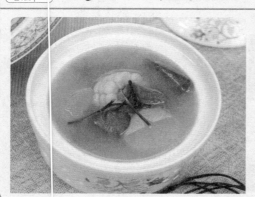

◎ **材料**　胡萝卜50克，玉米30克，鸡骨草5克，猪胰120克，姜片、盐、鸡精各适量

◎ **制作**　①猪胰刮洗干净；胡萝卜洗净去皮，切滚刀块；玉米洗净切块；鸡骨草泡洗干净。②锅内注水，烧开后放入猪胰氽水去腥，捞出冲净。③瓦煲装清水烧开，放入所有食材一起煲煮2小时，入盐、鸡精调味后即可。

◎ **专家点评**　本品可健脾胃，助消化，养肺润燥，泽颜面色。

补血吃法 2　胡萝卜红枣猪肝汤 ---------- 益气补血 + 壮阳补肾---

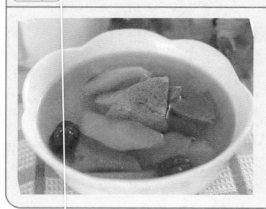

◎ **材料**　猪肝200克，胡萝卜300克，红枣10颗，盐、料酒各适量

◎ **制作**　①胡萝卜洗净，去皮切块，放油略炒后盛出；红枣洗净。②猪肝洗净切片，用盐、料酒腌渍，放油略炒后盛出。③把胡萝卜、红枣放入锅内，加足量清水，大火煮沸后以小火煲至胡萝卜熟软，放猪肝再煲沸，加盐调味。

◎ **专家点评**　猪肝含有丰富的血红素铁。

补血吃法 3　胡萝卜炒猪肝 ------------- 益气补血 + 壮阳补肾---

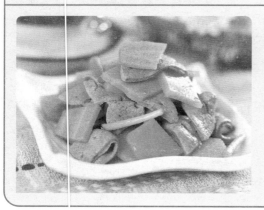

◎ **材料**　胡萝卜150克，猪肝200克，盐3克，味精2克，香葱段10克

◎ **制作**　①胡萝卜洗净切成薄片；猪肝清洗浸泡后切片。②锅中下油烧热，下入胡萝卜片翻炒，再下入猪肝片炒熟。加盐、味精、香葱翻炒均匀即可。

◎ **专家点评**　本品可健脾和胃、补肝明目、清热解毒、壮阳补肾。猪肝含有丰富的血红素铁。

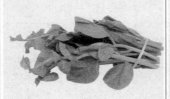

木耳菜
Muercai

[别名] 落葵、胭脂菜、藤菜

【每日用量】60克

【性味归经】性寒，味酸、甘。归心、肝、脾、大肠、小肠经。

【补血关键词】

钙、铁含量高

◎ 木耳菜中钙、铁等元素含量最高，木耳菜钙含量是菠菜的2~3倍，而草酸含量极低，是补钙、补铁效果较好的蔬菜，适于缺铁性贫血者食用。此外，木耳菜还能清肝、利尿、降血压、防治便秘。

◎ 食疗作用

　　木耳菜有清热、解毒、滑肠、凉血的功，可用于治疗便秘、痢疾、疔肿、皮肤炎等病；也有降血压的功效，经常食用有降血压、益肝、清热凉血、利尿、防止便秘等疗效，极适宜老年人食用。但请注意，平素脾胃虚寒，便溏腹泻者忌食；怀孕妇女及女子月经期间忌食。

◎ 选购保存

　　选择叶片宽大肥厚，光滑油亮，比较鲜嫩的。将木耳菜放入塑料袋中，这样可以减少水分蒸发，保持其新鲜度。

◎ 搭配宜忌

木耳菜+黄瓜 木耳菜+银耳 ✔	减肥塑身 排毒
木耳菜+牛奶 木耳菜+黄豆+酱油 ✘	影响钙吸收 影响色泽、口感

应用指南

　　1.清热润肠，治疗大便燥结：木耳菜200克，香油、醋、盐、味精适量。木耳菜摘洗净，切段。锅内添水煮沸，放入木耳菜及盐、香油、醋煮汤，待木耳菜熟软后关火，加少许味精搅拌均匀即可。

　　2.软化血管、降血脂、抗衰老：木耳菜200克，鸡蛋1个，虾皮、紫菜、盐适量。木耳菜、虾皮洗净，鸡蛋打散成蛋液，紫菜成小片。锅中加清水、姜丝煮沸，放入紫菜、鸡蛋，最后加木耳菜、盐，煮熟即可。

　　3.补充钙、铁，调理缺铁性贫血：木耳菜400克，水发银耳50克，枸杞、糖、醋、香油、盐各适量。银耳充分泡发、去蒂撕小块，枸杞洗净浸软。木耳菜摘洗干净，入沸水氽烫，煮至稍软立即捞出，过凉开水，切段装入盘中。放入银耳、枸杞、糖、醋、香油、盐，搅拌均匀即可食用。

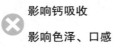

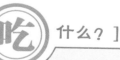
补血吃法 ① 虾皮木耳菜粥 --------------- 补铁生血＋清热降压---

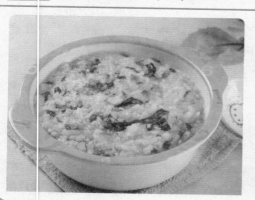

◎ **材料** 虾皮15克，肉末50克，木耳菜80克，水发大米90克，盐、生抽各少许

◎ **制作** ①把洗净的木耳菜切碎；洗好的虾皮剁成末。②将大米和虾皮放入锅中熬煮成粥。③放入切好的肉末，加少许盐、生抽，放入木耳菜，拌匀煮沸即成。

◎ **专家点评** 木耳菜含有丰富的钙、铁，有助于治疗缺铁性贫血。还可清热、解毒、凉血、润肠，可调理阴虚燥热、心烦失眠、口渴、便秘、高血压、高血脂等症。

补血吃法 ② 木耳菜蘑菇汤 --------------- 补铁生血＋调节免疫---

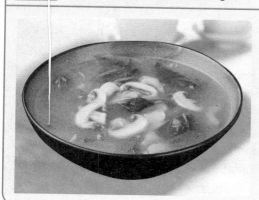

◎ **材料** 木耳菜100克，口蘑100克，盐、胡椒粉、香油、水淀粉各适量

◎ **制作** ①口蘑洗净切片，木耳菜摘去老叶、洗净切段。②锅内加适量清水煮沸，放入蘑菇、木耳菜煮熟，加入盐、胡椒粉调味，用水淀粉勾薄芡，淋上少许香油即可出锅。

◎ **专家点评** 可调理缺铁性贫血、免疫力差、消化不良、食欲不佳、便秘等。

补血吃法 ③ 木耳菜鸡蛋汤 --------------- 益气养血＋润燥通便---

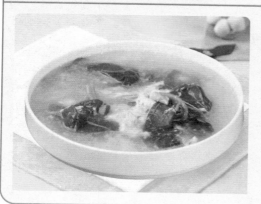

◎ **材料** 鸡蛋2个，木耳菜100克，盐、胡椒粉、香油各适量

◎ **制作** ①木耳菜摘去老叶、洗净切段。②锅内加适量清水煮沸，放木耳菜煮软，打入2个鸡蛋。③待鸡蛋熟后，加入盐、胡椒粉调味，用水淀粉勾薄芡，淋上少许香油即可出锅。

◎ **专家点评** 可补充丰富的蛋白质、维生素和铁等营养物质，促进新陈代谢，调节、改善造血功能。

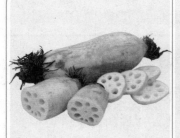

莲藕
Lianou

[别名] 连菜、藕、菡苕

【每日用量】80克

【性味归经】性寒，味甘。归心、脾、胃经。

【补血关键词】

蛋白质、B族维生素、维生素C、脂肪、碳水化合物、钙、磷、铁等

◎莲藕中含有丰富的淀粉、维生素及铁、钙等营养物质，有明显的补益气血、增强人体免疫力作用，还能调理贫血。

◎食疗作用

莲藕具有滋阴养血的功效，可以补五脏之虚、强壮筋骨、补血养血；生食能清热润肺、凉血行瘀，熟食可健脾开胃、止泄固精。适宜弱多病、营养不良、高热病人、吐血者以及高血压、肝病、食欲不振、铁性贫血者。但请注意，脾胃消化功能低下、大便溏泄者及产妇忌用。

◎选购保存

选购莲藕时应选择茎较粗短、外形饱满、孔大、带有湿泥土的莲藕口味佳，但颜色切勿过白。把莲藕放入非铁质容器内，加满清水，每周换一次水，可存放1~2个月。

◎搭配宜忌

莲藕+猪肉
莲藕+羊肉 ✓ 滋阴血、健脾胃 润肺补血

莲藕+人参
莲藕+菊花 ✗ 药性相反 腹泻

应用指南

1.益血生肌，养阴清热：莲藕250克，蜂蜜适量。莲藕洗净去蒂头，沥干水分，入笼用旺火蒸40分钟后取出用凉开水过凉。刮去外皮后切片，淋上蜂蜜即可。

2.养血生津，润肺去燥：莲藕150克，梨一个，蜂蜜适量。梨洗净，去皮、去核切小块；藕去皮切小块，泡在滴了白醋的凉开水里。将梨、莲藕放入榨汁机并倒入100毫升凉开水，搅打细腻后用纱布或者筛网过滤，可直接饮用或加少许蜂蜜调味。

3.滋阴养血，润燥止咳：莲藕1节，芦笋2根，火腿肠80克，红甜椒半个，豆腐干2块，豆豉、醋、盐、味精各适量。将藕洗净去皮、切丁，放入掺有白醋的凉水中浸泡防止氧化变黑。豆腐干、火腿肠、甜椒切丁，芦笋斜切段。热油放入豆干翻炒至变色，放入藕丁等其他材料同炒至熟，调味即可。

补血吃法 1 藕节排骨汤 ········· 滋阴养血 + 补益五脏···

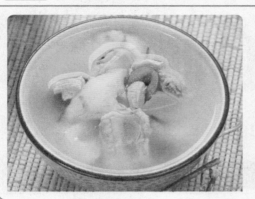

◎ **材料** 排骨150克，胡萝卜、莲藕、红枣、地黄各适量，盐3克

◎ **制作** ①排骨洗净、斩块，沸水汆烫冲净；胡萝卜、莲藕均洗净，切块；红枣去核，洗净切开；地黄洗净。②砂煲内放入排骨、莲藕、红枣、胡萝卜、地黄，倒入适量清水，大火煲沸后改小火煲3小时，加盐调味即可。

◎ **专家点评** 本品可补血养血、润燥补虚，适于贫血、体质虚弱者食用。

补血吃法 2 莲藕菱角排骨汤 ····· 清热解毒 + 补益五脏···

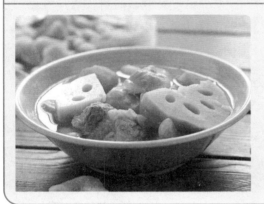

◎ **材料** 莲藕、菱角各300克，排骨600克，胡萝卜1段，盐、白醋各适量

◎ **制作** ①排骨洗净，用沸水汆烫、冲净；莲藕去皮洗净，切片；菱角汆烫熟，剥净外表皮膜。②将材料盛入炖锅，加水至盖过材料，加入醋，以大火煮开，转小火炖35分钟，加盐调味即可。

◎ **专家点评** 本品适于阴虚内热、心烦、失眠、月经不调者或夏秋季节食用。

补血吃法 3 糯米藕丸 ········· 健脾补虚 + 滋阴养血···

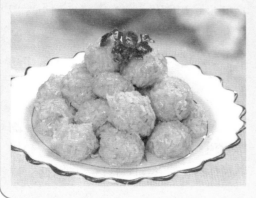

◎ **材料** 莲藕300克，糯米50克，香菜、红椒各少许，盐3克，淀粉、香油各适量

◎ **制作** ①莲藕去皮洗净，剁蓉；糯米洗净备用；红椒去蒂洗净，切圈；香菜洗净备用。②将剁好的莲藕与淀粉，加适量清水、盐，搅成泥状，做成丸子，然后粘上糯米，入蒸锅蒸熟取出摆好盘，淋上香油，用香菜、红椒点缀即可。

◎ **专家点评** 本品适于脾胃虚弱、消化不良、贫血者食用。

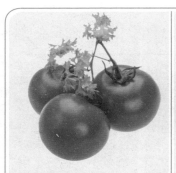

西红柿
Xihongshi

【每日用量】2~3个

【性味归经】性凉、味甘、酸。归肺、肝、胃经。

[别名] 番茄、番李子、洋柿子

【补血关键词】

胡萝卜素、维生素C

◎ 西红柿含有的维生素和矿物质元素对心血管具有保护作用，能减少心脏病的发作，并且有抗氧化能力，能阻止癌变进程，可生津止渴、健胃消食、调理贫血、降低血压、促进红血球的形成。

◎食疗作用

西红柿具有止血、降压、利尿、健胃消食、生津止渴、清热解毒、凉血平肝的功效，可治疗反复宫颈癌、膀胱癌、胰腺癌等，另外，还能美容和治愈口疮。适合热性病发热、口渴、食欲不振、习惯性牙龈出血、贫血、头晕、心悸、高血压、急慢性肝炎、急慢性肾炎、夜盲症和近视眼者食用。但请注意，脾胃虚寒、月经期间、急性肠炎、菌痢者及溃疡活动期病人不宜食用。

◎选购保存

以个大、饱满、色红成熟、紧实者为佳，常温下置通风处能保存3天左右，放入冰箱冷藏可保存5~7天。

◎搭配宜忌

西红柿+蜂蜜 西红柿+山楂	✅	补血养颜 降低血糖
西红柿+虾+螃蟹 西红柿+南瓜+黄瓜	❌	产生剧毒 降低营养价值

应用指南

1.养血、补肝、明目，治疗贫血：番茄洗净去蒂去皮切成小块；猪肝冲洗干净，放清水里浸泡半个小时；起油锅，倒入番茄翻炒几下，放半汤匙白糖，炒至起糊，加入一大碗水，煮至水开，小火在煮20分钟；开盖放盐，火开大，把猪肝放入，等待大约半分钟，看到猪肝颜色发白即可出锅。

2.美白润肤、清热解毒：西红柿2个、柠檬2个、蜂蜜适量、凉开水500毫升。将西红柿用开水稍浸泡，取出剥皮、切块放入搅拌机中，再加进蜂蜜、冷开水一起搅拌成果汁，最后加上柠檬汁和冰块即可饮用。

3.促进血液循环、补充维生素和膳食纤维：西芹100克、番茄一个、柠檬3片、菠萝150克。菠萝去皮、去心，果肉切成块；番茄稍烫、剥去外皮；西芹洗净切段。将西红柿、菠萝、西芹一起放入搅拌器，加少许柠檬汁搅拌即成。

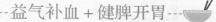

补血吃法 1　西红柿猪肝汤 ----------益气补血 + 健脾开胃---

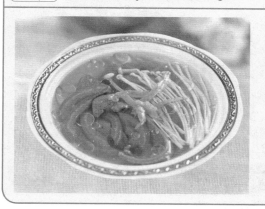

◎ **材料**　西红柿1个，猪肝150克，金针菇50克，鸡蛋1，盐、酱油各5克，味精3克

◎ **制作**　①猪肝洗净切片，西红柿去皮切块，金针菇洗净撕散，鸡蛋打散。②猪肝入沸水氽烫、沥干。③热油下入猪肝、金针菇、西红柿稍翻炒，加入适量清水煮10分钟，淋入蛋液，调入盐、酱油、味精即可。

◎ **专家点评**　本品可调理缺铁性贫血、食用不振。

补血吃法 2　牛肉西红柿 ----------益气补血 + 养心安神---

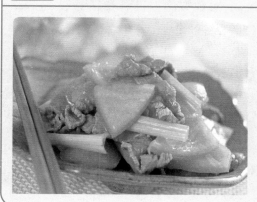

◎ **材料**　牛肉300克，西红柿1个，芹菜100克，盐5克，味精3克，酱油5克，淀粉适量

◎ **制作**　①牛肉洗净后切成片，西红柿切成块，芹菜洗净、切段。②牛肉片用淀粉、盐、酱油腌渍片刻。③锅中加油烧热，下入牛肉片滑开，再加入芹菜、西红柿翻炒，至熟时加盐、味精调味即可。

◎ **专家点评**　本品可调理气血亏虚、失眠、心悸、便秘等症。

补血吃法 3　西红柿焖冬瓜 ----------滋阴清热 + 润燥通肠---

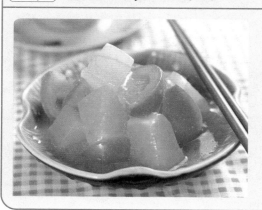

◎ **材料**　冬瓜500克，西红柿2个，盐3克，味精1克，姜末适量

◎ **制作**　①冬瓜洗净去皮、去子，切厚片；西红柿洗净、去蒂，切块。②炒锅倒入植物油烧热，爆香姜末，放西红柿稍翻炒。③放入冬瓜、盐，翻炒几下加盖闷煮2分钟，至冬瓜熟透，加味精拌匀即可。

◎ **专家点评**　本品可改善食欲，润肠、通便。

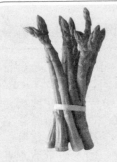

芦笋
Lusun

【每日用量】 50克

【性味归经】 性凉，味苦、甘。归肺经。

[别 名] 青芦笋

【补血关键词】
蛋白质、微量元素
◎芦笋含有人体所必需的各种氨基酸，常食用对心脏病、高血压、高脂血症、疲劳、水肿、膀胱炎等症有一定调理效果。常吃芦笋可调节免疫力，促进新陈代谢，改善人体造血系统功能，调理贫血。

◎食疗作用

芦笋可以使细胞生长正常化，具有防止癌细胞扩散的功能。经常食用芦笋，对心脏病、高血压、心律不齐、疲劳症、水肿、膀胱炎、排尿困难、胆结石、肝功能障碍和肥胖等病症有一定的疗效。夏季食用有清凉降火作用，能消暑止渴。痛风病、糖尿病患者忌用。

◎选购保存

选购芦笋，以全株形状正直、笋尖花苞（鳞片）紧密、不开芒、未长腋芽，没有水伤腐臭味，表皮鲜亮不萎缩，细嫩粗大者为佳。该趁鲜食用，不宜久藏。如果不能马上食用，以报纸卷包，置于冰箱冷藏室，应还可维持两、三天。

◎搭配宜忌

芦笋+黄花菜 芦笋+银杏 ✔	养血、止血、除烦 治疗心脑血管疾病
芦笋+羊肉 芦笋+羊肝 ✘	导致腹痛 降低营养价值

应用指南

1.健胃润肺、补血、通便：芦笋300克、柚子半个、鲜虾100克、鱿鱼100克、红彩椒10克。柚子取果肉一半榨汁、一半撕碎；鲜鱿鱼去皮打上花刀，焯熟捞出过凉水，用柚子汁和甜辣酱稍腌渍；鲜虾去头、壳；红椒切丁；芦笋切段，焯熟。热油炒香葱、甜辣酱，放虾仁炒熟，再入鱿鱼、柚子汁、白糖、盐翻炒。加芦笋、柚子肉，翻熟即可。

2.治疗心脏病、高血压、防癌：芦笋200克、黑木耳200克。芦笋洗净切段，黑木耳用淘米水充分泡发、洗净，去蒂撕成小朵。油热锅爆葱花，加入黑木耳、芦笋，炒至断生后加盐即可。

3.调节免疫力、改善体质，增强造血功能：芦笋200克，西红柿1个，橄榄油、盐少许。芦笋洗净焯熟，沥干盛入盘中。西红柿切碎。锅内倒橄榄油烧热，放入西红柿炒熟，加盐调味。将番茄淋在芦笋上即可。

补血吃法 1 核桃仁拌芦笋 ----------- 滋补肝肾 + 强健筋骨 ---

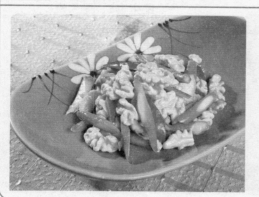

◎ **材料** 芦笋100克，核桃 50克，红甜椒10克，盐3克，香油适量

◎ **制作** ①芦笋洗净，切段；红甜椒洗净，切片。②锅入水烧开，放入芦笋、红椒焯熟，捞出沥干水分，盛入盘中。③加盐、香油、核桃仁拌匀即可食用。

◎ **专家点评** 本品可改善代谢、促进造血，还可降压、降脂，预防动脉硬化等心脑血管疾病、润肠通便。

补血吃法 2 鲜芦笋炒银耳 ----------- 滋阴养血 + 补肾壮阳 ---

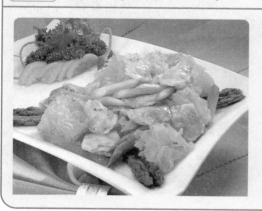

◎ **材料** 芦笋200克，银耳100克，虾 50克，盐3克，鸡精2克

◎ **制作** ①芦笋洗净，切段；银耳泡发洗净，备用；虾洗净，切片。②锅入水烧开，放入芦笋焯烫，捞出沥干备用。③锅下油烧热，放入芦笋、银耳、虾滑炒至八成熟，加盐、鸡精调味即可。

◎ **专家点评** 本品可调理贫血、消化不良、疲劳、腰膝无力、阳痿早泄、月经不调等症。

补血吃法 3 枸杞芦笋 ----------- 滋阴养血 + 促进代谢 ---

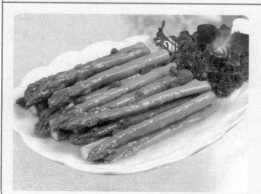

◎ **材料** 芦笋350克，枸杞适量，盐3克，鸡精2克，醋少许

◎ **制作** ①将芦笋洗净、沥干；枸杞洗净浸软。②炒锅加入少量油烧至七成热，放入芦笋、枸杞翻炒，放入适量醋炒匀。③最后调入盐和鸡精，炒入味后即可装盘。

◎ **专家点评** 芦笋可促进新陈代谢，调节人体免疫力，改善造血功能，调理贫血问题。

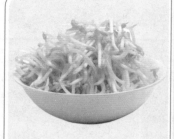

黄豆芽

Huangdouya

【每日用量】50克

【性味归经】性凉，味甘。归脾、大肠经。

[别名] 大豆芽、清水豆芽

【补血关键词】

维生素E、维生素C

◎黄豆芽中所含的维生素E能保护皮肤和毛细血管，防止小动脉硬化，防治老年高血压；另外富含维C，是美容食品，常吃能营养毛发、淡化色斑；且有助于生长发育、预防贫血等。

◎ 食疗作用

黄豆芽具有清热明目、补气养血、防止牙龈出血、心血管硬化及低胆固醇等功效。常吃黄豆芽有健脑、抗疲劳、抗癌作用；有清热利湿、消肿除痹、祛黑痣、治疣赘、润肌肤之功；且对脾胃湿热、大便秘结、寻常疣、高血脂有食疗作用。虚寒尿多者慎内服。

◎ 选购保存

选购黄豆芽时应以茎白、根小、芽黄、脆嫩、不容易折断的、有光泽、芽身挺直、长短合适、芽脚不软、无烂根、无烂尖、无异味的豆芽为佳。冷藏保存。

◎ 搭配宜忌

黄豆芽+鲫鱼	有催乳作用
黄豆芽+韭菜 ✓	排毒瘦身
黄豆芽+猪肝	不利吸收营养
黄豆芽+皮蛋 ✗	导致腹泻

应用指南

1.补血防癌、软化血管：海带300克，黄豆芽100克，葱丝、姜丝、酱油、醋、糖、盐、味精各适量。海带洗净，切成细丝，黄豆芽洗净，沸水焯熟捞出沥干。把海带丝、豆芽装入碗中，加盐、酱油、白糖、醋、味精搅拌均匀。锅内加少许油烧热，放入葱丝、姜丝、干椒爆香，淋在碗中即可。

2.活血补血、健脑补钙：黄豆芽100克，鱼头一个，豆腐100克，姜片、葱段、盐、味精各适量。鱼头洗净、沥干，豆腐切块。锅内注入油烧热，将鱼头煎至两面金黄，鱼头熟后倒入适量沸水，加黄豆芽、豆腐，加盖中火炖10分钟左右。加入盐、鸡精，即可食用。

3.补血、治疗失血性贫血：黄豆芽250克，大枣15克，猪骨250克，盐、姜片、葱段各适量。猪骨洗净，余烫去血水，大枣洗净去核。将猪谷、豆芽、大枣及葱姜入锅，煲40分钟调味即可。

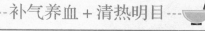
补血吃法 1 猪骨黄豆芽汤 --------- 补气养血 + 清热明目 ---

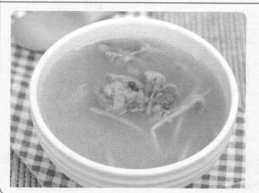

◎ **材料** 猪骨200克，黄豆芽50克，盐3克

◎ **制作** ①猪骨洗净，斩块；黄豆芽洗净。②锅入水烧开，放入猪骨，去除表面血渍后，捞出洗净。③将猪骨放入瓦煲内，注入清水，以大火烧开，再用小火炖煮2小时，放入黄豆芽煮片刻，加盐调味即可。

◎ **专家点评** 本品可降血脂、润泽皮肤，对脾胃湿热、气血亏虚、便秘、高血脂等症有食疗作用。

补血吃法 2 党参豆芽骶骨汤 --------- 补气和血 + 健脾开胃 ---

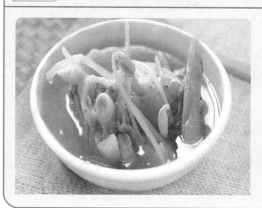

◎ **材料** 党参15克，黄豆芽200克，猪尾骶骨1副，西红柿1个，盐2小匙

◎ **制作** ①猪尾骶骨切段，汆烫捞起，再冲洗。②黄豆芽、党参冲洗干净；西红柿洗净，切块。③将猪尾骶骨、黄豆芽、西红柿和党参放入锅中，加适量水以大火煮开，转用小火炖30分钟，加盐调味即可。

◎ **专家点评** 本品可补气、补血、活血，改善脾胃功能、增进食欲。

补血吃法 3 黄豆芽蔬菜汤 --------- 滋阴养血 + 清热润燥 ---

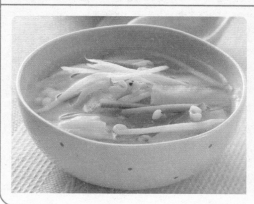

◎ **材料** 西瓜翠衣、丝瓜各100克，黄豆芽30克，天门冬、薏仁各10克，板蓝根8克，盐、嫩姜丝各适量

◎ **制作** ①西瓜翠衣切片，丝瓜去皮切丝，黄豆芽洗净。②将板蓝根、天门冬放入砂锅，水煎取汁，弃渣。③将药汁和薏仁放入锅中加热，加入西瓜皮、丝瓜和黄豆芽煮沸，调味即可。

◎ **专家点评** 本品可清热、解暑、凉血、降血脂，适于夏季食用。

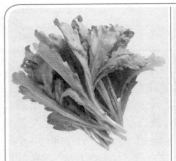

茼蒿

Tonghao

[别名] 菊花菜、蒿菜、艾菜

【每日用量】30克

【性味归经】性温，味甘、涩。归肝、肾经。

【补血关键词】

维生素、胡萝卜素

◎茼蒿含有丰富的膳食纤维、维生素C及矿物质，常吃能养心安神、降压降脂、化痰、润肺补肝、稳定情绪、预防记忆力减退、降低胆固醇、降血压、利小便，调理贫血。

◎食疗作用

茼蒿具有平补肝肾、缩小便、宽中理气的作用，对心悸、怔忡、失眠多梦、心烦不安、痰多咳嗽、腹泻、胃脘胀痛、夜尿频多、腹痛寒疝等症有食疗作用。但请注意，胃虚腹泻者忌食。

◎选购保存

茼蒿的盛产季节为早春，选购的时候，挑选叶片结实的绿叶浓茂的即可。冷藏前先用纸把茼蒿包裹起来，然后将根部朝下直立摆放在冰箱中，这样既可以保湿，又可以避免过于潮湿而腐烂。

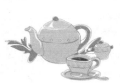

应用指南

1.提高抵抗力、预防流感：茼蒿150克，牛肉100克，生姜3片，色拉油适量，精盐少许。茼蒿洗净切段；牛肉洗净切薄片，用生抽半汤匙、淀粉半茶匙、色拉油半汤匙拌腌约10分钟；铁锅烧热，放入适量色拉油爆香姜片，加入清水3碗煮沸后，放入茼蒿和牛肉片，滚熟，调入适量精盐即可。

2.养心安神、预防流感：茼蒿150克，紫甘蓝50克，红葱头末适量，橄榄油50克，柠檬汁25克，干芥末少许，蒜泥适量，白醋15克，精盐胡椒粉各适量。将一半橄榄油、柠檬汁、白醋、干芥末放入碗中混匀，再加入剩余橄榄油、精盐、胡椒粉、大蒜泥，混合成法式沙拉酱备用；茼蒿洗净切段，紫甘蓝洗净切丝，混合均匀；将红葱头末均匀地洒在菜上，并将做好的法式沙拉酱适量浇在菜上即可。

◎搭配宜忌

茼蒿+猪心 茼蒿+鸡蛋+肉类		开胃消食、降压补脑 帮助充分吸收维生素
茼蒿+醋 茼蒿+胡萝卜		降低营养价值 破坏维生素C

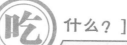

补血吃法 1 **素炒茼蒿** ------------- 宽中理气 + 补益肝肾 ---

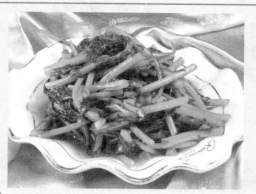

◎ **材料** 茼蒿500克，盐3克，鸡精1克，葱花少许

◎ **制作** ①将茼蒿洗净，切段。②油锅烧热，放入葱花爆香，倒入茼蒿快速翻炒至熟。③最后调入盐和鸡精调味，出锅装盘即可。

◎ **专家点评** 茼蒿具有平补肝肾、宽中理气、活血的作用，对心悸、失眠多梦、心烦、痰多咳嗽、腹泻、胃脘胀痛、夜尿频多、腹痛寒疝等症有食疗作用。

补血吃法 2 **凉拌茼蒿** ------------- 理气活血 + 滋补肝肾 ---

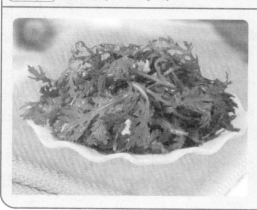

◎ **材料** 茼蒿400克，红椒10克，糖、醋、香油各适量，盐3克，鸡精1克

◎ **制作** ①将茼蒿洗净，切成长段，将茼蒿入沸水锅中焯熟，捞出沥干水分，装盘待用；红甜椒切丝备用。②用糖、醋、香油、盐、鸡精等调味料拌匀成调味汁，淋在茼蒿上，搅拌均匀即可食用。

◎ **专家点评** 本品可补气、活血，调理肝肾亏虚、心悸、失眠、疲劳、便秘等症。

补血吃法 3 **胡萝卜茼蒿粥** ------------- 清肝明目 + 健脾理气 ---

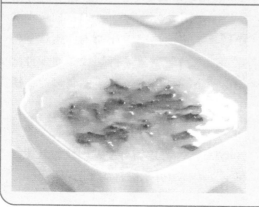

◎ **材料** 胡萝卜少许、茼蒿20克，大米100克，盐、味精各适量

◎ **制作** ①大米淘净、稍浸泡；茼蒿洗净，切小段；胡萝卜去皮切丁。②锅置火上，注水煮沸后放入大米，煮至米粒开花，放入茼蒿、胡萝卜。③改小火煮至粥浓稠，放入盐、味精调味即可。

◎ **专家点评** 本品可清肝理气、健脾胃、补气血，适于食欲不佳、气血亏虚者食用。

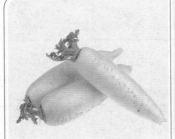

白萝卜

Bailuobo

[别名] 莱菔、罗菔

【每日用量】50~100克

【性味归经】性凉，味辛、甘。归肺、胃经。

【补血关键词】

淀粉酶、维生素A、维生素C、纤维素

◎白萝卜根茎部分含有淀粉酶及各种消化酵素，能帮助胃蠕动、促进新陈代谢、促进铁的吸收、调理贫血、软化血管、稳定血压，预防冠心病、动脉硬化、胆结石等疾病。

◎食疗作用

白萝卜能促进新陈代谢、增强食欲、化痰清热、帮助消化、化积滞，对食积腹胀、咳痰失音、吐血、消渴、痢疾、头痛、排尿不利等症有食疗作用。常吃白萝卜可降低血脂、软化血管、稳定血压，还可预防冠心病、动脉硬化、胆石症等疾病。头屑多、头皮痒者，咳嗽者、鼻出血者宜多食用。但脾胃虚寒者，胃及十二指肠溃疡者，慢性胃炎者，先兆流产、子宫脱垂者应少食或忌食。

◎选购保存

以个体大小均匀、表面光滑的白萝卜为优。保存白萝卜最好能带泥存放，如果室内温度不太高，可放在阴凉通风处。

◎搭配宜忌

白萝卜+羊肉 白萝卜+牛肉		降低血脂 补五脏、益气血
白萝卜+人参 白萝卜+蛇肉		导致腹泻 导致中毒

应用指南

1.养血美容、抗衰老：白萝卜300克、牛肉500克、八角2个、干椒1个、调味料适量。牛肉、白萝卜切块；牛肉在开水中焯煮1分钟捞出备用；锅中热油约5成熟时放入牛肉翻炒、加入酱油、糖翻炒均匀；加入水没过牛肉、加入盐、蒜、大料、葱段、姜片，水开后转小火炖30分钟，至牛肉将熟；加入白萝卜块、料酒，大火烧开，转小火再炖20分钟左右至萝卜软烂即可。

2.降血糖、降血脂、降血压：白萝卜200克、黄豆200克、调味料适量。黄豆洗净，用清水浸泡4~6小时；白萝卜洗净切丝。用油热锅，加入黄豆翻炒至将熟，加入白萝卜丝进行翻炒。加少许盐使白萝卜翻炒出水，黄豆彻底熟透，撒上少许香葱即可出锅。

3.清热润肺、理气消食：白萝卜200克，洗净并保留外皮，切块放入搅拌机，添少许凉开水搅打成汁即可饮用。

补血吃法 1 白萝卜猪肉汤 —————— 健脾消滞 + 理气化痰---

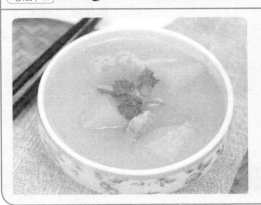

◎ **材料** 白萝卜150克，猪瘦肉100克，香菜、姜片各适量，盐2克

◎ **制作** ①白萝卜洗净、切块；猪肉洗净切成小块，氽烫去血水、冲净备用；香菜切碎。②将白萝卜、猪肉、姜片一同放入锅中，加清水大火煮沸后改小火炖煮2小时，加盐调味后盛出，撒上香菜末，稍搅拌即可食用。

◎ **专家点评** 本品可调理食后腹胀、肺热咳喘等症。

补血吃法 2 白萝卜排骨汤 —————— 理气活血 + 清热解毒---

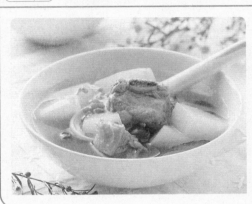

◎ **材料** 白萝卜250克，排骨250克，红枣10颗，甘草15克，盐、味精各适量

◎ **制作** ①红枣洗净去核、甘草洗净。②排骨洗净斩件，氽水，捞起洗净；白萝卜削皮，洗净，切块。③将所有材料放入锅中，加8碗水，以大火煮沸后转小火炖约40分钟，加盐调味即可。

◎ **专家点评** 本品可调理脾胃虚弱、气血亏虚、倦怠乏力、心悸气短、咳嗽痰多、脘腹疼痛等症。

补血吃法 3 鸡汤白萝卜丝 —————— 健脾和胃 + 理气活血---

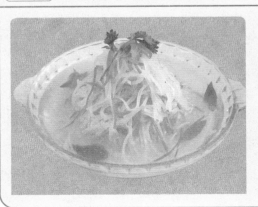

◎ **材料** 白萝卜200克，胡萝卜100克，红椒20克，香菜叶少许，盐3克，鸡汤适量

◎ **制作** ①白萝卜、胡萝卜均去皮洗净，切丝；红椒去蒂洗净，切片；香菜叶洗净备用。②锅下油烧热，放入白萝卜丝、胡萝卜丝、红椒滑炒片刻，加盐炒匀，倒入鸡汤煮熟装盘，用香菜叶点缀即可。

◎ **专家点评** 本品可调理脾胃虚弱、气血亏虚、倦怠乏力、心悸气短等症。

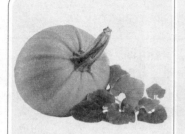

南瓜
Nangua

[别名] 番瓜、倭瓜、金冬瓜

【每日用量】100克

【性味归经】性温，味甘。归脾、胃经。

【补血关键词】

淀粉、蛋白质、胡萝卜素、维生素B、维生素C、钙、磷

◎南瓜具有解毒、保护胃肠道黏膜、促进胆汁分泌、加强胃肠蠕动的作用。且南瓜含有丰富的钴，能促进新陈代谢、促进造血功能，对调理贫血、降血糖有特殊的疗效。

◎食疗作用

南瓜具有润肺益气、化痰、消炎止痛、降低血糖、驱虫解毒、止喘、美容等功效。可减少粪便中毒素对人体的危害，防止结肠癌的发生，对高血压及肝脏的一些病变也有预防和治疗作用。另外，南瓜中胡萝卜素含量较高，可保护眼睛。但请注意，有脚气、黄疸、时病疳症、下痢胀满、产后痧痘、气滞湿阻病症患者不宜食用。

◎选购保存

挑选外形完整，最好是瓜梗蒂连着瓜身，这样的南瓜说明新鲜。南瓜切开后，可将南瓜子去掉，用保鲜袋装好后，放入冰箱冷藏保存。

◎搭配宜忌

| 南瓜+绿豆
南瓜+山药 | ✔ | 清热解毒、消脂降糖
提神补气 |
| 南瓜+虾+螃蟹
南瓜+辣椒+油菜 | ✘ | 引起腹泻、腹胀
破坏营养物质 |

应用指南

1.养胃降糖、活血美容：南瓜300克，小米100克。小米洗净后用清水泡20分钟，南瓜洗净去皮切块后用搅拌机搅拌成南瓜泥；用300毫升开水加小米煮半小时；半小时后加入南瓜泥继续煮15分钟至熟烂即可，中间可以搅拌防止粘锅。

2.活血安神、缓解痛风：土豆200克，南瓜300克，调味料适量。将土豆和南瓜洗净去皮切块；用油热锅翻炒至两者金黄色，加入适量盐、鸡精、胡椒粉；炒匀后加一点水没过土豆南瓜，再中火炖至汤汁快被吸收干，即成。

3.益气补血、调节血脂、减肥：南瓜150克，百合2个，枸杞、蜂蜜各适量。南瓜去皮、去子，切成小块；百合洗净剥开，枸杞洗净、温水浸软。锅内添适量清水煮沸，放入南瓜煮至变软，放百合、枸杞同煮至熟透，加适量蜂蜜或直接食用。

补血吃法 1 南瓜猪肉汤 --------------- 润肺益气 + 健脾补血 ---

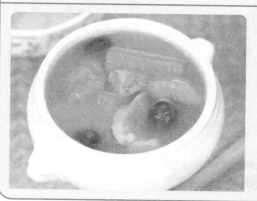

◎ **材料** 南瓜200克，猪瘦肉100克，姜片、红枣、盐、高汤、鸡精各适量

◎ **制作** ①南瓜洗净，去皮切成方块；猪瘦肉洗净切成块；红枣洗净去核。②锅中注水烧开后加入猪肉，余去血水后捞出。③另起砂煲，将南瓜、猪展、姜片、红枣放入煲内，注入高汤，小火煲煮1.5小时后调入盐、鸡精调味即可。

◎ **专家点评** 适于贫血、食欲不振者食用。

补血吃法 2 香芋南瓜煲 --------------- 补益肝肾 + 宽中理气 ---

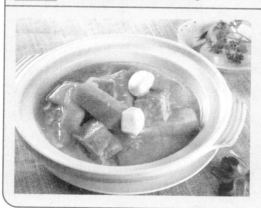

◎ **材料** 香芋200克，南瓜200克，盐3克

◎ **制作** ①南瓜、香芋均去皮洗净切块；蒜洗净切粒。②油烧热，放入香芋、南瓜炸至金黄色，捞出沥油。锅中加适量清水，煮沸后放入南瓜、香芋，煮至香芋、南瓜软熟时，加盐调味即可。

◎ **专家点评** 本品可调理贫血、消化不良、胃炎、胃溃疡、十二指肠溃疡等症。

补血吃法 3 南瓜糯米粥 --------------- 补脾养胃 + 生津止渴 ---

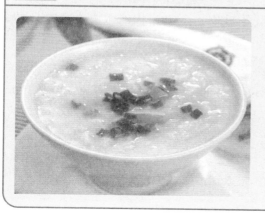

◎ **材料** 南瓜30克，糯米90克，盐2克，葱少许

◎ **制作** ①糯米淘净、清水浸泡；南瓜去皮洗净，切小块；葱洗净，切成葱花。②锅置火上，注入清水煮沸，放入大米煮至米粒绽开后，放入南瓜。③用小火煮至粥成，调入盐入味，撒上葱花即可。

◎ **专家点评** 常食此粥，能起到补脾养胃、生津止渴的作用。

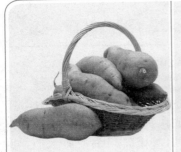

红薯

Hongshu

[别名] 番薯、甘薯、白薯

【每日用量】130克

【性味归经】性平、微凉，味甘。归脾、胃经。

【补血关键词】

果胶、纤维素、氨基酸、维生素

◎红薯能有效地抑制结肠癌和乳腺癌的发生；吃红薯能有效地阻止糖类变为脂肪，有利于减肥、健美；红薯含丰富的维生素，能辅助调理贫血。

◎ 食疗作用

红薯能供给人体大量的黏液蛋白、糖、维生素C和维生素A，因此具有补虚乏、益气力、健脾胃、强肾阴以及和胃、暖胃、益肺等功效。常吃红薯能防止肝脏和肾脏中的结缔组织萎缩，预防胶原病的发生。胃及十二指肠溃疡及胃酸过多的患者忌食。

◎ 选购保存

应挑选表面光滑、颜色均匀的红薯。发霉的红薯含酮毒素，不可食用。不要买表皮呈黑色或褐色斑点的红。发芽的红薯虽不似马铃薯有毒，但口感较差。保存红薯宜保持干燥，不可放在密封塑料袋中。

◎ 搭配宜忌

红薯+芹菜 ✔	能降血压

红薯+柿子	造成胃溃疡
红薯+西红柿 ✘	会得结石、腹泻
红薯+蟹	不消化、易腹痛

应用指南

1. 活血美肤、抗衰老：红薯200克、大米100克、糯米20克。大米和糯米混合洗净后倒入砂锅，加入约10倍的清水，大火煮开后转最小火煮约半小时，其间不时用勺子搅拌一下以防粘底；地瓜洗净去皮后切成块，待大米煮到微熟时放入地瓜搅拌均匀后盖上盖子，一起用小火煮约20分钟即可。

2. 降糖润肠、养肾利尿：山药一根、红薯一根、煮熟红豆1碗、桂花少许。山药和红薯洗净去皮，切小方块；将熟红豆、山药、红薯一同放入小砂锅，入大半锅清水大火煮滚后转小火；入冰糖，炖30~40分钟，撒入桂花即可食。

3. 改善食欲、健脾和胃：红薯500克，橙子1个，白糖适量，黄油少许。将红薯洗净，切厚片，橙子取果汁备用。锅中放黄油融化，倒入橙子、白糖，再放入红薯片，煮至熟透即可盛盘。

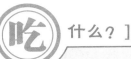

补血吃法 1 **清炒红薯丝** ---------- 暖胃健脾 + 益气补虚 ---

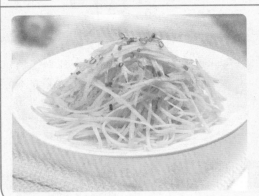

◎ **材料** 红薯200克，盐3克，鸡精2克，葱3克

◎ **制作** ①红薯去皮洗净，切丝备用。②锅下油烧热，放入红薯丝炒至八成熟，加盐、鸡精炒匀，熟透后盛出装盘即可。

◎ **专家点评** 本品有益气补虚、健脾胃的功效，可以改善脾胃功能、改善体质，增加气血的生成。适于脾胃虚弱，食欲不振者食用。但红薯会产气，消化道溃疡及肠梗阻患者不宜食用。

补血吃法 2 **红薯鸡腿汤** ---------- 健脾和胃 + 益气补血 ---

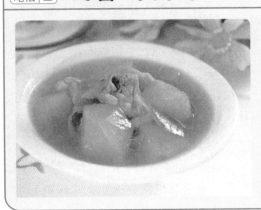

◎ **材料** 红薯250克，鸡腿1个，番茄酱50克，月桂叶1片，胡椒粉、盐、葱、高汤各适量

◎ **制作** ①红薯切块；葱切葱花；鸡肉切块，加胡椒粉、盐腌渍。②热油炒香葱花，下鸡腿炒熟，加入红薯翻炒，放月桂叶、高汤、水、番茄酱，大火煮沸后转中火。③煮至材料熟透，加盐、胡椒粉调味即可。

◎ **专家点评** 适于气虚、血虚、贫血者食用。

补血吃法 3 **红薯粥** ---------- 暖胃健脾 + 益气补虚 ---

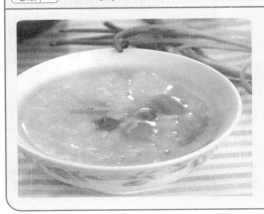

◎ **材料** 红薯30克，大米90克，豌豆少许，白糖6克

◎ **制作** ①大米洗净，泡发；红薯去皮洗净，切小块；豌豆洗净。②锅置火上，注入清水煮沸，放入大米，用大火煮至米粒绽开。③放入红薯、豌豆，改用小火煮至粥成，调入白糖搅拌均匀即可。

◎ **专家点评** 本品可益气补虚、健脾暖胃。适于脾胃虚寒、食欲不振、贫血者食用。

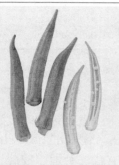

秋葵

Qiukui

【每日用量】50~150克

【性味归经】性寒，味甘。归肝、肾、胃经。

[别名] 黄秋葵、羊角豆、毛茄

【补血关键词】

铁、维生素C

◎秋葵含有丰富的铁，可预防、调理缺铁性贫血，非常适合贫血患者食用。另外，秋葵中含有丰富的维生素C和可溶性纤维，对青壮年和运动员而言，食用秋葵可消除疲劳、迅速恢复体力、防治便秘。

◎食疗作用

具有助消化、增强体力、保护肝脏、健胃整肠的功效。对胃炎、癌症、胃溃疡、贫血、消化不良等有辅助治疗作用，特别是青壮年、运动员、护肤女士、男士更应该多吃。

◎选购保存

宜选长度为5~10厘米，表面平而无皱，没有斑点和伤痕，色彩鲜亮，脊上有毛；有自然的清香，质地嫩者为最好。秋葵极易受到擦伤，擦伤后很快就会变黑，所以不论是在储存时，都要单个取放，不要挤压。放冰箱前最好用保鲜袋装好，并尽量让它们平排躺置；宜储存于7~10摄氏度的环境中，可保存10天。

◎相宜搭配

秋葵+咖喱	开胃消食
秋葵+鸡蛋	润肺健脾
秋葵+瘦肉 ✓	补血润燥
秋葵+虾仁	补肾壮阳

应用指南

1.防癌抗癌，恢复体力，补血：秋葵350克，大葱20克，生抽8克。将秋葵洗干净，放入沸水中烫熟，捞出；将秋葵放入凉水中冲凉，捞出切段；大葱洗净切花备用；秋葵段盛入盘中，撒下葱花，淋入生抽拌匀即可。

2.健脾和胃，增进食欲，补虚：秋葵300克，豆腐1块。把秋葵烫熟沥干切成块。在研钵里把豆腐和调味料磨匀再加入秋葵拌匀即可。

3.养血补虚、生津润燥：黄秋葵、肉丝各适量。在切好的肉丝中加入盐，料酒，生抽，生粉和姜丝等调味料，搅拌均匀后腌制几分钟；将黄秋葵整个放入加少许油和盐中的开水中焯一下；将焯过的黄秋葵切成小段，再将小米椒切成段备用；将烧热锅，加入适量的油，下入腌好的肉丝翻炒，翻炒到肉丝变色后加入黄秋葵；一起翻炒几下，加入盐和胡椒粉调味料即可。

补血吃法 1 秋葵炒蛋 ----------------- 养胃益肾 + 保健强身 ---

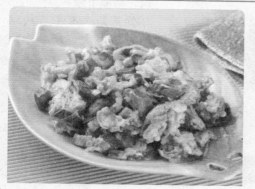

◎ **材料** 秋葵150克，鸡蛋4颗，盐、味精各适量

◎ **制作** ①秋葵洗净，切片；鸡蛋打入碗中，加盐、味精搅打成蛋液。②将秋葵倒入蛋液中，拌匀。热锅倒入适量植物油，烧热后倒入蛋液，翻炒至熟即可。

◎ **专家点评** 秋葵可促进消化、保护肝脏、健胃整肠、增强体力。适合患有胃炎、胃溃疡、贫血、消化不良、癌症等症者食用。

补血吃法 2 秋葵炒肉片 ----------------- 补肾养胃 + 益气补血 ---

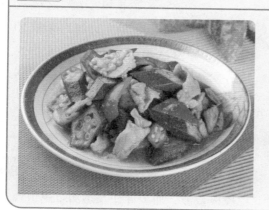

◎ **材料** 秋葵200克，猪瘦肉100克，红甜椒、葱花、胡椒粉、盐、味精各适量

◎ **制作** ①秋葵洗净、斜切片，猪肉切片，甜椒切块。②热油爆香葱花，放入肉片划散，待肉片变色时加秋葵、甜椒同炒至熟。③加胡椒粉、盐、味精炒匀即可。

◎ **专家点评** 本品可促进消化、调节免疫力的功效，可促进人体新陈代谢，促进造血。

补血吃法 3 秋葵炒鸡肉 ----------------- 清热健胃 + 调节免疫 ---

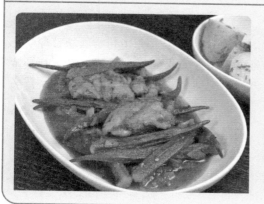

◎ **材料** 秋葵200克，鸡腿肉300克，番茄酱、葱花、盐各适量

◎ **制作** ①秋葵洗净去蒂；鸡腿去皮、去骨，切大块。②热油将葱花爆香，放入鸡肉翻炒至表面熟，加番茄酱、秋葵同炒。③加少量清水、盐，加盖焖煮至秋葵和鸡肉熟透，大火翻炒收汁即可。

◎ **专家点评** 本品可增强体质、调节免疫力、改善造血功能，但秋葵性寒，脾胃虚寒者不宜多吃。

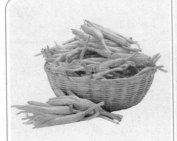

黄花菜

Huanghuacai

【每日用量】50~150克

【性味归经】性平，味甘、微苦。归肝、脾、肾经。

[别名] 金菜、南菜、金针菜

【补血关键词】

铁、胡萝卜素

◎黄花菜含有丰富的铁和胡萝卜素，能补血，促进红细胞的生长发育，调理缺铁性贫血。

◎食疗作用

有清热利尿，解毒消肿，止血除烦，宽胸膈，养血平肝，利水通乳，利咽宽胸，清利湿热等功效。对头晕，耳鸣，心悸，腰痛，吐血，衄血，大肠下血，水肿，淋病，咽痛，乳痛，咽喉肿痛，以及痢疾、痔疮、习惯性便秘、小便不通、肺结核、高脂血症、神经衰弱、老年痴呆症等多种疾病均有不同疗效。

◎选购保存

选择干、抓起来轻、不粘手、无刺激性硫黄味、色泽偏老的黄花菜。干黄花菜可装入密封袋，放于阴凉干燥处保存。鲜黄花菜应放在阴凉处或冰箱中，尽快食用。

◎搭配宜忌

黄花菜+猪肉 黄花菜+鳝鱼		增强体质 通血脉、利筋骨
黄花菜+鹌鹑 黄花菜+驴肉		引发痔疮 引起中毒

应用指南

1.能止血，治疗血热出血、咯血、口渴心烦：黄花菜50克，鲜白茅根30克。将白茅根用清水洗净，黄花菜泡发洗净，然后加水煎汤，滤取汁液，可代茶饮。

2.清热润燥，养血平肝：干黄花菜30克，鸡蛋2个，葱花、生抽、白糖、盐适量。黄花菜洗去浮尘，清水充分泡发，再洗一次，挤干水分。鸡蛋打入碗中搅成蛋液，加少许盐。热油将鸡蛋炒散，熟后盛出备用。另起锅放入少许底油，倒入黄花菜、生抽、白糖翻炒至熟，加入鸡蛋和少许盐炒匀即可。

3.养血补虚：排骨250克，黄花菜干100克，葱花适量。排骨斩块，焯水洗净，黄花菜水发洗净备用；将排骨、黄花菜放入砂锅，加入适量的水、适量的生姜片开大火；水开后转入小火，加入适量的黄酒继续炖，炖2小时，菜熟肉烂加入适量的盐、味精、胡椒粉及葱花即可。

补血吃法 1　黄花菜炒牛肉 ------ 益气补虚 + 清热止血 ------

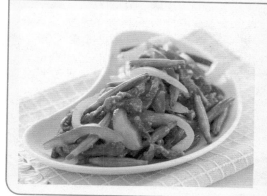

◎ **材料**　瘦牛肉250克，黄花菜150克，红甜椒35克，黄甜椒35克，蚝油10克，淀粉5克，白糖3克，白胡椒粉2克

◎ **制作**　①牛肉切条，以调味料腌渍30分钟入味；甜椒去子后切长条。②起油锅，放入牛肉炒2分钟盛出。③将黄花菜、红甜椒、黄甜椒放入原油锅拌炒熟，放入牛肉炒熟调味即可。

◎ **专家点评**　适宜贫血、月经不调、崩漏者食用。

补血吃法 2　鸡丝炒黄花菜 ------ 益气补血 + 生津止渴 ------

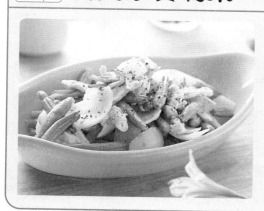

◎ **材料**　鸡脯肉、黄花菜各200克，鲜百合1个，盐适量

◎ **制作**　①鸡脯肉洗净切丝，百合剥瓣洗净，黄花菜去蒂洗净。②油锅加热，先下鸡肉丝拌炒，后下黄花菜、百合，加盐调味，并加入少量水翻炒，待百合稍微变半透明状即可。

◎ **专家点评**　适于心情抑郁、健忘失眠、心悸气短、气血亏虚、体质虚弱、阳痿早泄、月经不调者食用。

补血吃法 3　黄花菜黄瓜片汤 ------ 清热解毒 + 止血生津 ------

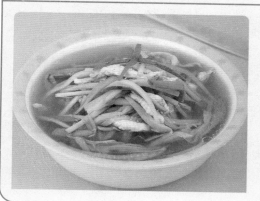

◎ **材料**　黄花菜150克，黄瓜100克，鸡脯肉50克，味精、香油各3克，葱5克，盐适量

◎ **制作**　①将黄瓜洗净切丝，黄花菜洗净，鸡脯肉切丝备用。②净锅上火倒入油，将葱炝香，下入鸡脯肉煸炒，倒入水烧开，加入黄花菜、黄瓜，调入盐、味精，淋入香油即可。

◎ **专家点评**　适于调理燥热、情志不畅、健忘失眠、气虚、血虚、心慌气短、便秘等症。

银耳

Yin'er

[别名] 白木耳、雪耳、银耳子

【每日用量】30克

【性味归经】性平，味甘。
归肺、胃、肾经。

【补血关键词】

铁、硒

◎银耳营养丰富，其含有多种矿物质元素，其中数铁和钙的含量最高，食用白木耳能防止缺铁性贫血，还能促进生长发育。银耳中含有的微量元素硒，可以增强机体抗癌能力，能提高机体的免疫力。

◎食疗作用

银耳具有强精补肾、补气和血、润肠益胃、提神补脑、美容嫩肤、延年益寿的功效。银耳中的多糖类成分能提高肝脏解毒能力，保护肝脏功能，常吃不但能增强机体免疫力，促进免疫细胞的分化和生长，预防癌症的发生，还能增强癌症患者对放疗、化疗的耐受力。食用银耳可促进胃肠蠕动，加速代谢废物的排出，防治便秘、预防结肠癌，还可减少小肠对脂肪的吸收，从而达到降血脂、瘦身的效果。

◎选购保存

优质银耳干燥，没有硫黄味，色泽淡黄，泡发后大而松散，耳肉肥厚，色泽呈白色或微带黄色，整体圆整，大而美观。

◎搭配宜忌

银耳+莲子 银耳+鹌鹑蛋		滋阴润肺 健脑强身
银耳+菠菜 银耳+动物肝脏		破坏维生素C 不利消化

应用指南

1.滋阴清热、补血、缓解更年期症状：菠萝150克，水发银耳50克，红枣、冰糖适量。菠萝去皮洗净切块，银耳洗净撕碎，红枣洗净去核。汤锅加适量清水、银耳、红枣，煮至银耳黏软，倒入菠萝块煮至熟，加冰糖溶化搅匀即可。

2.补虚润燥，降血压：鹌鹑蛋10个，水发银耳、鲜百合50克，白果5克，红枣、冰糖各适量。鹌鹑蛋煮熟去壳，银耳去蒂撕成小朵，百合掰瓣，红枣去核，白果去皮。将银耳、白果、红枣同煮至熟软，放入鹌鹑蛋、百合煮20分钟，加冰糖溶化搅拌均匀即可。

3.滋阴养血、健脾利湿：鲫鱼300克，木瓜40克，水发银耳100克，料酒、姜片、葱段、盐。银耳洗净去根，撕成小块；鲫鱼收拾干净。锅内加底油烧热，放入鲫鱼小火煎至两面金黄，倒入适量沸水、木瓜、银耳、葱姜、料酒，煮沸后转小火煲2小时，调味即可。

[贫血 吃 什么？]

补血吃法 1 猪肚银耳汤 ········· 补脾开胃 + 滋阴清热 ···

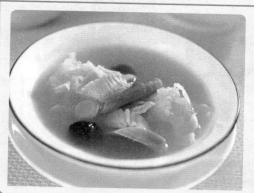

◎**材料** 猪肚250克，银耳100克，西洋参25克，乌梅3粒，盐6克

◎**制作** ①银耳以冷水泡发，去蒂，撕小块；花旗参洗净备用；乌梅洗净去核。②猪肚刷洗干净，沸水氽烫至熟，切片。③将猪肚、银耳、花旗参、乌梅放入瓦煲内，大火烧沸后再以小火煲2小时，再加盐调味即可。

◎**专家点评** 本品可健脾胃、养气血、清热润燥，对阴虚、血虚者有调理作用。

补血吃法 2 银耳红枣甜汤 ········· 健脾生津 + 清热安神 ···

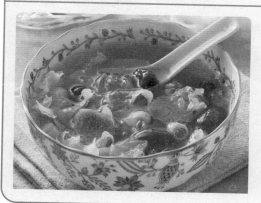

◎**材料** 水发银耳100克，紫薯100克，莲子50克，百合50克，红枣6颗，冰糖适量

◎**制作** ①银耳充分泡发，去蒂撕成小块备用；红枣掰开去核；紫薯去皮洗净、切成块。②银耳、莲子、百合、红枣放入锅中，添适量清水大火煮沸，转文火煮至莲子、银耳煮软。③放入紫薯煮至熟透，加入冰糖调味即可。

◎**专家点评** 适于贫血、燥热、心烦失眠者食用。

补血吃法 3 银耳椰子盅 ········· 滋阴生津 + 清热解暑 ···

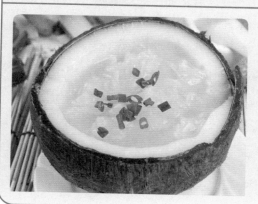

◎**材料** 大壳椰子1个，水发银耳150克，冰糖适量

◎**制作** ①将椰子剥去外皮，凿穿倒出椰汁，自蒂部约1/5处锯下，制成椰盅。②水发银耳洗净、撕碎。③椰汁、银耳、冰糖倒入椰盅内，加椰盖，蒸约1小时即可。

◎**专家点评** 本品可强精补肾、润肠益胃、补气和血、滋阴清热，适于阴虚、血亏者或夏秋天气燥热时食用

163

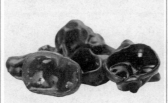

黑木耳
Heimuer

【每日用量】15克

【性味归经】性平，味甘；归肺、胃、肝经。

[别名] 树耳、木蛾、黑菜

【补血关键词】

卵磷脂、铁

◎黑木耳富含的卵磷脂可使体内脂肪呈液质状态，有利于脂肪在体内完全消耗，可降低血脂和防止胆固醇在体内沉积。黑木耳的含铁量很高，可及时为人体补充足够的铁质，是天然的补血佳品。

◎食疗作用

　　黑木耳具有补气血、滋阴、补肾、活血、通便的功效。对便秘、痔疮、胆结石、肾结石、膀胱结石、贫血及心脑血管疾病等有食疗作用。黑木耳含维生素K和丰富的钙、镁等矿物质，能防治动脉粥样硬化和冠心病。黑木耳较难消化，并有一定的滑肠作用，故脾虚消化不良或大便稀烂者慎食。

◎选购保存

　　优质黑木耳乌黑光润，其背面略呈灰白色，体质轻松，身干肉厚，朵形整齐，表面有光泽，耳瓣舒展，朵片有弹性，嗅之有清香之气。宜充分晾干后放入密封袋、封严，常温或冷藏保存均可。

◎搭配宜忌

黑木耳+绿豆 黑木耳+银耳	✔	可降压消暑 可提高免疫力
黑木耳+田螺 黑木耳+茶	✘	不利于消化 不利于铁的吸收

应用指南

　　1.治疗贫血：黑木耳30克，红枣10枚。先将黑木耳洗净泡发，然后将红枣提前用冷水浸泡约10分钟洗净，剔除枣核。锅内放入清水，加入所有食材，大火煮开，加红糖调服。

　　2.治高血压：黑木耳、冰糖各适量。黑木耳用清水洗净浸泡一夜后，在饭锅上蒸1～2小时，加适量冰糖，睡前服用。

　　3.治疗吐血、便血，痔疮出血：黑木耳30克，先湿水浸泡，洗净，用水小火煮烂后，加白糖适量服用。亦可取黑木耳5克，柿饼30克，先将黑木耳泡发，柿饼切块，同加水煮烂，每日1～2次。

　　4.活血化瘀，治疗跌打损伤：木耳60克，炒至见烟为度，加血余炭10克，共研细末。每次服6～10克，温开水或醋送下。

补血吃法 1 黑木耳猪蹄汤 ----------- 补血养颜 + 健脾益胃 ---

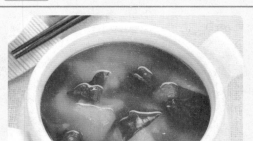

◎ **材料** 猪蹄350克，黑木耳10克，红枣2颗，盐适量

◎ **制作** ①猪蹄洗净，斩件；黑木耳泡发后洗净，撕成小朵；红枣洗净。②锅注水烧开，下猪蹄煮尽血水，捞出洗净。③砂煲注水烧开，下入姜片、红枣、猪蹄、黑木耳，大火烧开后改用小火煲煮2小时，加盐调味即可。

◎ **专家点评** 本品适于缺铁性贫血、便秘、脸色失华等患者食用。

补血吃法 2 鸡汁黑木耳 ----------- 养血驻颜 + 温补脾胃 ---

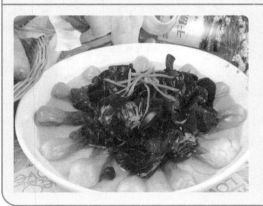

◎ **材料** 黑木耳150克，上海青200克，火腿少许、盐2克，鸡汁、鸡油各15克，清汤适量

◎ **制作** ①黑木耳泡发洗净；上海青洗净略烫；火腿切丝。②锅内倒入清汤烧开，放入上海青，下黑木耳用小火煨熟，加盐调匀，连清汤一起倒入盘中。③撒上火腿丝，淋上鸡汁、鸡油即可食用。

◎ **专家点评** 本品适于贫血、便秘、食欲不振等患者食用。

补血吃法 3 东北黑木耳炒肉 --------- 补血养颜 + 补虚强身 ---

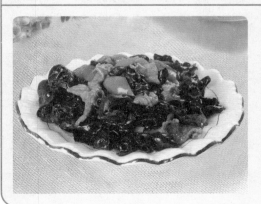

◎ **材料** 水发木耳150克，红椒、青椒各50克，猪肉250克，盐3克，酱油适量

◎ **制作** ①将水发木耳洗净，撕小朵；红椒、青椒洗净，切块；猪肉洗净，切片。②锅倒油烧热，放入红椒、青椒爆香，再下入木耳、猪肉。③最后调入盐、酱油，炒匀即可。

◎ **专家点评** 本品适于贫血、气虚、面色不好、体弱等患者食用。

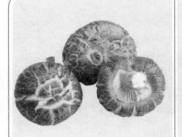

香菇
Xianggu

[别名] 冬菇、香菌、爪菰

【每日用量】50~100克

【性味归经】性平，味甘。归脾、胃经。

【补血关键词】

多糖、矿物质

◎香菇中的多糖成分可调节人体内有免疫功能的T细胞活性，可降低甲基胆蒽诱发肿瘤的能力，从而对癌细胞有较好的抑制作用。香菇多糖还可改善人体新陈代谢，改善体质，对贫血者有较好的补益效果。

◎食疗作用

香菇有补肝肾、健脾胃、理气养血、益智安神、美容、抗肿瘤的功效。香菇中的多糖类物质有明确的保健及治疗作用，更年期女性常吃香菇能提高机体细胞免疫功能，清除自由基，延缓衰老，防癌抗癌，降低血压、血脂，预防动脉硬化、肝硬化等疾病，降低心脑血管疾病风险，还可调节内分泌、调节激素分泌量，从而改善体质，推迟绝经、缓解更年期症状。

◎选购保存

优质香菇的菇伞肥厚，伞缘曲收未散开，内侧为乳白色，皱褶明显，菇柄短而粗。新鲜香菇应冰箱冷藏。干香菇应放在密封罐中，置于干燥避光处。

◎搭配宜忌

香菇+木瓜 香菇+豆腐	✓	能降压减脂 健脾养胃、增加食欲
香菇+鹌鹑肉 香菇+河蟹	✗	面部易长黑斑 易引起结石症状

应用指南

1.用于防治高血压、高血脂、糖尿病：油菜心200克，香菇150克，水淀粉、盐、味精、油各适量。香菇洗净余烫，沥干。菜心择净，对半切开。锅内放少许底油烧热，放菜心煸炒2分钟，倒出多余的油，加适量清汤、香菇、盐、大火烧开，加味精，水淀粉勾芡即可。

2.补气养身，益胃助食：鸡脯肉100克，鲜香菇3个，大米100克，葱姜少许，橄榄油10克，盐和鸡精适量，胡椒粉3克。大米淘洗干净后清水浸泡1小时；鸡脯肉切丝，用少许盐、淀粉、橄榄油拌匀；鲜香菇洗净切丝，葱姜切末。锅中放入足量水烧开，放入浸泡后的大米和橄榄油，大火煮沸后转小火继续煮20分钟。加入香菇丝煮5分钟，再加入鸡肉丝煮滚。调入盐、鸡精、胡椒粉，撒入葱姜末调匀即可。

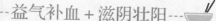

补血吃法 1 香菇排骨汤 ────────── 益气补血 + 滋阴壮阳───

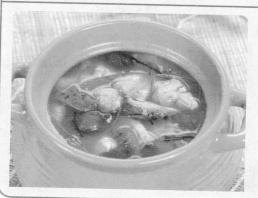

◎ **材料** 排骨300克，香菇50克，红枣适量，盐3克，鸡精5克

◎ **制作** ①排骨洗净，斩块；香菇泡发，洗净撕片；红枣洗净。②热锅注水烧开，下排骨滚尽血渍，捞出洗净。③将排骨、红枣放入瓦煲，注入水，大火烧开后放入香菇，改为小火煲煮2小时，加盐调味即可。

◎ **专家点评** 适用于消化不良、便秘、贫血、免疫力低下等的患者食用。

补血吃法 2 花生香菇煲鸡爪 ──────── 养颜补血 + 益气健脾───

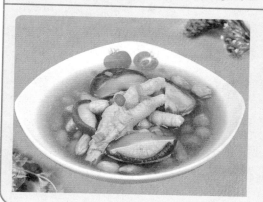

◎ **材料** 鸡爪250克，花生米45克，香菇4朵，高汤适量，盐4克

◎ **制作** ①将鸡爪洗净；花生米洗净浸泡；香菇洗净切片备用。②净锅上火倒入高汤，下入鸡爪、花生米、香菇煲至熟，调入盐即可。

◎ **专家点评** 本品适于贫血、营养不良、脾胃失调、便秘等的患者食用。

补血吃法 3 香菇煲猪肚汤 ────────── 益气补血 + 健脾和胃───

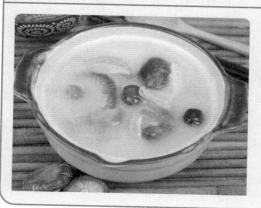

◎ **材料** 猪肚180克，香菇30克，红枣8颗，枸杞、姜各适量，盐2克

◎ **制作** ①猪肚洗净，翻转去脏杂，以生粉反复搓擦后用清水冲净；香菇泡发洗净；红枣、枸杞洗净，略泡。②煲内注清水烧沸，加入所有食材，大火煮沸后改小火煲2小时。③加盐调味即可。

◎ **专家点评** 本品适于食欲不振、贫血、身体虚弱、脾胃不好等的患者食用。

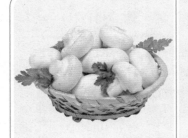

口蘑
Koumo

[别名] 白蘑、白蘑菇、云盘蘑

【每日用量】50~100克

【性味归经】味甘，性平。归肺、心经。

【补血关键词】

硒

◎富含微量元素硒的口蘑是良好的补硒食品，它能够防止过氧化物损害机体，降低因缺硒引起的血压升高和血黏度增加。还能让血红蛋白增加，从而缓解贫血症状。

◎食疗作用

口蘑具有宣肠益气，散血热，透发麻疹的功效。主治小儿麻疹透出不畅，烦躁不安。对癌症、心血管系统疾病、肥胖、便秘、糖尿病、肝炎、肺结核、软骨病患者等有一定辅助疗效。口蘑中含有大量的维生素D，是唯一一种能提供维生素D的蔬菜，而多摄入维生素D，能预防骨质疏松症。

◎选购保存

菌菇类最怕湿，在挑选时，不能买太湿的，不但营养流失严重，还特别不容易保存。很容易繁殖微生物，变酸、变臭，甚至腐烂。想让菌菇类储存得更久一些，买回来后先要在阴凉处摊开，稍微晾干后再放入冰箱保存。

◎搭配宜忌

口蘑+青豆 口蘑+鸡蛋 ✅	清热解毒 滋阴润燥	
口蘑+野鸡 口蘑+驴肉 ❌	引发痔疮 引起腹痛	

应用指南

1.治疗麻疹、烦躁不安：口蘑50克，水浸软后切碎，水煎服，1次服完，日服2次。

2.能开胃理气、滋阴养颜，治疗面黄枯瘦等症：水发雪蛤油100克，水发口蘑10克，冬笋10克，豌豆10克，猪油25克。把冬笋切成小象眼片，水发口蘑切成小片，香菜切末，葱、姜切块；勺内放猪油，油热时，用葱、姜块炝锅，加酱油，鸡汤。烧开后，捞出葱、姜块，放入雪蛤油、绍酒、味精、花椒水及其他食材。烧开后，撇去浮沫，用湿淀粉勾成米汤芡，淋上芝麻油，撒上香菜，盛入汤盘即成。

3.清热解毒、助消化：口蘑200克，黄瓜1根，大葱5克。黄瓜和口蘑洗净切片，大葱切斜段；油温六成热时，放入葱花爆香，放入口蘑，翻炒至口蘑变软；放入黄瓜片翻炒半分钟，调味，最后兑入水淀粉，待汤汁变浓即可。

补血吃法 1 口蘑炖鸡汤 ————————— 益气安神 + 补益脾胃 ———

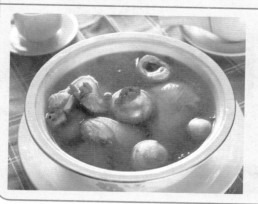

◎**材料** 鸡肉350克，口蘑80克，枸杞10克，葱2根、姜1块、盐8克

◎**制作** ①将鸡肉洗净，剁块；口蘑去蒂洗净；葱洗净切段；姜洗净切片。②鸡块汆烫后捞出，沥干水分。③锅中烧水，放入香油、姜片煮沸后下入鸡块、蘑菇，调入胡椒粉、料酒炖煮约40分钟，再放入枸杞煮20分钟，调味 即可。

◎**专家点评** 本品适于肥胖、便秘、失眠、贫血、心神不安等患者食用。

补血吃法 2 西红柿炒口蘑 ———————— 养阴生津 + 益气补血 ———

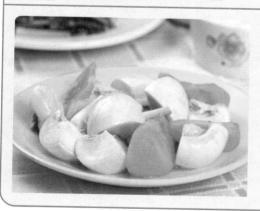

◎**材料** 口蘑300克，西红柿2个、料酒、水淀粉各5克，盐3克，葱段、高汤、香油各适量

◎**制作** ①将西红柿、口蘑洗净，切成小块，备用。②再将炒锅烧热，放进食油，烧热后，加上西红柿、高汤和口蘑，加上上述的调味料，炒匀即可。

◎**专家点评** 本品适于便秘、消化不良、失眠、血虚等的患者食用。

补血吃法 3 口蘑扒油菜 ———————— 强身健体 + 补脾益气 ———

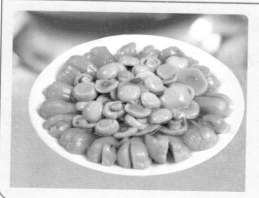

◎**材料** 油菜50克，口蘑80克，枸杞10克，盐、鸡精、蚝油、高汤各适量

◎**制作** ①将油菜洗净，对半切开，入沸水中焯水，沥干，摆盘中；口蘑洗净，沥干备用；枸杞洗净。②锅注油烧热，下入口蘑炒，注入适量高汤煮开，加入枸杞。③加入蚝油、盐和鸡精调味，起锅倒在油菜上。

◎**专家点评** 本品适于体虚血弱、习惯性便秘、消化不良等的患者食用。

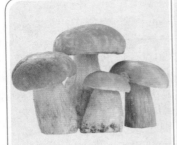

牛肝菌

Niuganjun

[别 名] 美味牛肝菌

【每日用量】30~100克

【性味归经】性温，味甘。归脾、胃、肾经。

【补血关键词】

蛋白质、矿物质

◎牛肝菌富含蛋白质、碳水化合物、维生素等。其丰富的蛋白质成分能强身健体，增强机体的免疫力，能防病治病，对糖尿病患者较为适宜。此外牛肝菌中含有微多的铁元素，能预防缺铁性贫血。

◎ 食疗作用

牛肝菌具有清热解烦、养血和中、追风散寒、舒筋和血、补虚提神、消食和中等功效。对食少腹胀、腰腿疼痛、手足麻木等病症有一定食疗作用。牛肝菌含有人体必需的8种氨基酸，还含有腺嘌呤、胆碱和腐胺等生物碱。药用还可用以治疗妇女白带异常。经常食用牛肝菌可明显增强机体免疫力、改善机体微循环。

◎ 选购保存

选购牛肝菌应选择子实肥厚，菌朵单生，菌盖呈伞形，菌柄粗壮，颜色为赤褐色或黄褐色，切开后不变色；干品的牛肝菌为白色至黄褐色，香味纯正浓厚。可以将其晒干后密封保存。

◎ 相宜搭配

牛肝菌+猪瘦肉	滋阴补虚
牛肝菌+冬瓜	清热利尿
牛肝菌+鸡肉 ✔	补虚强身
牛肝菌+青椒	健胃消食

应用指南

1.调理贫血和营养不良：白牛肝菌(干)350克，柿子椒30克，猪里脊肉60克，圆白菜50克，鸡蛋清10克。牛肝菌去根部，洗净，切成块；红灯笼椒、青辣椒洗净去籽，分别切成块；卷心菜放盐水内腌片刻后捞出切成小片；里脊肉洗净切片；蒜、姜均切片，葱切段；猪脊肉片入碗，加鸡蛋清、味精、胡椒粉、湿淀粉，拌匀上浆；炒锅置中火，注入猪油，烧热，分别下肉片、牛肝菌块滑透，倒入漏勺控油；炒锅留底油烧热，下蒜片、姜片、葱段煸香，下灯笼椒块、表椒辣块炒透，倒入牛肝菌块、肉片、盐、腌卷心菜和汤、咸酱油以及白糖、味精、胡椒粉，用湿淀粉勾芡，翻炒均匀，淋入香油即成。

2.清热利湿、养血和中、消食：薏米20克，冬瓜100克，牛肝菌50克，玉米粒适量。将薏米泡发洗净，冬瓜去皮洗净，牛肝菌择洗干净备用；将其同入锅煮汤，至熟调味即可。

补血吃法 1　肉炒牛肝菌------------------------养血和中 + 补脾益胃---

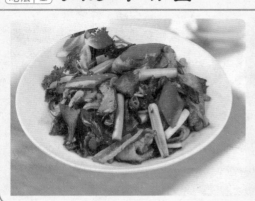

◎ **材料**　五花肉200克，牛肝菌150克、辣椒、大葱各15克，盐、味精各5克

◎ **制作**　①五花肉洗净，切片，入沸水中氽一下；牛肝菌洗净，切片，入水中焯一下；辣椒洗净，切片；大葱洗净，切段。②油锅烧热，入辣椒、五花肉炒香。③五花肉炒匀，入盐、味精、大葱调味。

◎ **专家点评**　本品适于食欲不振、贫血、体虚等的患者食用。

补血吃法 2　碧绿牛肝菌------------------------温中健胃 + 补虚提神---

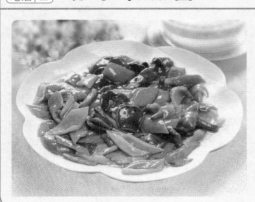

◎ **材料**　牛肝菌100克，青椒、红椒各50克，盐3克，味精1克

◎ **制作**　①牛肝菌洗净，入水煮至15分钟捞出沥干切片；青椒、红椒去子洗净切块。②炒锅倒油烧热，放入牛肝菌、青椒、红椒炒。③调入盐、味精入味，炒至牛肝菌熟即可。

◎ **专家点评**　本品适于体虚血弱、食欲不振、脾胃虚弱等的患者食用。

补血吃法 3　牛肝菌枸杞糯米粥----------益气养血 + 健脾养胃---

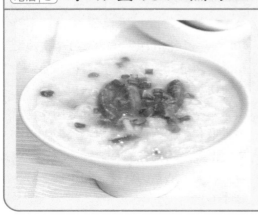

◎ **材料**　牛肝菌100克，枸杞20克，糯米50克，葱花、盐各适量

◎ **制作**　①将牛肝菌洗净，放进沸水中煮10分钟即可捞起；葱洗净，切段。②将糯米洗净，放进锅中，加适量水，大火煮开，加上牛肝菌和枸杞。③小火煮熟后，加上葱花和盐调味即可。

◎ **专家点评**　本品适于食欲不佳、体虚、贫血、脾胃虚寒等的患者食用。

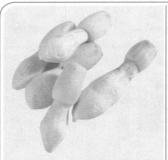

鸡腿菇

Jituigu

[别 名] 毛头鬼伞

【每日用量】30~100克

【性味归经】味甘，性平。归脾、胃经。

【补血关键词】

蛋白质、纤维素

◎鸡腿菇含有丰富的蛋白质、碳水化合物及多种维生素等。其中蛋白质是维持免疫机能最重要的营养素，可以提高人体免疫力辅助调理贫血。而纤维素可以促进肠壁的蠕动，帮助消化，能防止大便干燥。

◎食疗作用

鸡腿菇具有清神益智，益脾胃，助消化，增加食欲等功效。对食欲不振、便秘、心情烦躁等症有一定疗效。另外，还可调节新陈代谢，起到镇静安神的作用；还含有抗癌活性物质和治疗糖尿病的有效成分，长期食用，对降低血糖浓度，治疗糖尿病有较好疗效，特别对治疗痔疮效果明显。

◎选购保存

选购菌盖应是圆柱形，并沿着边缘紧紧包裹着，颜色呈洁白至浅褐色，不要菌盖长开的，长开代表太老。如果数量不多，储存时可将鲜蘑菇根部的杂物除净，放入淡盐水中浸泡10~15分钟，捞出后沥干水分，再装入塑料袋中，可保鲜一星期。

◎搭配宜忌

鸡腿菇+牛肉	健脾养胃
鸡腿菇+猪肉 ✔	增强营养
鸡腿菇+莴笋	利肠通便

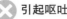

| 鸡腿菇+白酒 ✘ | 引起呕吐 |

应用指南

1.能减肥美容、降血脂、降血糖：水发猪蹄筋400克，鲜鸡腿菇200克。锅置中火上，放入植物油、姜块、葱段炒出香味，倒入400毫升高汤、烧沸后、加入猪蹄筋，用小火焖2分钟，捞出；鸡腿菇洗净后，对切成两半。蒜洗净，去两端修平整，同时下入沸水锅中煮2分钟到断生、捞出、放入清水中漂冷；锅置旺火上，倒入高汤，先放入精盐、料酒、胡椒粉、味精，后下蹄筋、鸡腿菇、蒜，浇淋入味后，用水淀粉收汁，淋化鸡油推匀，装入盘中即成。

2.养血补虚，滋阴润燥：鸡腿菇400克，猪肉300克，柿子椒1个。鸡腿菇洗净切条或切片，切好青椒和姜蒜，猪肉切小块；猪肥肉入锅煎出猪油；把鸡腿菇倒入加适量盐煽炒好后出锅；爆香青椒和姜蒜，加入瘦肉，把老抽淋在瘦肉上翻炒均匀；最后放入鸡腿菇一起炒，在调入适量的鸡精、和生抽，炒至熟即可。

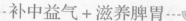

补血吃法 1 **鸡腿菇炒牛肉** ------------ 补中益气＋滋养脾胃---

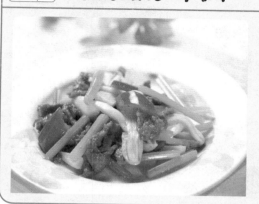

◎**材料** 香芹、鸡腿菇各200克，牛肉300克，红椒1个，盐3克，淀粉适量

◎**制作** ①鸡腿菇切片；香芹去叶，洗净，切段；牛肉洗净，切片；红椒洗净，切片。②锅置火上，油烧热，下入牛肉炒开，加入鸡腿菇、盐焖至入味，再加入红椒片、香芹段炒匀，勾芡即可。

◎**专家点评** 本品适于贫血、消化不良、脾胃虚弱等的患者食用。

补血吃法 2 **耗油鸡腿菇** ------------ 健脾益胃＋滋阴补血---

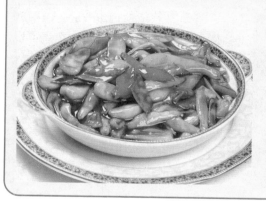

◎**材料** 鸡腿菇400克，蚝油20克，青、红椒各适量，盐3克，老抽10克

◎**制作** ①鸡腿菇洗净，用水焯过后，晾干待用；青椒、红椒洗净，切成菱形片。②炒锅置于火上，注油烧热，放入焯过的鸡腿菇翻炒，再放入盐、老抽、蚝油。③炒至汤汁收浓时，再放入青、红椒片稍炒，起锅装盘即可。

◎**专家点评** 本品适于消化不良、贫血、便秘、食欲不振等的患者食用。

补血吃法 3 **鸡腿菇烧肉丸** ------------ 补中益气＋健脾和胃---

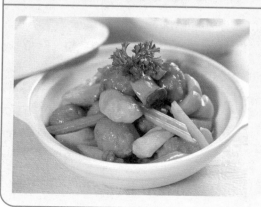

◎**材料** 鸡腿菇50克，肉馅150克，芹菜段50克，鸡蛋1个、盐3克，味精3克，酱油5克，鸡精2克，淀粉5克，姜末5克，葱末6克

◎**制作** ①鸡蛋打散，加入淀粉和肉馅拌匀；鸡腿菇洗净对切。②将肉馅和鸡蛋做成肉丸，与鸡腿菇一同入油中稍炸后捞出沥油。③锅置火上，加油烧热，放入肉丸和鸡腿菇、芹菜段，下入调味料炒匀即可。

◎**专家点评** 本品适于脾胃虚弱、贫血、消化不良等的患者食用。

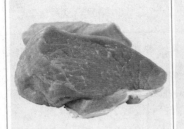

猪肉
Zhurou

[别名] 瘦猪肉、猪精肉

【每日用量】100~200克

【性味归经】性温，味甘、咸。归脾、胃、肾经。

【补血关键词】
维生素、有机铁

◎猪肉营养丰富，含有丰富的B族维生素，可以使身体感到更有力气。猪肉还能提供人体必需的脂肪酸。而猪肉中含有的有机铁可为人体提供血红素和促进铁吸收的半胱氨酸，能改善缺铁性贫血。

◎食疗作用

猪肉具有滋养脏腑，滑润肌肤，补中益气，养血补虚等功效。用于温热病后，热退津伤，口渴喜饮，肺燥咳嗽，干咳痰少，咽喉干痛，肠道枯燥，大便秘结，气血虚亏，羸瘦体弱等病症。

◎选购保存

鲜猪肉皮肤呈乳白色，脂肪洁白且有光泽。肌肉呈均匀红色，表面微干或稍湿，但不粘手，弹性好，指压凹陷立即复原，具有猪肉固有的鲜、香气味。猪肉的储存放入主要通过盐腌、熏烤等方法，一般用盐腌，因为比较方便，具体是将猪肉洗净后均匀涂上盐自然风干即可，温度高时可多抹一些。

◎搭配宜忌

猪肉+竹笋 猪肉+冬瓜	✔	清热化痰、解渴益气 开胃消食
猪肉+茶 猪肉+驴肉	✖	容易造成便秘 导致腹泻

应用指南

1.治疗贫血或血虚所致的头昏眼花、疲倦乏力：猪瘦肉500克，当归30克。猪肉切片，洗净；当归洗净，可以用纱布包裹，扎紧袋口备用；锅中放入猪肉和药袋，注入适量清水煮汤。先用大火煮沸后，然后再转以小火煎煮10分钟。可稍加食盐调味，除去药袋，饮汤吃肉。可分作2或3次服。

2.养阴滋液、润燥，治疗津枯血夺、火灼燥渴、干嗽、便秘：猪肉（半肥瘦）500克，切小块，急火煮汤。除净浮油，随意饮用。

3.能降血糖，预防糖尿病：猪肉250克，南瓜100克，豆豉、盐、味精各适量。先将南瓜去皮洗净后切成片。然后将切好的猪肉洗净，起锅向锅中倒入油，烧开后下蒜、豆豉、姜炝炒，然后下猪肉煸炒，加入南瓜，放入适量的清水，同煮至熟，最后放入适当的辅料加以调味即可。

补血吃法 1 冬瓜薏米瘦肉汤 ————— 补中益气 + 滋养脏腑 —

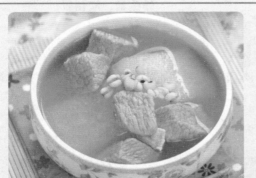

◎ **材料** 冬瓜300克，瘦肉100克，薏米20克，盐5克，鸡精5克，姜10克

◎ **制作** ①瘦肉洗净，切件，汆水；冬瓜去皮，洗净，切块。②薏米洗净，浸泡；姜洗净切片。③瘦肉入水汆去血沫后捞出备用。调入盐和鸡精，转小火再稍炖一下即可。

◎ **专家点评** 本品适于脾胃虚弱、内有湿热、贫血等的患者食用。

补血吃法 2 益母草红枣瘦肉汤 ————— 益气补血 + 健脾和胃 —

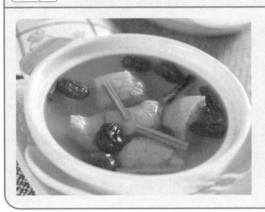

◎ **材料** 瘦肉250克，黑豆50克，益母草20克，枸杞10克，盐5克，鸡精5克

◎ **制作** ①瘦肉洗净，切件，汆水；黑豆、枸杞洗净，浸泡；益母草洗净。②将瘦肉、黑豆、枸杞放入锅中，加入清水慢炖2小时。③放入益母草稍炖，调入盐和鸡精即可。

◎ **专家点评** 本品适于贫血、体虚、食欲不振、脾胃虚弱等的患者食用。

补血吃法 3 莲藕猪肉汤 ————————— 滋补养性 + 益气补血 —

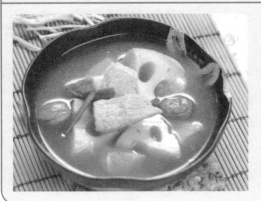

◎ **材料** 瘦肉、莲藕各150克，红枣20克，葱10克，盐5克，鸡精3克

◎ **制作** ①瘦肉洗净，切件；莲藕洗净，去皮，切件；红枣洗净；葱洗净，切段。②锅中烧水，放入瘦肉煮净血水。③锅中放入瘦肉、莲藕、红枣，加入清水，炖2小时，放入葱段，调入盐和鸡精即可。

◎ **专家点评** 本品适于脾胃虚弱、便秘、贫血等的患者食用。

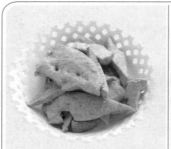

猪肝
Zhugan

[别名] 无

【每日用量】50~100克

【性味归经】性温，味甘、苦，归肝经。

【补血关键词】

维生素、矿物质

◎猪肝富含蛋白质、卵磷脂、维生素及多种矿物质和微量元素，其中丰富的维生素A，可使眼睛明亮，能保护视力。含有的矿物质以铁和磷的含量较高，而这些元素是造血不可缺少的原料，能预防贫血。

◎ 食疗作用

猪肝具有补气养血、养肝明目等功效。主要用于增强人体免疫力、抗氧化、防衰老、延年益寿，也具备一定的抗肿瘤的作用。适宜气血虚弱，面色萎黄，缺铁性贫血者，肝血不足所致的视物模糊不清，夜盲症、眼睛干燥症的人群食用。据近代医学研究发现，猪肝还具有多种抗癌物质，如维生素C、硒等，而且肝脏还具有较强的抑癌能力和含有抗疲劳的特殊物质。

◎ 选购保存

新鲜的猪肝呈褐色或紫色，用手按压坚实有弹性，有光泽，无腥臭异味。切好的肝一时吃不完，可用豆油将其涂抹搅拌，然后放入冰箱内，会延长保鲜期。

◎ 搭配宜忌

猪肝+菠菜	✓	改善缺铁性贫血
猪肝+榛子		有利于钙吸收
猪肝+荞麦	✗	影响消化
猪肝+西红柿		破坏维生素C

应用指南

1.改善体虚贫血，滋养精血：猪肝200克，菠菜150克，当归一片，黄芪15克，丹参、生地黄、生姜各适量。当归、黄芪、丹参、生地黄分别洗净，然后入锅加水适量煎汁，煎煮好后去渣留汁备用；猪肝洗净切片，入沸水锅汆烫去血水，捞出沥干备用；菠菜去除根部洗净备用。然后起锅烧油，油热后下猪肝炒半熟捞出。药汁、米酒入锅煮开，入猪肝、菠菜稍煮即可。

2.补血养颜、润肤防衰：猪肝200克，冬菇30克，红枣6颗，生姜、枸杞各适量。将猪肝洗净切片，汆烫去血水备用；冬菇泡发洗净，红枣去核洗净。取全部食材，清水上蒸笼蒸3小时即可。

3.治疗气虚、夜盲症、视疲劳：猪肝300克，党参10克，黄芪15克，枸杞5克，盐适量。猪肝洗净切片，党参、黄芪加水大火煮开，转小火熬20分钟，加枸杞、猪肝片。待水沸加盐调味即可。

补血吃法 1 红枣猪肝冬菇汤 ———— 补肝养血 + 益气健脾

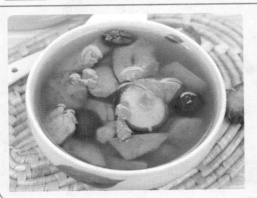

◎**材料** 猪肝220克，冬菇30克，红枣6颗，枸杞、生姜、盐、鸡精各适量

◎**制作** ①猪肝洗净切片；冬菇洗净，用温水泡发；红枣、枸杞分别洗净；姜洗净去皮切片。②锅中注水烧沸，入猪肝氽去血沫。③炖盅装水，放入所有食材，上蒸笼炖3小时，调入盐、鸡精后即可食用。

◎**专家点评** 本品适于贫血、脾胃虚弱、眼干等的患者食用。

补血吃法 2 黄芪猪肝汤 ———— 补气养血 + 养肝明目

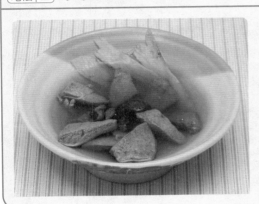

◎**材料** 猪肝200克，菠菜150克，水3碗，当归1片，黄芪15克，丹参、生地黄各7克，姜5片，米酒半碗，麻油1汤匙

◎**制作** ①菠菜洗摘干净，切段；药材洗净，加3碗水，熬取药汁备用。②油锅烧热，入猪肝炒半熟，盛起备用。③将米酒、药汁入锅煮开，入猪肝煮开，再放入菠菜煮开，用米酒、麻油调味即可。

◎**专家点评** 本品适于气虚乏力、血虚、食欲不振等的患者食用。

补血吃法 3 参芪枸杞猪肝汤 ———— 滋阴养血 + 补气健脾

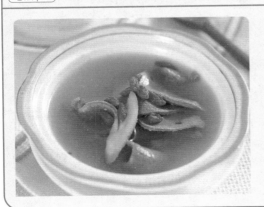

◎**材料** 党参10克，黄芪15克，枸杞5克，猪肝300克，盐2小匙

◎**制作** ①猪肝洗净，切片。②党参、黄芪洗净，放入煮锅，加6碗水以大火煮开，转小火熬高汤。③熬约20分钟，转中火，放入枸杞煮约3分钟，放入猪肝片，待水沸腾，加盐调味即成。

◎**专家点评** 本品适于气虚乏力、贫血、食欲不振、便秘等的患者食用。

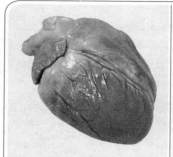

猪心
Zhuxin

[别名] 无

【每日用量】50~150克

【性味归经】性平，味甘、咸。归心经。

【补血关键词】

蛋白质、矿物质

◎自古以来中医上就有"以形补形"这种说法，现代医学研究表明食用猪心对心脏也有益处。猪心含有丰富的蛋白质，能增强人体的体力。含有的多种矿物质成分，如铁等，能治疗缺铁性贫血。

◎食疗作用

猪心具有补虚，定惊安神，养心补血的功效。对心虚多汗、自汗、惊悸恍惚、怔忡、失眠多梦、精神分裂、癫痫、癔病等症有一定食疗效果。另外，它含有的蛋白质、脂肪、维生素等成分，对加强心肌营养，增强心肌收缩力有很大的作用。猪心虽不能完全改善心脏器质性病变，但可以增强心肌，营养心肌，有利于功能性或神经性心脏疾病的痊愈。

◎选购保存

用手触摸有弹性，质地坚硬，切面整治，挤压有鲜红色血液渗出，则是新鲜的猪心，宜选购。猪心最好现买现吃，也可放在冰箱中冷藏保存，但时间不宜过长。

◎相宜搭配

猪心+莲子	补心健脾，宁心安神
猪心+芹菜	清心除烦
猪心+桂圆 ✔	养心安神
猪心+豆豉	补益脾胃、开胃消食

应用指南

1.补气血，养心安神。治疗病体虚弱、心血不足等症：灵芝15克，猪心500克。将灵芝去杂洗净，煎煮取汁；将猪心破开洗净血水，与灵芝药汁、葱、姜、花椒同置锅内，煮至6成熟捞起；将猪心放卤汁锅内，用小火煮熟捞起，揩净浮沫。取卤汁，加入调料，加热收成浓汁，均匀的涂在猪心里外即可。

2.宁心安神，养血。治疗心烦失眠，烦热口渴等症：猪心1个，红枣15克，茯苓15克，远志5克。将猪心剖开洗净；药材用细纱布袋装好，绳子扎紧；同入砂锅，加水适量，炖烫，至猪心熟透后，调味即可。

3.补益肝肾，养心安神：猪心200克，枸杞200克，花生油10克，生粉3克。将猪心洗净，用温水浸泡10分钟；把猪心切开，清除腔内残余，飞水，洗净，把材料放进猪心，放入瓦煲内，加适量的水，盖上盖，煮2小时即可。

补血吃法 1 红枣猪心汤 ———— 养心补血 + 补脾益胃 —

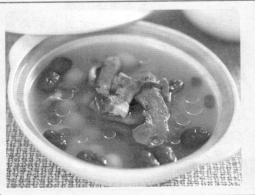

◎ **材料** 猪心1个，莲子（不去心）60克，红枣15克，枸杞15克、盐适量

◎ **制作** ①猪心入锅中加水煮熟；红枣、莲子、枸杞泡发洗净。②将煮好的猪心洗净，切成片。③把全部用料放入砂锅中，加适量清水，小火煲2小时，加盐调味即可。

◎ **专家点评** 本品适于贫血、心虚失眠、食欲不振、体虚等的患者食用。

补血吃法 2 猪心虫草汤 ———— 养心益肾 + 补血补虚 —

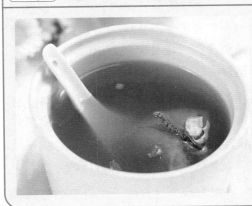

◎ **材料** 猪心1个，虫草2条，参片10片，盐、鸡精、味精各适量

◎ **制作** ①猪心洗净，切片，余去血污；虫草、参片均洗净浮尘。②将猪心、虫草、参片放入炖盅，加适量水。③炖盅置于火上，炖好后加入调味料调匀即可。

◎ **专家点评** 本品适于失眠多梦、贫血、肾气不足等的患者食用。

补血吃法 3 桂参红枣猪心汤 ———— 养心补血 + 补中益气 —

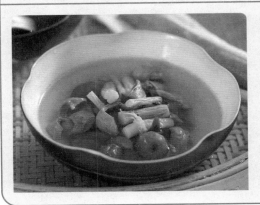

◎ **材料** 桂枝5克，党参10克，红枣6颗，猪心半个，盐适量

◎ **制作** ①将猪心挤去血水，放入沸水中余烫，捞出冲洗净，切片。②桂枝、党参、红枣分别洗净放入锅中，加3碗水，以大火煮开，转小火续煮30分钟。③再转中火让汤汁沸腾，放入猪心片，待水再开，加盐调味即可。

◎ **专家点评** 本品适于贫血、气虚乏力、食欲不振等的患者食用。

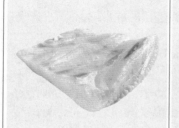

猪皮
Zhupi

[别名] 无

【每日用量】30~100克

【性味归经】味甘，性凉。归肺、肾经。

【补血关键词】

胶原蛋白

◎猪皮含有大量的胶原蛋白质，常食能治鼻出血、齿出血、大便下血以及贫血。

◎食疗作用

猪皮具有滋阴补虚、清热利咽、活血止血、补益精血、滋润肌肤、光泽头发、减少皱纹、延缓衰老的功效。治疗心烦、咽痛、贫血等症。现代医学研究表明，经常食用猪皮或猪蹄有延缓衰老和抗癌的作用。因为猪皮中含有大量的胶原蛋白，能减慢机体细胞老化。尤其对阴虚内热，出现咽喉疼痛、低热等症的患者食用效果更佳。

◎选购保存

选购时用手触摸猪皮如发觉没有油分又手囊比较胀大者为佳品，不宜选购病死猪的猪皮。猪皮没有使用完的可以置于0~4摄氏度的冰箱中储存，也可以通过自然风干后储存。

◎相宜搭配

猪皮+山药	补益精血
猪皮+红枣 ✓	活血止血
猪皮+青椒	润肤美容
猪皮+花生	抗衰止血

应用指南

1.治疗失血性贫血，痔血，便血，妇女崩漏下血：猪皮60~90克，加水及黄酒少许，用文火久煮至烂，然后加入适量的红糖，拌匀服用。

2.治疗血友病，鼻衄，齿衄，紫癜：猪皮1块，红枣10~15枚。将猪皮洗净，红枣洗净去核。同入锅，加水适量，煮烂，食枣喝汤，每日1剂。

3.治疲劳过度或上火引起的耳鸣、耳聋：猪皮、香葱各90克。将猪皮、香葱洗净，然后同剁烂，装入盘中，加盐拌匀。入锅蒸熟，一次吃完，连吃3天。

4.活血止血、润泽肌肤：猪皮100克，玉兰片50克，葛笋片10克，水发木耳50克，猪肉片100克，火腿片100克。将猪皮用清水浸泡2小时后，捞出切成大片，放入热油锅中略炒，加入肉汤、葛笋片、玉兰片、木耳、火腿片，用中火煮10分钟，再入猪肉片同煮至熟，加盐、味精调味后即成。

180

补血吃法 1 猪皮枸杞红枣汤 ---------- 补血养颜 + 滋阴补虚---

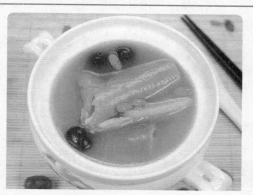

◎ **材料** 猪皮80克，红枣15克，枸杞、姜各适量，盐1克，鸡精适量

◎ **制作** ①将猪皮洗净，切块；生姜洗净去皮切片；红枣、枸杞分别用温水略泡，洗净。②净锅注水烧开后加入猪皮氽透后捞出。③往砂煲内注入高汤，加入猪皮、枸杞、红枣、姜片，小火煲2小时，调入盐、鸡精即可。

◎ **专家点评** 适用于贫血、阴虚内热、皮肤干燥等的患者食用。

补血吃法 2 豆香炒肉皮 ----------------- 益血补虚 + 滋养皮肤---

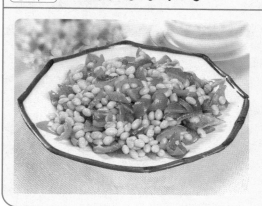

◎ **材料** 猪肉皮350克，黄豆100克、青椒块、红椒块、八角各5克

◎ **制作** ①黄豆冷水泡发；猪肉皮洗净，切成小块，氽水沥干。②砂锅加干辣椒、八角、香叶、黄豆、肉皮，煮熟捞出黄豆、肉皮。③锅倒油烧热，下青、红椒炒香，倒入黄豆、肉皮炒匀，调入生抽、盐、味精，炒匀即可。

◎ **专家点评** 本品适于贫血、免疫力低下、脾胃虚弱、皮肤干燥等的患者食用。

补血吃法 3 红枣桂圆猪皮汤 --------- 补血养颜 + 健脾益胃---

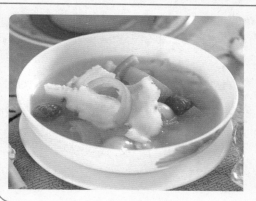

◎ **材料** 红枣15个，当归20克，桂圆肉30克，猪皮500克，盐5克

◎ **制作** ①红枣去核，洗净；当归、桂圆肉洗净。②将猪皮切成块状，洗净，入沸水中氽烫。③将清水2000毫升放入瓦煲内，水沸后加入上述全部材料，大火煲开后改用文火煲3小时，加盐调味即可。

◎ **专家点评** 本品适于贫血、脾胃虚弱、体虚、食欲不振等的患者食用。

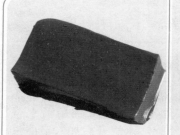

猪血
Zhuxue

[别名] 液体肉、血豆腐、血红

【每日用量】50~200克

【性味归经】性平，味咸。归肝、脾经。

【补血关键词】
血浆蛋白、铁

◎猪血中的血浆蛋白被人体内的胃酸分解能产生一种解毒、清肠分解物，能够与侵入人体内的粉尘、有害金属微粒发生化合反应，从而将毒素排出体外。另外，猪血富含铁，对贫血者有改善作用。

◎食疗作用

猪血具清血化淤、止血、利大肠的功效。对贫血、中腹胀满、肠胃嘈杂、宫颈糜烂等症有一定的食疗作用。

◎选购保存

假猪血由于加了色素或血红，颜色非常鲜艳，而真猪血则颜色呈深红色；假猪血由于掺杂了甲醛等化学物质，比较柔韧，怎么切都不会碎，而真猪血则较硬，用手碰时，容易破碎；猪血切开后，如果切面光滑平整，看不到有气孔，说明有假，如果切面粗糙，有不规则小孔说明是真猪血；真猪血，有股淡淡的腥味，如果闻不到一点腥味，可能是假的。鲜猪血可以用盐水浸泡后放入冰箱保存，时间不宜长。

◎搭配宜忌

| 猪血+菠菜 | ✓ | 润肠通便 |
| 猪血+韭菜 | | 清肺健胃 |

| 猪血+大豆 | ✗ | 引起消化不良 |
| 猪血+海带 | | 导致便秘 |

应用指南

1．治疗贫血、神经性头痛，身体虚弱、神经衰弱、失眠多梦等症：猪血300克，鲫鱼（去鳞及内脏）100克，粳米100克，白胡椒少许，加适量水，共煮成粥。贫血者可常服。

2．润肠补血、养肝养血：猪血300克，韭菜一小把。猪血用开水余烫一下，凉后用刀小心切成块；韭菜择好，洗净切段，葱姜切末；起锅，锅中放适量油，油热后放入姜末煸香，然后倒入猪血，大火快速翻炒，喷少许料酒，然后加入韭菜，调入盐，再翻炒几下出锅即可。

3.生津润燥、养血清热：猪血350克，豆腐200克，香菜适量。猪血、豆腐切小块入开水绰后备用；热锅入油，油温后下绰过水的猪血、豆腐滑炒；烹料酒去腥，倒入高汤，加盐、胡椒粉调味；大火煮开后洒入香菜末即可。

补血吃法 1 山药炖猪血 ------------------ 补血美容 + 补脾益气 ---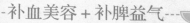

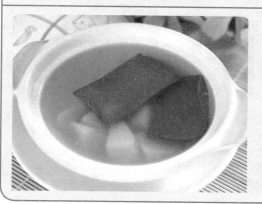

◎ **材料** 猪血100克，鲜山药、盐、味精各适量

◎ **制作** ①鲜山药洗净，去皮，切片。②猪血切片，放开水锅中焯一下捞出。③猪血与山药片同放另一锅内，加入油和适量水烧开，改用小火炖15～30分钟，加入盐、味精即可。

◎ **专家点评** 本品适于脾虚、气血虚弱、食欲不振等的患者食用。

补血吃法 2 韭菜花炖猪血 ------------- 补血养颜 + 生津开胃 ---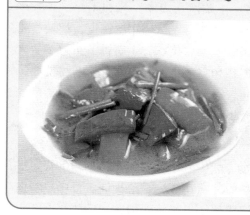

◎ **材料** 韭菜花100克，猪血150克、红椒1个，辣椒酱30克，豆瓣酱20克，盐5克，味精2克，上汤200克

◎ **制作** ①猪血切块；韭菜花洗净切段；红椒洗净切块。②锅中水烧开，放入猪血焯烫，捞出沥水。③油烧热，爆红椒，加入猪血、上汤及辣椒酱、豆瓣酱、盐、味精煮入味，再加入韭菜花即可。

◎ **专家点评** 本品适于缺铁性贫血、食欲不振、面色苍白等的患者食用。

补血吃法 3 红枣猪血汤 ------------------ 补血养颜 + 补脾益气 ---

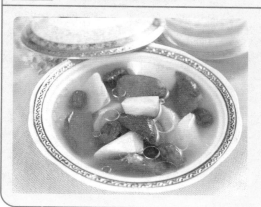

◎ **材料** 党参、山药各30克，蜜枣3颗，猪血200克，瘦肉150克，盐5克

◎ **制作** ①党参、山药洗净，浸泡。②蜜枣洗净；猪血、瘦肉洗净，汆水。③将清水2000毫升放入瓦煲中，煮沸后加入以上用料，大火煲开后，改用小火煲3小时，加盐调味即可。

◎ **专家点评** 本品适于贫血、脾胃虚弱、食欲不振等的患者食用。

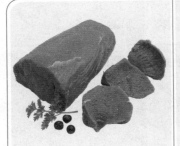

牛肉

Niurou

[别名] 黄牛肉

【每日用量】50~100克

【性味归经】性平，味甘。归脾、胃经。

【补血关键词】

肌氨酸、铁

◎牛肉中的肌氨酸含量比其他食品都高，对增长肌肉、增强力量和耐受力特别有效。肌氨酸是肌肉燃料之源，可以有效补充三磷酸腺苷，使训练能坚持得更久。另外富含丰富的铁，是造血必需的矿物质。

◎食疗作用

牛肉具有补中益气、滋养脾胃、强健筋骨、化痰息风、止渴止涎的功效。适用于中气下陷、气短体虚，筋骨酸软和贫血久病及面黄目眩之人食用。

◎选购保存

新鲜牛肉有光泽，红色均匀，较次的肉，肉色稍暗；鲜肉脂肪洁白或淡黄色，次品肉的脂肪缺乏光泽，变质肉脂肪呈绿色；新鲜肉具有正常的气味，较次的肉有一股氨味或酸味；新鲜肉有弹性，指压后凹陷立即恢复，次品肉弹性差，指压后的凹陷恢复很慢甚至不能恢复，变质肉无弹性；新鲜肉表面微干或微湿润，不粘手。牛肉可以冷藏或盐浸后风干储存。

◎搭配宜忌

牛肉+土豆 牛肉+洋葱 ✓	保护胃黏膜 补脾健胃
牛肉+鲇鱼 牛肉+田螺 ✗	引起中毒 引起消化不良

应用指南

1.治脾胃虚弱，气血不足，虚损羸瘦，体倦乏力：牛肉250克，切块，山药、莲子、茯苓、小茴香（布包）、大枣各30克。牛肉洗净切片，药材洗净，同入锅加水适量，小火炖至烂熟，酌加食盐调味，饮汤吃肉。

2.治脾胃虚弱，肺虚咳嗽，体虚无力：牛里脊肉300克，白梨100克，炒熟的芝麻25克，香菜少许。将牛里脊肉切成丝，用醋精拌匀，然后放在凉开水里洗净醋精和血液，与芝麻和各种调料拌匀待用；把香菜洗净，沥干水分，装入盘内垫底。盘内放牛里脊丝丝和白梨丝，与香菜拌匀即成。

3.健脾补虚，改善食欲不振：牛肉250克，黄花菜150克，红甜椒、黄甜椒各35克、蚝油、太白粉、砂糖、白胡椒粉适量。牛肉切条，用调味料腌渍30分钟入味，与黄花菜、甜椒同炒至熟，加少许盐调味即可。

补血吃法 1 当归红枣牛肉汤 ————— 安中益气＋补虚养血———

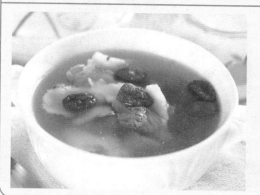

◎ **材料** 牛肉500克，当归50克，红枣10颗，盐、味精各适量

◎ **制作** ①牛肉洗净，切块。②当归、红枣分别用清水洗净。③先将当归和红枣放入煲内，加适量水，大火煲至水开，加上牛肉，煮沸后改用小火煲2～3小时，调入盐、味精即可。

◎ **专家点评** 本品适于体弱乏力、贫血、食欲不振等的患者食用。

补血吃法 2 枸杞牛肉汤 ————— 益气补血＋滋阴益肾———

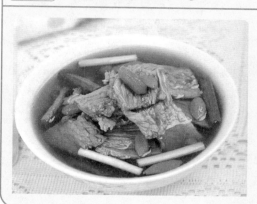

◎ **材料** 牛肉350克，枸杞20克，盐5克，葱段3克

◎ **制作** ①将牛肉洗净、切片；枸杞洗净备用。葱洗净，切成段。②净锅上火倒入水，调入盐，下入牛肉用大火烧开，打去浮沫。③下入枸杞用小火煲至熟，撒入葱段即可。

◎ **专家点评** 本品适于贫血、体虚乏力、面色萎黄等的患者食用。

补血吃法 3 西洋参清汤牛肉 ————— 养心安神＋益气补血———

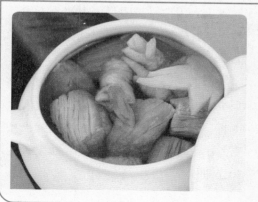

◎ **材料** 牛肉100克，桂圆肉15克，西洋参30克，枸杞、盐、生姜、鸡精各适量

◎ **制作** ①牛肉洗净，切块；桂圆肉、西洋参分别用清水洗净；生姜洗净去皮，切片。②将牛肉、桂圆肉、西洋参、枸杞、姜片放入砂煲内，加清水适量。③武火煮沸后，改用文火煲25分钟，调入盐、鸡精即可。

◎ **专家点评** 本品适于心神不宁、失眠、贫血等的患者食用。

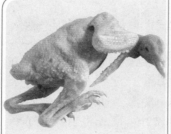

鸽肉
Gerou

[别名] 蛇鸽、点鸽、白鸽

【每日用量】50~150克
【性味归经】性平，味咸。归肝、肾经。

【补血关键词】
软骨素、蛋白质
◎鸽肉内含有丰富的软骨素，可与鹿茸中的软骨素相媲美，经常食用，具有改善皮肤细胞活力，增强皮肤弹性，改善血液循环等功效。鸽肉中蛋白质含量高，适合贫血人群食用。

◎ 食疗作用

鸽肉有补肝壮肾、益气补血、清热解毒、生津止渴等功效。现代医学认为，鸽肉可壮体补肾、健脑补神、提高记忆力、降低血压。对男子性欲减退、阳痿、早泄、腰膝酸软等症有食疗作用，此外，对贫血、体虚、心脑血管疾病等患者也有一定的辅助疗效。

◎ 选购保存

选购鸽肉时以无鸽痘，皮肤无充血痕迹，肌肉有弹性，表皮和肌肉切面有光泽，具有鸽肉固有色泽及气味，无异味者为佳。鸽肉较容易变质，购买后要马上放进冰箱里。如果一次吃不完，应将剩下的鸽肉煮熟保存。

◎ 搭配宜忌

鸽肉+鳖肉	✔	滋肾益气、散结痛经
鸽肉+猪肝		使皮肤出现色素沉淀
鸽肉+黄花菜	✘	引起痔疮发作
鸽肉+黑木耳		使人面部生黑

应用指南

1.治疗女性贫血体虚，补血养颜：乳鸽1只，银耳15克，枸杞、陈皮各适量。乳鸽收拾干净切块，汆烫去血水备用；枸杞、银耳分别泡发洗净，陈皮洗净备用。将乳鸽、枸杞和陈皮放入瓦煲，注入清水大火烧沸，放入银耳转小火煲2小时即可。

2.治疗因工作繁忙、用脑过度造成头疼眩晕：乳鸽1只，天麻10克，盐、料酒、味精、胡椒适量。天麻温水洗净切片，乳鸽处理干净，切块，汆烫去血水。把鸽块放炖盅内，天麻片放鸽上，加清水，用保鲜膜蒙口。上笼先大火，再用中火蒸至鸽肉熟软，起锅即成。

3.活血散瘀，益气润肺：乳鸽1只，玉竹、沙参各15克，红枣5颗，姜片、盐各适量。乳鸽洗净汆烫去血水，玉竹、沙参浸泡洗净。材料一同武火煮沸改小火炖20分钟，加生姜、盐继续炖10分钟即可。

补血吃法 1 香菇蒸鸽子 —————— 益气补血 + 养阴生津 ——

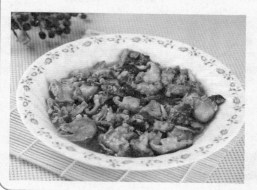

◎ **材料** 鸽子肉350克，鲜香菇40克，红枣20克，调味料适量

◎ **制作** ①将食材洗净，香菇切粗丝；红枣去核；鸽子肉斩成小块。②将鸽肉装入碗中，加入红枣、香菇丝和调味料腌渍入味。③放进烧开的蒸锅，用中火蒸约15分钟，至食材熟透；趁热撒上葱花，浇上热油即成。

◎ **专家点评** 本品适于贫血、气虚乏力、身体虚弱等的患者食用。

补血吃法 2 鲜人参煲乳鸽 ————— 益气补血 + 补肾健脾 ——

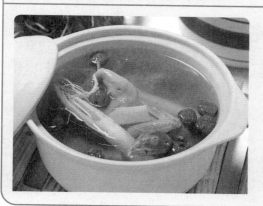

◎ **材料** 乳鸽1只，鲜人参30克，红枣10颗，生姜5克，盐3克，味精2克

◎ **制作** ①乳鸽洗净；人参洗净；红枣洗净，去核；生姜洗净去皮，切片。②乳鸽入沸水中汆去血水后捞出洗净。③将乳鸽、人参、红枣、姜片一起装入煲中，再加适量清水，以大火炖煮2小时，加盐、味精调味即可。

◎ **专家点评** 本品适于气虚乏力、贫血、食欲不振等的患者食用。

补血吃法 3 清补凉乳鸽汤 ————— 补益肾气 + 滋阴养血 ——

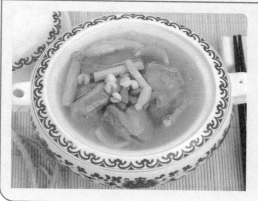

◎ **材料** 鸽肉200克，党参、红枣、枸杞、茨实、蜜枣、盐各适量

◎ **制作** ①鸽肉洗净，剁大块；党参洗净，泡发切段；茨实洗净；红枣、枸杞均洗净泡发；蜜枣洗净，切片。②水烧开，放入鸽肉，煮尽血水，捞起，洗净。③将药材、鸽肉、蜜枣放入炖盅，注水，大火煲沸后，改小火炖煮2小时，调味即可。

◎ **专家点评** 本品适于精气不足、贫血、体虚等的患者食用。

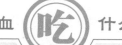

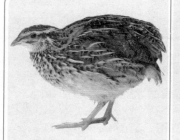

鹌鹑

Anchun

[别名] 鹑鸟肉、赤喉鹑肉

【每日用量】50~100克

【性味归经】性平，味甘。归大肠、脾、肺、肾经。

【补血关键词】

卵磷脂、蛋白质

◎ 鹌鹑中丰富的卵磷脂，能抑制血小板凝聚，可阻止血栓形成，保护血管壁，阻止动脉硬化。此外，鹌鹑是高蛋白、低脂肪的食物，是补益的佳品，适合贫血患者食用。

◎ 食疗作用

鹌鹑具有补五脏、益精血、温肾助阳之功效，男子经常食用鹌鹑，可增强性功能，并增气力，状筋骨。鹌鹑肉中含有维生素P等成分，常食有防治高血压及动脉硬化之功效。可作为营养不良、体虚乏力、贫血头晕、肾炎浮肿、泻痢、高血压、肥胖症、动脉硬化症等患者的食疗。

◎ 选购保存

鹌鹑以皮肉光滑、嘴柔软的是嫩鹌鹑，品质较好；皮起皱、嘴坚硬的是老鹌鹑，品质较差。另外，不要食用死后的鹌鹑肉。鹌鹑宜冷冻储存，但是时间不宜过长，否则会使原先的鲜美口感变味，最好是现买现吃。

◎ 搭配宜忌

鹌鹑+红枣 鹌鹑+天麻	✓	补血养颜 改善贫血
鹌鹑+黑木耳 鹌鹑+黄花菜	✗	引发痔疮 易引起痔疮发作

应用指南

1.补血养颜，治疗血虚，面色萎黄：白条鹌鹑2只，水发百合30克，红枣30克，盐适量。鹌鹑洗净，焯后捞出；红枣洗净；百合洗净，掰瓣；砂锅内加水适量，大火烧沸，放入鹌鹑、百合、红枣，大火烧沸，改用小火煲2小时，加盐调味即可。

2.治气血两虚所致体虚乏力、贫血头晕、心悸失眠：虫草花10克，红枣2个，鹌鹑1只，猪瘦肉30克，生姜2片。红枣去核，洗净；鹌鹑宰洗净；猪瘦肉洗净。一起与虫草花、姜下炖盅，加水，加盖隔水炖约3小时，至肉熟烂调味即可。

3.改善女性体弱气虚、贫血症状：鹌鹑1只，党参、淮山、枸杞各适量。鹌鹑收拾干净，切块，余烫去血水，同党参、淮山、枸杞清水大火烧沸，转小火煲3小时即可。

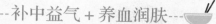

补血吃法 1 银耳鹌鹑汤 ---------- 补中益气 + 养血润肤 ---

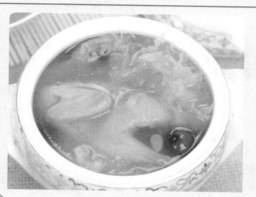

◎ **材料** 鹌鹑1只，银耳10克，枸杞、红枣各适量，盐2克

◎ **制作** ①鹌鹑洗净；银耳、枸杞均洗净泡发；红枣去蒂洗净。②瓦煲注水烧开，放入鹌鹑稍滚5分钟，捞出洗净。③将枸杞、红枣、鹌鹑放入瓦煲，注上清水，大火烧开后下入银耳，改小火煲炖1小时，加盐调味即可。

◎ **专家点评** 本品适于营养不良、贫血、体虚乏力、皮肤干燥等的患者食用。

补血吃法 2 淮山党参鹌鹑汤 --------- 补脾养胃 + 益气养血 ---

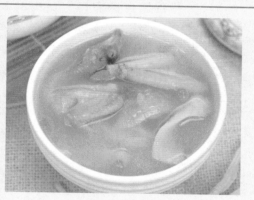

◎ **材料** 鹌鹑1只，党参、淮山、枸杞各适量，盐3克

◎ **制作** ①鹌鹑洗净；党参、淮山、枸杞均洗净，泡发。②锅注水烧开，放入鹌鹑滚尽血渍，捞出洗净。③炖盅注水，放入鹌鹑、党参、淮山、枸杞，大火烧沸后改小火煲3小时，加盐调味即可。

◎ **专家点评** 本品适于脾虚食少、食欲不振、贫血等的患者食用。

补血吃法 3 椰子鹌鹑汤 -------------- 补中益气 + 补虚强壮 ---

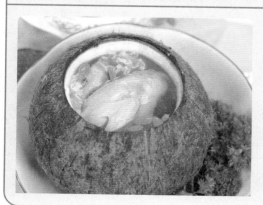

◎ **材料** 鹌鹑1只，椰子1个，银耳15克，红枣、枸杞各适量，盐2克

◎ **制作** ①鹌鹑洗净；椰子洗净，取肉；银耳、红枣、枸杞分别洗净，泡发。②锅注水烧开，放入鹌鹑煮去血水，捞出洗净。③炖盅注适量清水，下入鹌鹑、椰子肉、红枣、枸杞、银耳，大火煲沸后改小火煲2小时，加盐调味，盛入椰壳即可。

◎ **专家点评** 本品适于气虚乏力、贫血、面色失华等的患者食用。

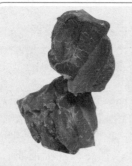

【每日用量】50~150克

【性味归经】味甘、酸，性平。归心、肝、肾经。

驴肉
Lurou

[别名] 漠骊肉、毛驴

【补血关键词】

蛋白质、钙、铁

◎驴肉和猪肉、牛肉相比，其氨基酸、不饱和脂肪酸及微量元素都要高于后者，对动脉硬化、冠心病等有着良好的保健作用。能补血和血，适合贫血患者食用。

◎食疗作用

驴肉补益气血，熄风安神，滋阴壮阳，安神去烦的功效。用于气血亏虚，短气乏力，心悸、健忘、睡眠不宁，头晕、经色淡等。适于积年劳损，久病之后的气血亏虚，短气乏力，倦怠羸瘦，食欲不振，心悸眼差，阴血不足，风眩肢挛，不寐多梦、功能性子宫出血和出血性紫癜等症。

◎选购保存

挑选熟驴肉看包装，包装应密封、无破损、无胀袋，注意熟肉制品的色泽，尽量不要挑选色泽太艳的食品，因为色泽太艳可能是人为加入的合成色素或发色剂亚硝酸盐造成的。熟肉制品应在0~4摄氏度的条件下冷藏保存，否则易变质，生驴肉宜冷藏。

◎搭配宜忌

驴肉+芋头 驴肉+红椒	✔	补益气血 开胃消食
驴肉+金针菇 驴肉+猪肉	✘	引起心痛 引起腹泻

应用指南

1.能补益气血和安神：驴肉250克，豆豉10克，盐、五香粉各适量。将驴肉洗净，切小块，入沸水锅氽去血水捞出；豆豉用清水洗净。然后净锅注水适量放入驴肉，豆豉煮至肉熟烂后，加入五香粉、盐调味即可食用。

2.调理神疲乏力、心烦心悸等症：驴肉250克，大枣10枚，淮山药50克。将驴肉洗净，切块，氽烫去血水；大枣泡发洗净去核，山药洗净。将驴肉、大枣、山药同入锅加水煮汤，至肉熟烂加盐、味精调味即可食用。

3.补气养血、补虚：驴肉350克，陈皮2克，草果2克，香叶1克，桂皮2克，大料2克，丁香1克。驴肉洗净备用；香料洗净沥水；往汤锅里加水、盐、味精、酱油、冰糖，煮开后即成酱汤，再加入陈皮、草果、香叶等香料煮30分钟左右，然后把驴肉倒入酱汤中煮熟后捞出即可。

补血吃法 1　香焖驴肉 ------------------ 补气养血 + 滋阴壮阳 ---

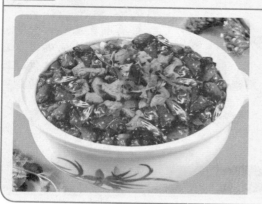

◎ **材料**　驴肉300克，干辣椒、香菜、酱油、盐、味精各少许

◎ **制作**　①驴肉洗净，切片；干辣椒洗净，切段；香菜洗净。②锅中加油烧热，放入干辣椒爆炒出香味，放入驴肉炒至变色，注入适量清水焖煮。③煮至熟时，加入酱油、盐、味精调味，撒上香菜即可。

◎ **专家点评**　本品适于气血亏虚、睡眠不宁、头晕、食欲不振等的患者食用。

补血吃法 2　干锅驴三鲜 ------------------ 补益气血 + 益肾强筋 ---

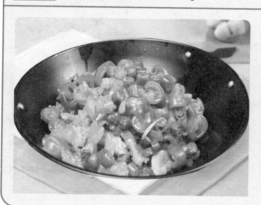

◎ **材料**　驴肉、驴皮、驴鞭各400克，盐、鸡精各3克，酱油、青椒、红椒、红油各适量

◎ **制作**　①驴肉、驴皮、驴鞭洗净，切小块，氽水；青椒、红椒去蒂，洗净，切段。②热锅下油，下入青椒、红椒炒香，再放入驴三鲜煸炒至熟。③调入盐、鸡精、酱油、红油炒匀即可。

◎ **专家点评**　本品适于气血两虚、筋骨酸软、脸色失华等的患者食用。

补血吃法 3　乡村驴肉 ------------------ 补气养血 + 温中健胃 ---

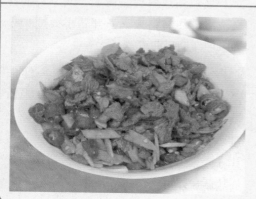

◎ **材料**　驴肉300克，青椒、红椒各30克，盐，鸡精各3克，姜、老抽、香油各适量

◎ **制作**　①将驴肉洗净切片，氽水；青、红椒去蒂，洗净切圈；姜去皮洗净，切片。②热锅下油，下入驴肉，用大火炒至五成熟。③下入姜、青椒、红椒同爆炒至熟，放入盐、鸡精、老抽、香油调味即可。

◎ **专家点评**　本品适于食欲不振、气血亏虚、气短乏力等的患者食用。

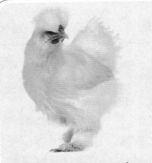

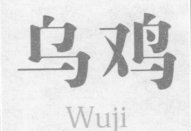

乌鸡

Wuji

【每日用量】50~150克

【性味归经】性平，味甘。归肝、肾经。

[别名] 黑脚鸡、乌骨鸡、药鸡

【补血关键词】

氨基酸、铁

◎乌鸡中氨基酸的含量要普遍高于其他鸡，氨基酸可以为人体提供合成氨基酸的原料，增强人体的抵抗力。乌鸡中矿物质铁元素的含量也较高，而铁是机体造血不可或缺的原料，能预防缺铁性贫血。

◎ 食疗作用

乌鸡具有滋阴补肾、养血添精、益肝退热、补虚的功效，能调节人体免疫功能，抗衰老。乌鸡体内的黑色物质含铁、铜元素较高，对于病后贫血者具有补血、促进康复的食疗作用。

◎ 选购保存

新鲜的乌鸡鸡嘴干燥，富有光泽，口腔黏液呈灰白色，洁净没有异味；皮肤毛孔隆起，表面干燥而紧缩；肌肉结实，富有弹性。保存乌鸡一般采用低温保存，家庭中可把乌鸡处置干净，擦净表面水分，放入保鲜袋内，入冰箱冷冻室内冷冻保存，一般情况下，保存乌鸡的温度越低，其保存的时间就越长，乌鸡冷冻保鲜3~6个月。

◎ 搭配宜忌

乌鸡+三七		增强免疫力
乌鸡+粳米	✔	养阴、祛热、补中
乌鸡+红枣		补血养颜
乌鸡+狗肾	✘	引起腹痛腹泻

应用指南

1.用于滋阴补肾、补血养颜：乌鸡500克，红枣10颗，花旗参10克。乌鸡块洗净同清水煮沸，加入红枣、花旗参转小火煲1个小时，加盐调味即可。

2.治疗神经衰弱症：乌骨鸡1只，天麻20克。将天麻用温水浸泡一天后沥干；乌鸡处置干净，洗净，然后与天麻一同入锅，猛火烧开，文火慢炖，至肉熟烂调味即可。

3.治疗虚劳羸瘦、眩晕盗汗：乌鸡一只，淡菜150克，何首乌5克，盐适量。乌鸡切块汆烫去血水，淡菜、何首乌洗净。将材料大火煮开转小火炖30分钟，加盐调味即可。

4.养心安神、补血，调理心悸失眠：乌鸡一只，鲜百合100克，粳米适量，葱、姜、盐适量。乌鸡切块汆烫去血水，百合洗净，将乌鸡、百合、姜片、粳米煮2小时成粥，下入葱段稍煮，加盐调味即可。

补血吃法 1 参麦黑枣乌鸡汤 ---------益气补血 + 强筋健骨---

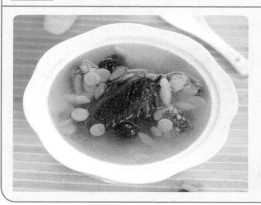

◎ **材料** 乌鸡400克，人参、麦冬各20克，黑枣、枸杞各15克、盐5克，鸡精4克

◎ **制作** ①乌鸡洗净，斩件，汆水；人参、麦冬洗净，切片；黑枣洗净，去核，浸泡；枸杞洗净，浸泡。②锅中注入适量清水，放入乌鸡、人参、麦冬、黑枣、枸杞，盖好盖。③大火烧沸后以小火慢炖2小时，调入盐和鸡精即可食用。

◎ **专家点评** 本品适于贫血、体虚乏力、腰膝酸软等的患者食用。

补血吃法 2 田七木耳乌鸡汤 ---------消肿定痛 + 补益气血---

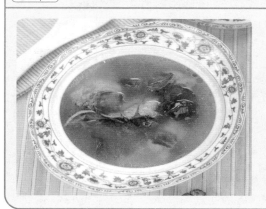

◎ **材料** 乌鸡150克，田七5克，黑木耳10克，盐2克

◎ **制作** ①乌鸡洗净，斩件；田七浸泡，洗净，切成薄片；黑木耳泡发，洗净，撕成小朵。②锅中注入适量清水烧沸，放入乌鸡汆去血沫后捞出洗净。③用瓦煲装适量清水，煮沸后加入乌鸡、田七、黑木耳，大火煲沸后改用小火煲3小时，加盐调味即可。

◎ **专家点评** 本品适于气血虚弱、便血等的患者食用。

补血吃法 3 椰盅乌鸡汤 ------------补脾益肾 + 养血补虚---

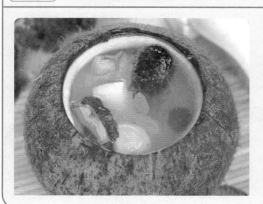

◎ **材料** 乌鸡300克，板栗、山药、枸杞各适量，椰子1个，盐4克，鸡精3克

◎ **制作** ①乌鸡洗净，斩件，汆水；板栗去壳；山药洗净去皮，切块；枸杞洗净，浸泡。②椰子洗净，顶部切开，倒出椰汁，留壳备用。③乌鸡、板栗、山药、枸杞放入锅中，加椰汁慢炖2小时，调入盐和鸡精，盛入椰盅即可。

◎ **专家点评** 本品适于食欲不振、贫血、脾虚、腰膝酸软等的患者食用。

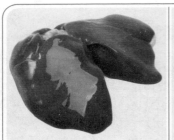

鸡肝

Jigan

[别名] 无

【每日用量】50~120克

【性味归经】性微温，味甘、苦、咸。归肝、肾二经。

【补血关键词】

维生素、铁

◎鸡肝中维生素含量较高，其中数维生素A最为丰富，具有维持正常生长和生殖机能的作用，能保护眼睛，维持正常视力，防止眼睛干涩。此外，鸡肝中铁质也较丰富，是补血食品中最常用的食物。

◎ 食疗作用

鸡肝具有补血益气、补肝明目等功效。对肝虚目暗、视力下降、夜盲症、小儿疳眼（角膜软化症）、佝偻病、妇女产后贫血、肺结核及孕妇先兆流产者有一定的辅助疗效。

◎ 选购保存

选购时首先闻气味，新鲜的是扑鼻的肉香，变质的会有腥臭等异味；其次，看外形，新鲜的是自然充满弹性，次的是失去水分后边角干燥；最后看颜色，健康的熟鸡肝有淡红色、土黄色、灰色，都属于正常，黑色要么不是新鲜的，或者是酱淹的，鲜红色是加了色素的。鸡肝宜冷藏。

◎ 搭配宜忌

鸡肝+大米 ✔	治疗贫血及夜盲症
鸡肝+麻雀肉	发生不良反应
鸡肝+山鸡 ✘	不利身体健康
鸡肝+白萝卜	降低营养价值

应用指南

1.能补肝明目，养血祛瘀。可用于慢性肝炎等症：红花6克，鸡肝50克，面粉200克。将鸡肝除去苦胆，洗净，剁成末，加入食盐、红花拌匀，倒入面粉中，加水适量，揉成面团，搓成直径3~4厘米粗的面条，切成4厘米长的小团，用擀面杖擀成小饼；炒锅置武火上烧热，加入素油，烧至六成热时，放入鸡肝饼生坯，炸至黄色，再炸另一面。两面均成金黄色时捞起，沥干油即成。每日1次，每次吃50克，佐粥食用。

2.能补肝益肾、养血。适于肝肾阴亏、贫血者：桑葚15克，鸡肝100克。把桑葚洗净，去杂质；鸡肝洗净，切薄片；姜切片，葱切段。鸡蛋打入碗内，把鸡肝片放入，加入盐、酱油、生粉拌匀上浆，待用。炒锅置武火上烧热，加入素油，烧六成热时，下入姜、葱爆香。注水烧沸，加入桑葚、鸡肝煮5分钟即成。每日1次，每次吃鸡肝50克，随意喝汤吃桑葚。

补血吃法 1 枸杞鸡肝鲫鱼汤 ------- 补肝养血 + 健脾益肾---

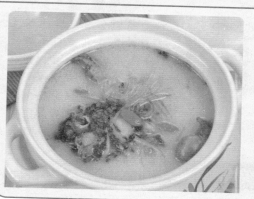

◎ **材料** 鲫鱼600克，鸡肝100克，枸杞4克，粉丝、姜片各适量，盐2克

◎ **制作** ①鲫鱼洗净；鸡肝洗净；枸杞略泡；粉丝加温水泡发。②锅内注油烧热，将鲫鱼稍煎至两面金黄；鸡肝入沸水汆去血沫。③瓦煲装入清水，放入姜片，滚后加入鲫鱼、鸡肝、枸杞，小火煲2小时后加入粉丝煲煮，调入盐即可。

◎ **专家点评** 本品适于贫血、面色青白、食欲不振等的患者食用。

补血吃法 2 银杞鸡肝汤 ------------ 补血补肾 + 滋阴润肤---

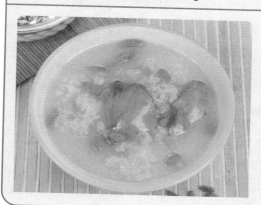

◎ **材料** 鸡肝200克，银耳50克，枸杞15克，盐3克，鸡精3克

◎ **制作** ①鸡肝洗净，切块；银耳泡发洗净，摘成小朵；枸杞洗净，浸泡。②锅中放水，烧沸，放入鸡肝过水，取出洗净。③将鸡肝、银耳、枸杞放入锅中，加入清水小火炖1小时，调入盐、鸡精即可。

◎ **专家点评** 本品适于贫血、肝虚目暗、皮肤粗糙等的患者食用。

补血吃法 3 菊花鸡肝汤 ------------ 补虚养血 + 清肝明目---

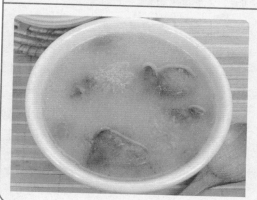

◎ **材料** 鸡肝200克，菊花50克，枸杞20克，盐3克，鸡精2克

◎ **制作** ①鸡肝洗净，切块，汆水；菊花洗净，浸泡；枸杞洗净，浸泡。②将鸡肝、菊花、枸杞放入炖盅。③放入清水锅中，隔水炖熟，首先先用大火煮开，再用小火慢炖，最好加入盐和鸡精出锅即可。

◎ **专家点评** 本品适于血虚、疲倦无力、眼睛干涩等的患者食用。

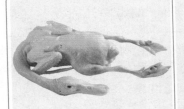

鸭肉

Yarou

【每日用量】50~100克

【性味归经】性寒，味甘、咸。归脾、胃、肺、肾经。

[别 名] 鹜肉、家凫肉、白鸭肉

【补血关键词】

B族维生素、维生素E

◎鸭肉含有丰富的维生素，其中所含B族维生素和维生素E较多，能有效抵抗脚气病，神经炎和多种炎症，还能抗衰老。对于营养不良、产后体虚、贫血有很好的调理作用。

◎ 食疗作用

鸭肉具有养胃滋阴、清肺解热、大补虚劳、利水消肿之功效，用于治疗咳嗽痰少、咽喉干燥、阴虚阳亢之头晕头痛、水肿、小便不利。鸭肉不仅脂肪含量低，且所含脂肪主要是不饱和脂肪酸，能起到保护心脏的作用。

◎ 选购保存

选购鸭子时应购买嫩鸭和散养鸭。识别是否是嫩鸭最关键的是看鸭脚，脚掌皮薄，无僵硬现象，脚尖磨损脚腕间的突出物短的是嫩鸭；选散养鸭，识别的方式也是看脚，散养鸭的鸭爪细而尖长，粗糙有力。保存鸭肉可用熏、腌等方法保存，若是冷藏，时间不要太长，当天吃最好。

◎ 搭配宜忌

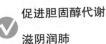

鸭肉+白菜 鸭肉+芥菜	✓	促进胆固醇代谢 滋阴润肺
鸭肉+鳖肉 鸭肉+栗子	✗	导致水肿泄泻 引起中毒

应用指南

1.治疗小便不畅，补血利水：鸭肉300克，枸杞10克，黄芪、党参各适量。锅中注清水烧沸，放入水鸭肉、黄芪、党参、枸杞，小火慢炖2小时即可。

2.能滋阴润燥、益气宁神：老鸭350克，花胶20克，枸杞15克。将老鸭肉、花胶、枸杞放入锅内，清水烧沸后转小火慢炖2小时即可。

3.治眩晕心悸或血虚所致的头昏头痛：老鸭1只，母鸡1只（或各半），取肉切块，加水适量，以小火炖至烂熟，加盐少许调味服食。

4.治肝肾阴虚，头晕目眩：鸭肉200克，海参50克，食盐、味精各适量。将鸭宰杀，清水漂洗两次，取鸭肉切片；海参泡发胀透，切片；鸭肉和海参一并放在砂锅内，加适量清水，先用武火煮沸，再用文火炖煮2小时，炖至熟调味即可。

补血吃法 1 桂圆干老鸭汤 ————————益气补血 + 滋养肺胃——

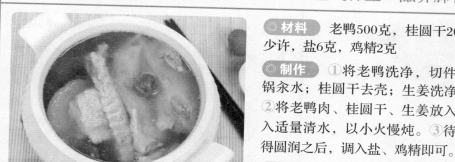

◎ **材料** 老鸭500克，桂圆干20克，生姜少许，盐6克，鸡精2克

◎ **制作** ①将老鸭洗净，切件，入沸水锅汆水；桂圆干去壳；生姜洗净，切片。②将老鸭肉、桂圆干、生姜放入锅中，加入适量清水，以小火慢炖。③待桂圆干变得圆润之后，调入盐、鸡精即可。

◎ **专家点评** 本品适于神疲乏力、贫血、肺胃阴虚等的患者食用。

补血吃法 2 鸭子炖黄豆 ————————益血补虚 + 健脾益胃——

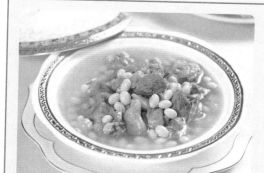

◎ **材料** 鸭半只，黄豆200克，姜5克，上汤750克，盐、味精各适量

◎ **制作** ①将鸭洗净斩块；黄豆洗净，浸泡；姜洗净切片。②将鸭块放入锅中汆水，捞出洗净。③上汤倒入汤锅中，放入鸭肉、黄豆、姜片，大火烧沸后转小火炖1小时，调入盐、味精即可。

◎ **专家点评** 本品适于食欲不振、血虚、脾虚气弱、营养不良等的患者食用。

补血吃法 3 大白菜老鸭汤 ————————滋阴养胃 + 补益气血——

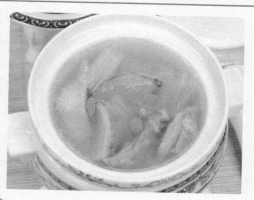

◎ **材料** 老鸭肉350克，大白菜150克，生姜、枸杞各15克，盐、鸡精各5克

◎ **制作** ①老鸭洗净，切件，汆水；大白菜洗净，切段；生姜洗净，切片；枸杞洗净，浸泡。②锅中注水，烧沸后放入老鸭肉、生姜、枸杞以小火炖1小时。③放入大白菜，大火炖30分钟后调入盐、鸡精即可食用。

◎ **专家点评** 本品适于肠胃有热、食欲不振、贫血等的患者食用。

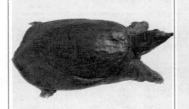

甲鱼

Jiayu

【每日用量】50~150克

【性味归经】性平、味甘。
归肝经

[别 名] 鳖、团鱼、脚鱼、王八

【补血关键词】

蛋白质、铁

◎甲鱼肉营养丰富，具有"美食五味肉"的素称，其丰富的蛋白质，能强壮身体，抵御疾病，还能为身体所需的一些氨基酸提供原料。此外，鳖肉中含有的矿物质铁也较多，能预防贫血。

◎ 食疗作用

甲鱼具有益气补虚、滋阴壮阳、益肾健体、净血散结的功效，对降低血胆固醇、高血压、冠心病具有一定的辅助疗效。还可用于肝肾阴虚，劳热骨蒸，或虚劳咳嗽；冲任虚损，崩漏失血；久疟不止等的食疗。

◎ 选购保存

好的甲鱼动作敏捷，腹部有光泽，肌肉肥厚，裙边厚而向上翘，体外无伤病痕迹；把甲鱼翻转，头腿活动灵活，很快能翻回来，既为质量较优的甲鱼；需格外注意的是，买甲鱼必须买活的，千万不能图便宜买死甲鱼，甲鱼死后体内会分解大量毒物，容易引起食物中毒，即使冷藏也不可食用。

◎ 搭配宜忌

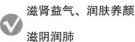

甲鱼+白鸽肉 ✔ 甲鱼+川贝	滋肾益气、润肤养颜 滋阴润肺
甲鱼+芥菜 ✘ 甲鱼+柿饼	生恶疮 消化不良

应用指南

1.能滋阴养颜、补血滋润：甲鱼200克，青蒿10克，干桃花10克，黄芪10克。将青蒿、桃花、黄芪分别用清水洗净，然后一同放入砂锅内，加水适量煎汤，弃渣留汤；甲鱼宰杀后处置干净，斩件后洗净，然后与药汁一同放入砂锅内煎煮，约煎半小时后，温度略低时加入蜂蜜即可。

2.治疗贫血、口干咽燥、消瘦乏力等症：甲鱼1只（约500克），当归50克，党参50克。将甲鱼宰杀后处理干净，洗净并切块；用纱布包当归、党参，与甲鱼共入锅加水适量煮汤，煮至肉烂，除去药包，加盐、味精等调料调味即可。

3.治疗肝肾虚损，腰脚酸软，头晕眼花：鳖1只，枸杞、山药各30克，女贞子、熟地黄各15克。加水适量，水火炖至鳖熟透为止，去药或仅去女贞子，饮汤食肉。

补血吃法 1 西洋参红枣甲鱼汤 -------- 补中益气 + 养血驻颜---

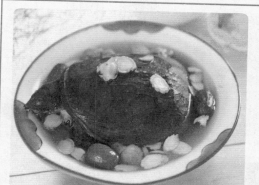

◎ **材料** 西洋参10克，无花果20克，甲鱼500克，红枣3颗，生姜5克，盐5克

◎ **制作** ① 西洋参、无花果、红枣洗净；生姜洗净切片。② 将甲鱼的血放净，然后用热水煮过，捞出，褪去表皮，去内脏，洗净，汆水。③ 将清水放入瓦煲内，煮沸后加入所有原材料，大火煲沸后改用小火煲3小时，加盐调味即可。

◎ **专家点评** 本品适于贫血、腰酸腿疼、脾胃虚弱等的患者食用。

补血吃法 2 灵芝石斛甲鱼汤 -------- 补气养血 + 益胃生津---

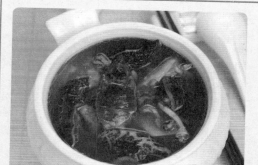

◎ **材料** 甲鱼1只，灵芝15克，石斛10克，枸杞少许，盐3克

◎ **制作** ① 甲鱼洗净，斩块；灵芝洗净，泡发撕片；石斛、枸杞均洗净，泡发。② 净锅上水烧开，放入甲鱼，煮尽表皮血水，捞出洗净。③ 将甲鱼、灵芝、石斛、枸杞放入瓦煲，加入适量清水，大火煲沸后改为小火煲3小时，加盐调味即可。

◎ **专家点评** 本品适于失眠、胃有虚热、免疫力低下等的患者食用。

补血吃法 3 枸杞炖甲鱼 -------------- 滋补肝肾 + 益气养血---

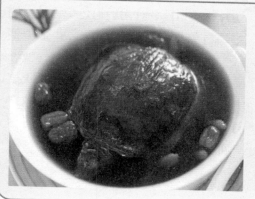

◎ **材料** 甲鱼400克，枸杞30克，熟地黄30克，红枣10颗，盐、味精各适量

◎ **制作** ① 将甲鱼宰杀后洗净，切成大块。② 枸杞、熟地黄、红枣均去核洗净。③ 将甲鱼、枸杞、熟地黄、红枣放入煲内，加适量开水，大火煮开，转小火炖2小时，加入盐和味精调味即可。

◎ **专家点评** 本品适于肝肾阴虚、血虚、腰膝酸软等的患者食用。

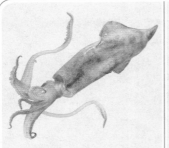

鱿鱼

Youyu

[别名] 柔鱼、枪乌贼

【每日用量】50~100克

【性味归经】性温、味甘。归肝、肾经。

【补血关键词】

牛磺酸、矿物质

◎鱿鱼营养丰富，含有大量的牛磺酸，牛磺酸一种低热量物质，可抑制血清胆固醇含量，缓解疲劳，恢复视力，改善肝脏功能。此外，鱿鱼中矿物质成分较多，含有丰富的钙、磷、铁元素，可预防贫血。

◎食疗作用

鱿鱼具有补虚养气、滋阴养颜等功效，可降低血液中胆固醇的浓度、调节血压、活化细胞，对预防血管硬化、胆结石的形成、缓解疲劳，恢复视力，改善肝脏功能有一定的食疗功效。还利于骨骼发育和造血，可以治疗缺铁性贫血。

◎选购保存

优质鱿鱼体形完整坚实，呈粉红色，有光泽，体表面略现白霜，肉肥厚，半透明，背部不红；劣质鱿鱼体形瘦小残缺，颜色赤黄略带黑，无光泽，表面白霜过厚，背部呈黑红色或霉红色；干鱿鱼以有咸腥味、无臭味，表面有白色粉末且肉质厚实者为佳。可冰箱冷藏保存。

◎搭配宜忌

鱿鱼+银耳 鱿鱼+木耳	✓	抗衰老、延年益寿 促进排毒、造血
鱿鱼+茶叶 鱿鱼+柿子	✗	影响蛋白质消化吸收 影响蛋白质消化吸收

应用指南

1.能补钙补铁，治疗贫血、慢性胃炎：鱿鱼50克，秋葵50克，洋葱、辣椒、白糖、盐、醋、味精各适量。鱿鱼处理干净，切丝后洗净备用；秋葵洗净后切片；辣椒去子后洗净，切丝；洋葱切丝。起锅注水，烧沸后分别放入鱿鱼丝和秋葵片，氽烫至熟后捞起，沥干水分。将其装入盘中加入洋葱、辣椒丝、白糖、盐、醋、味精等调料拌匀即可。

2.补虚养气、滋阴养颜：五花肉100克，鱿鱼200克。五花肉切块，锅中烧开水，氽去血水，洗去肉上的浮沫，姜切片，葱切段，备用；锅热少许油，倒些许白糖、酱油炒出沫以后，把肉倒入，翻炒几下至上色，加料酒，盐，葱，姜，八角，加水没过猪肉，大火烧开，中小火炖50分钟左右；然后加入洗好的小鱿鱼，同煮炖20分钟左右，至熟即可。

补血吃法 1 **香芹鱿鱼须** ------------- 滋阴养胃 + 补虚润肤---

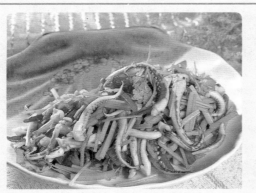

◎ **材料** 鱿鱼须400克，香芹100克，盐3克，味精1克，醋8克，生抽12克，红椒少许

◎ **制作** ①鱿鱼须洗净，用沸水汆一下；香芹洗净，切段；红椒洗净，切条。②锅内注油烧热，放入鱿鱼须翻炒至发白后，加入香芹、红椒炒匀。③炒至熟后，加入盐、醋、生抽炒匀入味，以味精调味，起锅装盘即可。

◎ **专家点评** 本品适于血虚、食欲不振、皮肤干燥等的患者食用。

补血吃法 2 **酸辣鱿鱼汤** ------------- 养血驻颜 + 滋阴养胃---

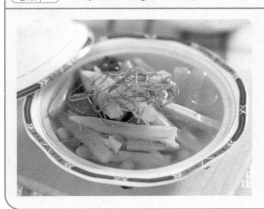

◎ **材料** 干鱿鱼150克，火腿50克，黑木耳15克，青豆30克

◎ **制作** ①将鱿鱼洗净切成条状，火腿切成条，黑木耳泡发，姜切丝，葱择洗净切丝。②锅中放入鸡汤、鱿鱼、青豆、黑木耳、火腿和姜丝，煮开。③调入盐、酱油，待汤再开时，加入胡椒粉、醋，撒上葱丝，淋上香油起锅盛入汤碗内即成。

◎ **专家点评** 本品适于贫血、神疲乏力、偏头痛等的患者食用。

补血吃法 3 **胡萝卜鱿鱼煲** ------------- 补血和胃 + 补虚润肤---

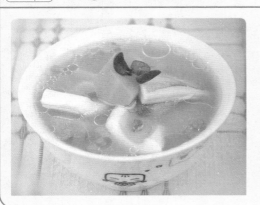

◎ **材料** 鱿鱼150克，胡萝卜100克，花生油10克，盐少许，葱段、姜片各2克

◎ **制作** ①将鱿鱼洗净切块，汆水；胡萝卜去皮洗净，切成小块备用。②净锅上火倒入花生油，将葱、姜爆香，下入胡萝卜煸炒。③倒入水，下入鱿鱼煮至熟，入盐调味即可。

◎ **专家点评** 本品适于贫血、便秘、体虚等的患者食用。

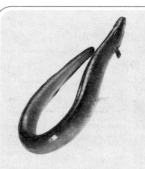

鳗鱼

Manyu

[别名] 青鳝、白鳝、河鳗

【每日用量】50~100克

【性味归经】性平，味甘。归肝、肾经。

【补血关键词】

维生素、优质脂肪酸

◎鳗鱼含有丰富的维生素，其中丰富的维生素A、维生素E，对于预防视力退化、保护肝脏、恢复精力有很大益处。此外，鳗鱼还含有被俗称为"脑黄金"的DHA及EPA的脂肪酸，有预防心血管疾病和贫血的重要作用。

◎食疗作用

鳗鱼具有补虚壮阳、祛风湿、强筋骨、调节血糖、养血、抗劳的功效，对结核发热、赤白带下、性功能减退、糖尿病、虚劳阳痿、风湿痹痛、筋骨软弱等病症有一定的食疗作用。

◎选购保存

鳗鱼应挑选表皮柔软、肉质细嫩、无异臭味的，每千克大约四五尾，外观略带蓝色、无伤痕。经过宰杀处理的鳗鱼，若没有立即烹调食用，可将鳗鱼置入冰箱内冷藏；若需要长期储存，可在鱼体处理干净后，用塑料袋包妥后，放入冷冻库保存。

◎搭配宜忌

鳗鱼+山药	✔	治虚劳体弱
鳗鱼+木耳		补气养血
鳗鱼+干梅	✘	中毒、腹泻
鳗鱼+银杏		引起中毒

应用指南

1.能补虚养血：鳗鱼50克，粳米100克，枸杞适量，生姜丝适量。粳米洗净泡发；鳗鱼宰杀处理干净，洗净后用料酒腌渍去腥。粳米入锅加入适量的清水煮至五成熟后，加入鳗鱼、枸杞、姜丝煮至粥成即可。

2.治虚劳体虚：鳗鱼300克，山药20克，盐适量。将鳗鱼宰杀后处理干净并洗净切块；山药用清水洗净与鳗鱼同入锅煮汤，至熟调味食用即可。

3.扶正补阳气，美容养颜：鳗鱼1条，小葱3根，料酒、淀粉、酱油、糖、醋各适量，胡椒粉少许。鳗鱼洗净除头、尾、大骨，切成小块，放入碗中，加料酒、淀粉、酱油腌20分钟。小葱洗净切段。将腌好的鳗鱼，煎至两面金黄，盛出。锅中余油加热，爆香葱段，放入煎好的鳗鱼，加入料酒、酱油、糖醋、清水各适量，大火烧开后，改小火炖至鳗鱼入味，再转大火烧至汤汁收干即可。

补血吃法 1 板栗烧鳗鱼 ----------- 补虚养血 + 益气健脾

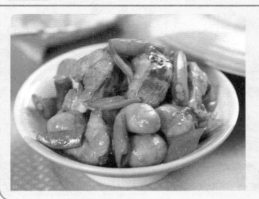

◎ **材料** 鳗鱼400克，板栗200克、葱2棵，姜10克，红辣椒1个，豌豆荚50克

◎ **制作** ①鳗鱼洗净切段；葱洗净切段；红辣椒、姜洗净切片；豌豆荚洗净切段后入沸水焯烫。②鳗鱼放入油锅中炸至表面金黄；板栗去壳后入锅蒸30分钟。③锅中油烧热，放入葱段、姜片、红辣椒片爆香，淋酱油，放入鳗鱼及板栗，以小火煮至汤汁收干，放入豌豆荚煮熟即可。

◎ **专家点评** 本品适于贫血患者食用。

补血吃法 2 鳗鱼香葱 ----------- 强精壮肾 + 补虚养血

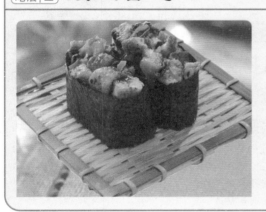

◎ **材料** 鳗鱼300克，紫菜卷、葱花各适量，盐、鸡精、料酒、淀粉各适量

◎ **制作** ①将鳗鱼洗净，切小块，加盐、鸡精、料酒、淀粉搅拌均匀，腌渍10分钟。②将油注入锅中烧热，下入鳗鱼煎至两面均熟透，取出控油，用紫菜卷包裹。③撒上葱花即可。

◎ **专家点评** 本品适于贫血、身体虚弱、食欲不振等的患者食用。

补血吃法 3 生蒸鳗鱼段 ----------- 养血驻颜 + 强精壮肾

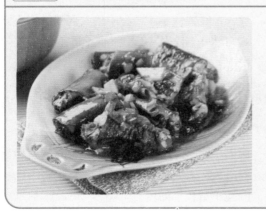

◎ **材料** 鳗鱼300克，红椒35克，姜片、蒜末、葱花各少许，盐、鸡粉、生粉、胡椒粉、生抽、食用油各适量

◎ **制作** ①将洗净的红椒去籽切粒；宰杀处理干净的鳗鱼去头，切段。②将鳗鱼段装入碗中，放入调料拌匀腌渍。③把鳗鱼段装入盘中，放入烧开的蒸锅中蒸熟，撒上葱花即可。

◎ **专家点评** 本品适于缺铁性贫血、食欲不振、体虚等的患者食用。

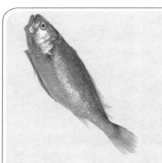

黄鱼

Huangyu

[别名] 小黄花鱼、黄花鱼

【每日用量】30~100克

【性味归经】味甘、咸，性平，归肝、肾经。

【补血关键词】

蛋白质、硒

◎黄鱼营养丰富，含有丰富的蛋白质能为人体提供合成氨基酸的原料，强壮身体。此外，含有丰富的微量元素硒，能清除人体代谢产生的自由基，能延缓衰老，对体虚、贫血有防治功效。

◎食疗作用

黄鱼具有健脾升胃、安神止痢、益气填精、养血的功效，对贫血、失眠、头晕、食欲不振及妇女产后体虚有良好的食疗效果。

◎选购保存

黄花鱼分大黄花和小黄花，大黄花肉肥厚，略显粗老，小黄鱼肉嫩味鲜，但刺稍多。黄花鱼的真假很多。黄花鱼与三牙鱼、白姑鱼长相很接近。如果是染色白姑鱼，可用卫生纸擦鱼身，会留下明显黄色，冷冻的冰面上也会呈现黄色，浸泡水中约5分钟，水可能变成啤酒色。通过鱼嘴的形状也可鉴定真假，黄花鱼的嘴是圆的，而白姑等鱼的嘴型是尖的。鱼肉制品可冷藏，也可腌制储存。

◎搭配宜忌

黄鱼+西红柿 黄鱼+苹果 ✔	促进骨骼发育 营养全面
黄鱼+荞麦 黄鱼+荆芥 ✘	导致声音嘶哑 对身体不利

应用指南

1.补气开胃、添精安神。适用于体虚食少和肺结核：取冬笋、雪菜、肥肉各30克，黄鱼2条。先将黄鱼收拾干净，冬笋发好，切片；雪菜洗净，切碎；猪肉洗净，切片备用；油锅烧热，放入鱼，两面各煎片刻；然后加入清汤，放入冬笋、雪菜、肉片、黄鱼和作料，先用大火烧开，后改用小火烧15分钟，拣去葱、姜，撒上味精、胡椒面即可。

2.开胃消食，活血强身：小黄鱼8条，芥菜适量。将小黄鱼收拾干净，用料酒、盐少量腌制15分钟；葱切片，姜蒜切丝，青红椒切小丁；盘中放入面粉，将小黄鱼裹上面粉；锅入少油，将小黄鱼入锅中，煎制两面金黄色时取出；净锅入油烧热，爆香葱姜蒜，加入雪菜、料酒1大勺、醋、老抽、生抽、糖炒匀；加入小黄鱼，再加适量的水烧制几分钟；将小黄鱼捞出，加入青红椒，再加点鸡精和水淀粉勾薄芡，大火将汤汁收浓后关火；将汤汁淋在小黄鱼上即可。

补血吃法 1 乡村小黄鱼 --------------------- 补血和胃 + 益气填精 ---

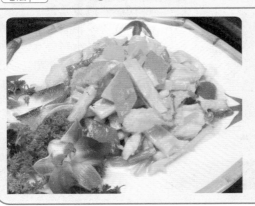

◎**材料** 小黄鱼300克，竹笋50克，盐3克，胡萝卜50克，青红椒块、淀粉各适量

◎**制作** ①小黄鱼洗净，去骨切小块，用盐腌渍；竹笋洗净切块，在开水中焯烫一下，捞出沥干；青红椒洗净切片。②锅内倒油烧热，把竹笋、胡萝卜倒入，加少许盐翻炒，加入小黄鱼，轻轻推动，略煮。③调入水淀粉勾芡即可。

◎**专家点评** 本品适于贫血、头晕体虚、食欲不振等的患者食用。

补血吃法 2 熘黄鱼 --------------------- 养血驻颜 + 健脾升胃 ---

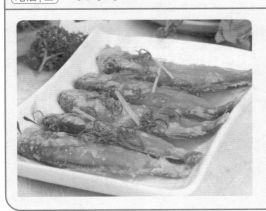

◎**材料** 黄鱼500克，面粉50克，淀粉65克，葱丝、姜丝、盐、酱油、料酒各少许

◎**制作** ①黄鱼洗净，加盐、料酒腌渍。②取一个盆，放入淀粉、面粉，加少量水调成厚糊，将鱼全身沾满面糊，再入油锅炸至鱼外皮硬脆时捞出。③另烧油，下入葱丝、姜丝爆香，加入水、酱油、盐烧开，勾芡，浇在鱼上即可。

◎**专家点评** 本品适于身体虚弱、食欲不振、贫血等的患者食用。

补血吃法 3 玉米饼子贴黄鱼 --------------------- 益气健脾 + 补血安神 ---

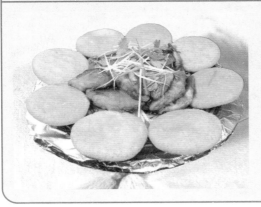

◎**材料** 黄鱼500克，玉米饼数个，料酒、盐、酱油、淀粉、葱丝各适量

◎**制作** ①黄鱼洗净切块，用盐、料酒腌渍入油锅中稍煎后捞出；玉米饼煎熟备用。②原锅留油，加料酒、盐、酱油、水，大火煮开后放入煎过的鱼块，待汤汁稠腻后捞出鱼块。③将锅内的汤汁用淀粉勾浓芡，淋在鱼上，摆上玉米饼，撒上葱丝、红椒丝等即成。

◎**专家点评** 本品适于失眠、头晕、贫血等的患者食用。

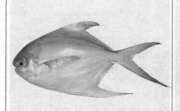

平鱼
Pingyu

[别名] 银盘鲳、银盘鱼

【每日用量】50~200克
【性味归经】性平，味甘。归脾、胃经。

【补血关键词】
脂肪酸、微量元素
◎平鱼营养较为丰富，含有丰富的不饱和脂肪酸，有降低胆固醇的作用。平鱼还含有丰富的微量元素硒和镁，对冠状动脉硬化等心血管疾病有预防作用，并能延缓机体衰老，对气血不足引起的贫血有调理功效。

◎ 食疗作用

平鱼具有益气养血、补胃益精、滑利关节功效，对消化不良、脾虚泄泻、贫血、筋骨酸痛等症有较好的食疗效果。平鱼还可用于小儿久病体虚、气血不足、倦怠乏力、食欲不振等症的辅助治疗。

◎ 选购保存

新鲜平鱼选择身体扁平，鱼肉有弹性，表面有银白色光泽，鳃色鲜红，鱼鳞完整者为佳。如果鱼鳃呈现暗红色，则说明鱼存放时间长，不宜购买；冷冻平鱼解冻后，如果肌肉弹性差，闻之有臭味则不宜购买。保存平鱼分冷藏和冷冻，冷藏保存就是将鱼表面擦干水分，放入保鲜袋，冷藏一般可保鲜5天，冷冻可保鲜3个月。

◎ 相宜搭配

平鱼+胡椒		开胃消食
平鱼+醋	✓	去腥味
平鱼+葱		去腥味、养血
平鱼+当归		养血补虚

应用指南

1.补中益气、滋阴养血，对气血虚弱有一定疗效：平鱼500克，党参25克，当归15克，熟地15克，淮山药30克。把平鱼刮剖洗净，沥干用盐、料酒、味精浸渍；将党参、当归、熟地、淮山药去杂洗净、用纱布袋装好扎口。然后，将鱼、药袋、葱、姜、料酒、盐、酱油、猪油共放锅中，加入适量清水，用大火烧沸，小火炖至鱼熟即成。

2.养血护肝，抗癌：平鱼1条，姜葱适量。将鱼去除内脏及鱼鳃，洗净沥干水；姜切片或丝、葱切段；将鱼摆入碟中，在鱼身上及鱼腹内放入姜片；烧开锅内的水，将蒸鱼碟摆在蒸架上，入米酒，加盖，大火隔水蒸8~10分钟；取出蒸好的金鲳鱼，去掉姜片，倒掉蒸鱼汁；将葱段摆在鱼身上，淋上热豉油，锅内加适量油烧热后，立即浇在鱼身上即可。

补血吃法 1 秘制香煎平鱼 ────────── 益气养血 + 补胃益精───

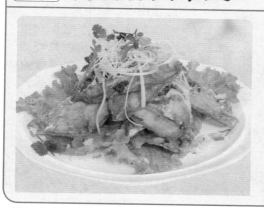

◎ **材料** 平鱼450克，鸡蛋1个，生菜适量、淀粉、盐、葱白丝、红椒丝各适量

◎ **制作** ①将平鱼洗净，切小块，用鸡蛋和淀粉挂糊上浆；生菜洗净，摆盘中。②油锅注入适量油烧至七成热，放入平鱼炸至金黄色时捞出控油，放入装有生菜的盘中。③锅底留少许油，放入葱白丝、红椒丝、盐爆香，倒在平鱼上即可食用。

◎ **专家点评** 本品适于贫血、倦怠乏力、食欲不振等的患者食用。

补血吃法 2 平锅平鱼 ──────────────── 益气养血 + 柔筋利骨───

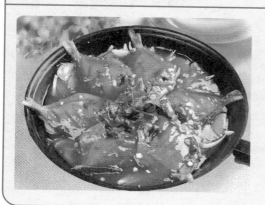

◎ **材料** 小平鱼6条、盐、香菜段、葱花、番茄酱、冰糖、白酒、生抽各适量

◎ **制作** ①小平鱼洗净，沥干，用盐腌渍；将腌好的平鱼放入平底锅中煎至两面微黄，取出备用。②锅中留底油，加入番茄酱、冰糖、白酒、生抽和适量水烧开。③将煎好的平鱼再次放进锅中，中火烧至汤汁变浓，撒上葱花、香菜段即成。

◎ **专家点评** 本品适于贫血、消化不良、筋骨酸痛等患者食用。

补血吃法 3 香竹烤平鱼 ──────────── 益气补血 + 强筋健骨───

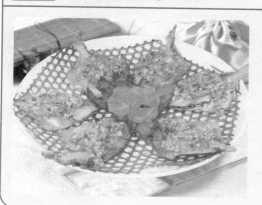

◎ **材料** 平鱼5条、芝麻、姜片、盐、葱花、料酒各适量

◎ **制作** ①平鱼洗净，用盐和料酒腌渍。②把姜片和葱花置于鱼腹内，芝麻均匀涂在鱼身上，用竹篱托着放入盘中，淋上少许油。③把盘子放入烤箱，烤20分钟后，取出即成。

◎ **专家点评** 本品适于贫血、消化不良、腰膝酸软等的患者食用。

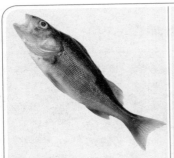

鲈鱼

Luyu

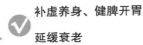

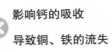

[别名] 鲈鲛、花鲈、鲈板

【每日用量】50~150克

【性味归经】性平，味甘。归肝、脾、肾经。

【补血关键词】

蛋白质、维生素

◎鲈鱼营养丰富，含有丰富的蛋白质，能补虚强身。此外，鲈鱼含有多种维生素和营养元素，能健身补血，适合贫血患者食用。

◎ 食疗作用

鲈鱼益脾胃、补肝肾。主治脾虚泻痢、消化不良、疳积、百日咳、水肿、筋骨萎弱、胎动不安、疮疡久治不愈。食用鲈鱼对慢性肠炎、慢性肾炎、习惯性流产、胎动不安、妊娠期水肿、产后乳汁缺乏、手术后伤口难愈等症有食疗作用。

◎ 选购保存

新鲜的鲈鱼应颜色偏青色、鱼鳞有光泽、透亮；鳃呈鲜红者、表皮及鱼鳞无脱落；鱼眼要清澈透明不混浊，无损伤痕迹；按压鱼身，富有弹性。鲈鱼一般低温保鲜，如果一次吃不完，可以去除内脏洗净擦干水份，用保鲜膜包好，放入冰箱冷冻保存。

◎ 搭配宜忌

鲈鱼+姜 鲈鱼+胡萝卜	✔	补虚养身、健脾开胃 延缓衰老
鲈鱼+奶酪 鲈鱼+蛤蜊	✘	影响钙的吸收 导致铜、铁的流失

应用指南

1.利于孕产妇补气安胎、健身补血：粳米80克，鲈鱼50克，猪肉20克。粳米洗净泡发，鲈鱼用料酒去腥。粳米清水煮至五成熟，入鱼肉、猪肉、姜丝煮至粥成即可。

2.能健身补血、健脾益气、益体安康：鲈鱼400克，腐竹60克，调料适量。将鲈鱼洗净，然后用刀划几下，用盐腌制入味；腐竹用冷水浸泡，切断；腐竹放在鲈鱼的周围，上锅蒸10分钟；番茄酱加水适量搅拌均匀，鲈鱼在蒸的过程中放搅拌好的番茄酱，然后再淋上油，蒸熟即可。

3.治疗产后、病后体虚：鲈鱼1条，当归10克、香菇3朵、枸杞、姜片各10克，盐、味精、豆瓣酱、生抽各适量。鲈鱼洗净，和所有材料一同放入炖锅，加适量清水，炖40分钟，加盐、味精调味即可。

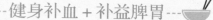

补血吃法 1 姜丝鲈鱼汤 --------- 健身补血 + 补益脾胃---

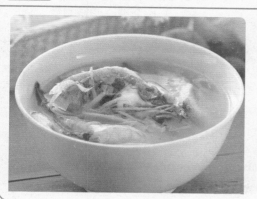

◎ **材料** 鲈鱼600克，姜10克，盐2小匙

◎ **制作** ①鲈鱼洗净，切成3段。姜洗净，切丝。②锅中加水1200克煮沸，将鱼块、姜丝放入锅中，先用大火煮开后，再转中小火煮3分钟，待鱼肉熟嫩，加盐调味即可。

◎ **专家点评** 本品适于贫血、消化不良、脾胃虚弱等的患者食用。

补血吃法 2 柠檬红枣炖鲈鱼 ------- 补益肝肾 + 强筋健骨---

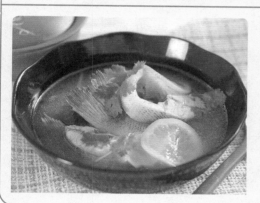

◎ **材料** 鲈鱼1尾，红枣8颗，柠檬1个，老姜2片，葱段、盐、香菜末各少许

◎ **制作** ①鲈鱼洗净切块；红枣泡软去核；柠檬切片。②汤锅内倒入1500毫升水，加入红枣、姜片、柠檬片，以大火煲至水开。③放入葱段及鲈鱼，改中火继续煲半小时至鲈鱼熟透，加盐调味，放入香菜即可。

◎ **专家点评** 本品适于消化不良、贫血、体虚乏力等的患者食用。

补血吃法 3 木瓜鲈鱼汤 --------- 补益肝肾 + 舒筋活络---

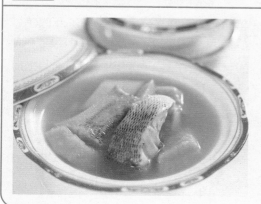

◎ **材料** 木瓜450克，鲈鱼500克，金华火腿100克，盐5克，姜4片

◎ **制作** ①鲈鱼洗净，炒锅下油、姜片，将鲈鱼两面煎至金黄色。②木瓜取肉洗净，切块；金华火腿切成片；烧锅放姜片，将木瓜片爆5分钟。③瓦煲加水煮沸，加入木瓜、鲈鱼和火腿片，武火煲滚后改用文火煲100分钟，加盐调味。

◎ **专家点评** 本品适于贫血、腰膝酸软、脾弱体虚等的患者食用。

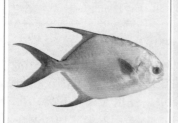

鲳鱼
Changyu

【每日用量】50~200克
【性味归经】味甘，性平。归脾、肾经。

[别名] 银鲳、镜鱼

【补血关键词】
脂肪酸、微量元素
◎鲳鱼营养丰富，含有丰富的不饱和脂肪酸，有降低胆固醇的功效，对高血脂、贫血者、高胆固醇者极为适宜。此外，含有丰富的微量元素，对冠状动脉硬化等心血管疾病有预防作用。

◎食疗作用

鲳鱼具有益气养血、补胃益精、滑利关节、柔筋利骨的功效，对消化不良、脾虚泄泻、贫血、筋骨酸痛等有一定的疗效。

◎选购保存

质量好的鲳鱼，鳞片紧贴鱼身，鱼体坚挺，有光泽，质量差的鲳鱼，鳞片松弛易脱落，鱼体光泽少或无光泽；揭开鲳鱼鳃盖，鳃丝呈紫红色或色清晰明亮者为佳，质量差的鲳鱼，鳃丝呈暗紫色或灰红色，有混浊现象，并有轻微的异味；好的鲳鱼肉质致密，手触弹性好，质量差的鲳鱼，肉质疏松，手触弹性差。鱼肉制品易于冷藏，保存鲳鱼可将鲳鱼表面擦干水份，放入保鲜袋冷藏或冷冻。

◎搭配宜忌

鲳鱼+大蒜　　营养全面 ✔
鲳鱼+薏米　　补气养血

鲳鱼+羊肉　　不利营养吸收 ✘
鲳鱼+蜂蜜　　对身体不适

应用指南

1.用于气血不足、脾胃虚弱、饮食减少等病症：鲳鱼100克，党参、当归各15克，生姜适量。将鲳鱼宰杀，处置干净后洗净，备用；将党参、当归分别用清水洗净，然后将药材入锅加入适量清水煎汤，煎煮好后去渣留汁；最后将煎好的药汁和鲳鱼同入锅煮，先用大火烧沸后再转以中小火煮30分钟至鱼肉熟烂后，稍加盐、味精等调料调味即可，饮汤食肉。

2.健脾养胃、养血补虚：鲳鱼250克，粳米100克，生姜、葱、猪油、盐各适量。将鲳鱼宰杀后处置干净并洗净，然后入锅，加入适量的清水，将鱼煮熟；将煮熟的鱼去刺去骨，剩下的鱼肉备用；生姜洗净切丝，葱切段；将粳米洗净，入锅加水适量煮粥，煮至米粒开花后加入鱼肉、生姜、葱、猪油及盐拌匀，至粥成即可。

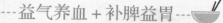
补血吃法 1 红烧鲳鱼 —————————— 益气养血 + 补脾益胃——

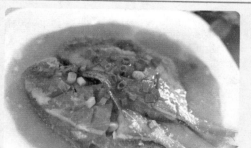

◎ **材料** 鲳鱼750克，葱花、蒜末、胡椒粉、酱油、姜汁酒各适量

◎ **制作** ①将鲳鱼宰杀，洗净，打上花刀，用酱油、姜汁酒腌渍。②油烧热，下鲳鱼煎至两面金黄，注入适量清水，大火烧开。③放入胡椒粉、蒜末，淋酱油，烧至汁干时，撒上葱花即可出锅。

◎ **专家点评** 本品适于脾胃虚弱、气血不足、营养不良等的患者食用。

补血吃法 2 烤鲳鱼 —————————— 益气补血 + 柔筋利骨——

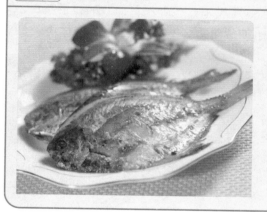

◎ **材料** 鲳鱼300克，辣椒粉5克，盐5克，孜然粉3克，胡椒粉5克

◎ **制作** ①鲳鱼洗净，用盐腌渍，放入烤炉内。②烤至五成熟、鱼皮变黄时，撒上辣椒粉、芝麻、孜然粉、胡椒粉，翻面再放入烤箱。③烤熟即可。

◎ **专家点评** 本品适于贫血、消化不良、筋骨酸痛等的患者食用。

补血吃法 3 清蒸葵花式鲳鱼 ————— 补脾益气 + 养血驻颜——

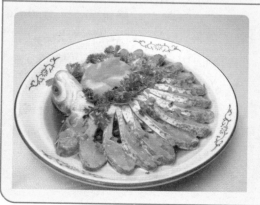

◎ **材料** 鲳鱼1条，红椒、姜、盐、料酒、酱油、植物油各适量

◎ **制作** ①把鲳鱼洗净切片，用盐和料酒腌渍；红椒、姜洗净切丝。②把鲳鱼片摆成葵花状，盖上姜丝和红椒丝，淋少量酱油。③大火蒸20分钟，取出，淋上热油即成。

◎ **专家点评** 本品适于贫血、脾胃虚弱、倦怠乏力等的患者食用。

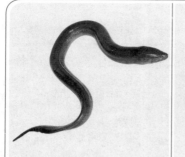

鳝鱼
Shanyu

【每日用量】50~100克
【性味归经】性温，味甘。归肝、脾、肾经。

[别 名] 黄鳝、长鱼、无鳞公子

【补血关键词】
蛋白质、钙、铁
◎鳝鱼含蛋白质，能补虚健体，铁元素能促进红细胞的生长造血元素，钙能让身体强健，所以，体虚贫血者可食用鳝鱼。

◎ 食疗作用

鳝鱼具有补气养血、祛风湿、强筋骨、壮阳、解毒的功效，可治疗肾虚阳痿、风湿骨痛、血虚、痔疮、便血等症。从中医角度讲，鳝鱼的药用价值较高，特别是外用时能治口眼歪斜，颜面神经麻痹。有人说"鳝鱼是眼药"，有眼疾的人可以多吃鳝鱼，有好处。

◎ 选购保存

鳝鱼要挑选大而肥的、体色为灰黄色的活鳝，以表皮柔软、颜色灰黄、肉质细致、没有臭味者为佳。鳝鱼最好现杀现烹，因为鳝鱼死后会产生组胺，食用易引发中毒。

◎ 搭配宜忌

鳝鱼+青椒 鳝鱼+金针菇	✔	降低血糖 补中养血
鳝鱼+狗肉 鳝鱼+菠菜	✖	温热助火 易导致腹泻

应用指南

1.治疗气血不足而致的面色苍白，神疲乏力，少气懒言，久病体虚：鳝鱼500克，当归15克，党参15克，黄酒、葱、姜、蒜、食盐各适量。将鳝鱼宰杀后去头、骨、内脏，洗净切成丝备用；将党参、当归装入纱布袋中扎紧袋口；将鳝鱼及装有党参、当归的纱布袋放入锅中加入适量冷水，武火煎沸，打去浮沫，用文火煮一小时，捞去药袋，加入黄酒、葱、姜、蒜再煎沸15分钟，加入食盐即可。每周两次，佐餐食用，食鳝鱼喝汤。

2.补气养血：鳝鱼50克，红枣10颗，粳米100克。粳米洗净泡发，鳝鱼用料酒去腥，粳米、鳝鱼大火煮至五成熟，入红枣煮至粥成即可。

3.补气养血：鳝鱼300克，黄芪10克，高汤少许。鳝鱼、黄芪洗净，净锅上火倒入高汤，入鳝鱼、黄芪煲至熟，调味即可。

补血吃法 1 芪枣鳝鱼汤 ————————————补益气血 + 健脾和胃———

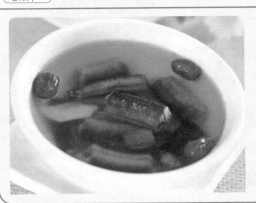

◎ **材料** 鳝鱼500克，黄芪75克，生姜5片，红枣10克，盐5克，味精3克，料酒少许

◎ **制作** ①鳝鱼洗净，用盐腌去黏液，宰杀去其肠，洗净切段，并用开水汆去血腥。②起油锅爆香姜片，加少许料酒，放入鳝鱼炒片刻取出。③黄芪、红枣洗净，与鳝鱼肉一起放入瓦煲内，加适量水，大火煮沸后改小火煲1小时，调味即可。

◎ **专家点评** 本品适于气血不足、身体虚弱等的患者食用。

补血吃法 2 当归鳝鱼汤 ————————————补气养血 + 滋补肝肾———

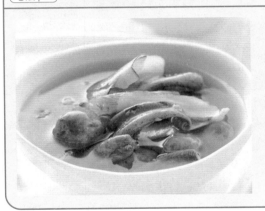

◎ **材料** 鳝鱼、蘑菇各100克，当归8克，盐5克，米酒10克

◎ **制作** ①将鳝鱼洗净，除杂后切小段；当归、蘑菇用清水洗净。②将全部原材料放入锅中，加上适量水，以大火煮沸后转小火续煮20分钟。③加入盐、米酒调味即可食用。

◎ **专家点评** 本品适于贫血、月经不调、身体虚弱等的患者食用。

补血吃法 3 党参鳝鱼汤 ————————————补中益血 + 健脾益肾———

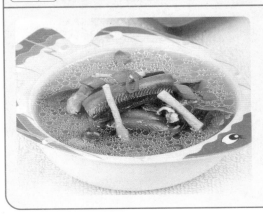

◎ **材料** 鳝鱼175克，党参3克，色拉油20克，盐5克，味精2克，葱段、姜末各3克

◎ **制作** ①将鳝鱼洗净切段；党参洗净备用。②锅上火倒入水烧沸，下入鳝段汆水，至没有血色时捞起备用。③净锅上火倒入色拉油，将葱、姜、党参炒香，再下入鳝段煸炒，倒入水，煲至熟，加盐、味精调味即可。

◎ **专家点评** 本品适于贫血、腰膝酸软、体虚、失眠等的患者食用。

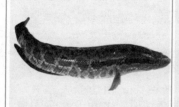

黑鱼
Heiyu

【每日用量】50~150克

【性味归经】性寒，味甘。归脾、胃经。

[别名] 蛇皮鱼、丰鱼、财鱼

【补血关键词】

蛋白质、铁

◎黑鱼性格凶猛，喜欢生活于脏水中，草丛较深的地方，其营养丰富，含有丰富的蛋白质，能滋补身体。黑鱼含有多种矿物质元素，其中铁的含量较高，有补血和预防缺铁性贫血的作用。

◎ 食疗作用

黑鱼具有祛风治疳、补脾益气、利水消肿的功效。对身体虚弱，低蛋白血症、脾胃气虚、营养不良，贫血之人有一定的食疗效果。此外，民间还用以催乳。

◎ 选购保存

挑选的重点是鱼的健康状况和体质的好坏。体表无出血发红现象，鳞片无脱落或极少脱落，黏膜无损伤，体色青亮，游动状态正常等是易养活宜购买；而体表有出血发红现象，鳞片脱落严重，黏膜损伤大，体色灰白或发黄无光泽，游动时头部左右摇摆向前窜跃，或呈垂直状窜至水面又速扎入水下，这一类鱼不易养活，不宜购买。适宜冷藏，可置于冰箱储存3~5天。

◎ 相宜搭配

黑鱼+胡椒	消食补虚
黑鱼+冬瓜 ✓	利水消肿
黑鱼+红枣	养血强身
黑鱼+当归	养血活血

应用指南

1.适用于水肿、脾虚、湿热者：黑鱼500克，冬瓜200克。黑鱼宰杀后处置干净并洗净，切块；冬瓜去皮洗净，切块；然后将其同入锅，加入适量清水，煮熟透后撒入葱和盐调味即可。

2.用于水肿，身面浮肿，小便不利，上气喘息，咳嗽痰鸣等症：黑鱼500克，泽泻、泽漆、桑白皮、紫苏、杏仁各10克。将黑鱼宰杀后处置干净，洗净并切块备用；药材用清水洗净，然后入锅加入适量清水煎汁，煎煮好后去渣留汁；将黑鱼块和药汁同入锅煮，至肉熟烂后，食鱼喝汤。

3.补虚扶正，治一切风疮、顽癣疥癞，年久不愈者：黑鱼1条，苍耳叶适量。将鱼宰杀处置干净后以苍耳叶填入鱼腹内，另外在锅中放苍耳叶60克，再将鱼放置其上，加水适量，慢火煨熟。淡食，勿入盐、酱。

补血吃法 1 滑炒黑鱼丝 ———————— 补脾益气 + 养血补心

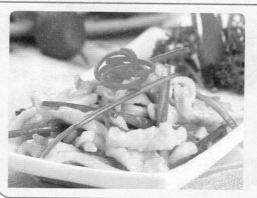

◎ **材料** 黑鱼肉450克，香菜段、盐、味精、料酒、胡椒粉、淀粉、花生油各适量

◎ **制作** ①将黑鱼肉洗净切丝，加盐、料酒和淀粉腌制入味，上浆待用。②锅置火上，用温油将鱼丝滑熟，倒出控净油。③油锅烧热，放入鱼丝，烹入料酒，放香菜段，加盐、味精、料酒和胡椒粉调味炒匀，出锅即可。

◎ **专家点评** 本品适于贫血、身体虚弱、营养不良等的患者食用。

补血吃法 2 砂锅豆腐黑鱼头 ———— 调和脾胃 + 益气补血

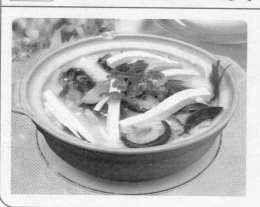

◎ **材料** 鱼头半片，嫩豆腐、水发香菇、火腿各适量

◎ **制作** ①鱼头洗净；豆腐洗净切片；香菇洗净撕开；火腿洗净切片。②鱼头下锅煎黄，加酱油、料酒，炒匀，加入高汤、豆腐、香菇、姜末烧沸。砂锅置旺火将鱼头、豆腐等倒入砂锅，小火炖15分钟。③加味精、盐，撒入香菜段即可。

◎ **专家点评** 本品适于消化不良、气血不足、身体虚弱等的患者食用

补血吃法 3 大碗秘制黑鱼 ———————— 补脾益气 + 补心养阴

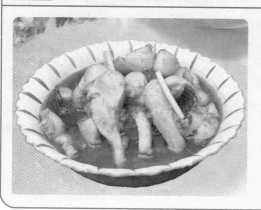

◎ **材料** 黑鱼500克，盐、花椒、料酒、淀粉各适量

◎ **制作** ①将黑鱼洗净拆骨，切片，葱洗净切段，鱼肉加盐、料酒、淀粉抓匀。②锅中加水煮开，加上鱼片煮熟，加盐调味，鱼肉变白后捞出装盘。③锅内加油烧热，转小火，加上花椒，烧出红油，将油淋在肉上即可。

◎ **专家点评** 本品适于气血不足、水肿、身体虚弱等的患者食用。

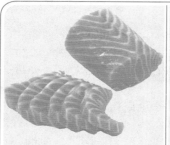

三文鱼
Sanwenyu

[别名] 鲑鱼、马哈鱼、大马哈鱼

【每日用量】50~100克

【性味归经】性平，味甘。归脾、胃经。

【补血关键词】
维生素、脂肪酸

◎三文鱼体内含有一种独特的脂肪酸，是脑部、视网膜及神经系统所必不可少的物质，有增强脑功能、保护视力的作用。同时还含有多种维生素，适合心脑血管患者、贫血、消瘦者食用。

◎食疗作用

三文鱼具有补虚劳、健脾胃、暖胃和中的功效。对消瘦、水肿、消化不良等症有一定的食疗效果。

◎选购保存

新鲜的三文鱼会有种隐隐流动的光泽，带着润泽的感觉。而不新鲜的三文鱼，色泽较为暗淡无光。如果是买原条三文鱼的话，最好掰开三文鱼的鳃仔细看，新鲜三文鱼的鱼鳃是鲜红的，而不新鲜的三文鱼是发黑的；新鲜的三文鱼摸上去感觉有弹性，按下去会自己慢慢恢复，不新鲜者摸上去则坚实，没有弹性。三文鱼用保鲜膜包好，可冷藏保存1~2天，需要尽快食用。冷冻三文鱼不适合生吃。

◎相宜搭配

三文鱼+芥末	除腥、杀菌
三文鱼+柠檬	利于营养吸收
三文鱼+蘑菇	降糖降脂
三文鱼+葱	去腥、补虚

应用指南

1.健脾暖胃、促进食欲：绿花椰菜200克，三文鱼片300克，香料少许，盐适量。花椰菜切小朵去皮，洗净，余烫至八分熟，捞出沥干；三文鱼处置干净后洗净，切片；油锅烧热，加入三文鱼片煎至双面稍微变白，加2大匙水、盐等煮熟，盛盘。四周花椰菜摆盘，撒上香料即成。

2.利尿、抗衰、防癌：三文鱼200克，鸡蛋1个（取蛋清），海带50克，千张适量。三文鱼鱼皮去掉，然后将鱼肉放在搅拌机中，加入蛋青，淀粉，水，油，盐，葱丝，用搅拌机搅拌成糊；然后倒入小碗中，再用打蛋器打至浓稠，做成小丸；锅中放适量的温水，下入鱼圆；海带用清水泡发洗净并打结，千张用水泡发洗净后打结；水烧沸后，倒入海带和千张，稍煮，熟后调入少许盐调味即可。

补血吃法 1 紫苏三文鱼刺身 ---------- 暖胃和中 + 补虚健体 ---

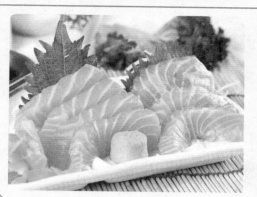

◎ **材料** 三文鱼400克，紫苏叶2片，白萝卜15克，酱油、芥辣、寿司、姜各适量

◎ **制作** ①三文鱼洗净，取肉切片，紫苏叶洗净，擦干水份，白萝卜去皮，洗净，切成细丝。②将冰块打碎，撒上白萝卜丝，铺上紫苏叶，再摆上三文鱼。③将调味料混合成味汁，食用时蘸味汁即可。

◎ **专家点评** 本品适于消化不良、水肿、消瘦等的患者食用。

补血吃法 2 山药三文鱼 ---------- 健脾养胃 + 补充能量 ---

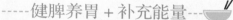

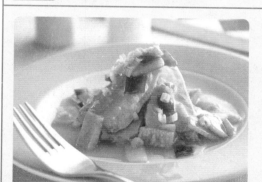

◎ **材料** 三文鱼80克，山药20克，胡萝卜、海带、芹菜末各15克，盐、味精各少许

◎ **制作** ①三文鱼洗净，切成片，山药、胡萝卜削皮，洗净，切成小丁，海带洗净，切成小片。②山药丁和胡萝卜丁、海带片放进锅中，加上3碗水，转中火熬成1碗水。③加上三文鱼片煮熟，加上调味料，撒上芹菜末即可。

◎ **专家点评** 本品适于消化不良、脾胃虚弱、消瘦等的患者食用。

补血吃法 3 三文鱼土豆汤 ---------- 健脾和胃 + 益气调中 ---

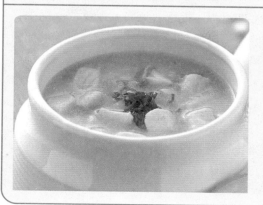

◎ **材料** 三文鱼150克，土豆100克，盐3克，胡椒粉3克，味精3克

◎ **制作** ①三文鱼、土豆洗净后切成丁备用。②将土豆放进清水中，用大火煮沸，小火煮30分钟关火，微温时放进榨汁器中拌匀，再倒进锅中。③将三文鱼肉加入土豆汤中，重活煮至沸腾，最后加盐、胡椒粉、味精煮熟即可。

◎ **专家点评** 本品适于营养不良、脾胃虚弱、消瘦等的患者食用。

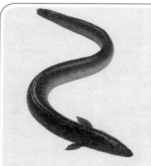

泥鳅

Niqiu

【每日用量】50~100克

【性味归经】性平，味甘。归脾、肝、肾经。

[别名] 鳅鱼、黄鳅、蝤

【补血关键词】

脂肪酸、维生素、矿物质

◎泥鳅被称为"水中人参"。含一种类似甘碳戊烯酸的不饱和脂肪酸，有利人体抗血管衰老，有益于老年人及心血管病人，还含有多种维生素和矿物质，能补血强体，适合体虚的贫血患者食用。

◎食疗作用

泥鳅具有暖脾胃、去湿、壮阳、止虚汗、补中益气、强精补血之功效，是治疗急慢性肝病、阳痿、痔疮等症的辅助佳品。此外，对脾虚泻痢、热病口渴、小儿盗汗水肿、小便不利、阳事不举、疗疮、皮肤瘙痒等也有疗效。

◎选购保存

选择鲜活、无异味的泥鳅。储存时把新买回的活泥鳅用清水漂一下，捞起放进一个不漏气的塑料袋里（袋内先装一点点水），将袋口用橡皮筋或细绳扎紧，放进冰箱的冷冻室里冷冻，长时间存放，都不会死掉，只是呈冬眠状态。

◎搭配宜忌

泥鳅+豆腐 泥鳅+木耳	✔	增强免疫力 补气养血、健体强身
泥鳅+蟹 泥鳅+狗血	✘	引起中毒 阴虚火盛

应用指南

1. 能补虚养身，补肾：泥鳅250克，青椒40克。将泥鳅去泥洗净；葱切段，姜切片；青椒去蒂洗净，切成粒；炒锅注油烧热，下入葱段、姜片爆香，放入泥鳅煎至两面变色，加入料酒、酱油、醋、白糖、水、精盐烧开；小火煮至肉熟烂，汤浓，撒入味精、青椒粒炒匀即可。

2. 开胃、排毒、降压降脂，增强免疫力：泥鳅300克，豆腐500克，油菜、香菇各适量。将油菜洗净，水发香菇切片后在开水锅里焯一下捞出备用；锅中加凉水，把整块豆腐和泥鳅放入锅中，水量以没过豆腐和泥鳅为准；锅里加味精和食盐，盖上锅盖，水烧开10分钟后即可将豆腐整块捞出；待豆腐凉后，将豆腐切成寸块；炒锅放入花生油，烧热后加葱花炒香后加入适量高汤，将豆腐块一起放入，锅中水开后将油菜和香菇放入，再开后水淀粉勾芡淋香油，装盘即可。

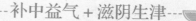

补血吃法 1 沙参泥鳅汤-----------------------补中益气 + 滋阴生津---

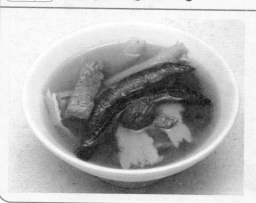

◎ **材料**　泥鳅250克，猪瘦肉100克，红枣3颗，沙参20克，北芪10克，盐少许

◎ **制作**　① 泥鳅洗净，用沸水略烫，洗净表面的黏液；猪瘦肉洗净，切大块。② 炒锅下花生油，将泥鳅煎至金黄色，捞起。③ 将1300克清水放入瓦煲内，煮沸后加入所有原材料，大火煲滚后改用小火煲2小时，加盐调味即可。

◎ **专家点评**　本品适于气血不足、阴虚发热等的患者食用。

补血吃法 2 参芪泥鳅汤-----------------------益气补血 + 调理脾胃---

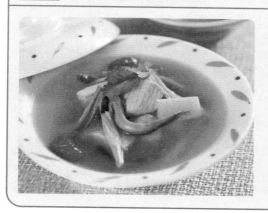

◎ **材料**　党参20克，北芪10克，泥鳅250克，猪瘦肉100克，红枣3颗

◎ **制作**　① 泥鳅用沸水略烫，洗净表面的黏液；炒锅下花生油，将泥鳅煎至金黄色。② 猪瘦肉洗净，切块，汆水；党参、北芪、红枣洗净。③ 将清水放入瓦煲内，煮沸后加入所有原材料，大火煲沸后改用小火煲2小时，加盐调味即可。

◎ **专家点评**　本品适于贫血、营养不良，身体虚弱等的患者食用。

补血吃法 3 面条烧泥鳅--------------------- 暖中益气 + 补益脾肾---

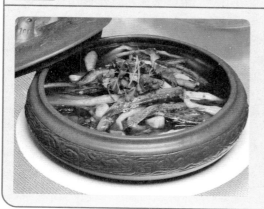

◎ **材料**　泥鳅250克，面条100克，姜、香菜、红油、辣椒粉各适量

◎ **制作**　① 泥鳅处理干净；姜洗净切片；香菜洗净切段。② 锅加水烧开，放入面条煮至断生，捞出放入凉水中冷却，沥干。③ 净锅放油，下泥鳅加盐炒至变色，加入开水，煮沸后倒入面条，放入红油、姜片、辣椒粉，中火煮5分钟，调味，撒入香菜即可。

◎ **专家点评**　本品适于气血不足、营养不良、脾胃不舒等的患者食用。

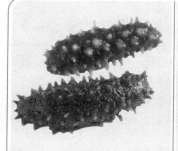

海参
Haishen

[别名] 海男子、刺参、土肉

【每日用量】30~100克

【性味归经】性平，味甘、咸。归心、肾经。

【补血关键词】

氨基酸、蛋白质、铁

◎海参是补肾的佳品，其体内蛋白质含量丰富，还含有人体所需的各种氨基酸和铁、钙、钾、锌等活性物质，可以提高人体的免疫功能，还能补血强体，恢复造血功能，适合贫血者食用。

◎ 食疗作用

海参具有滋阴补肾、养血益精、抗衰老、抗癌的功效，对虚劳羸弱、气血不足、营养不良、肾虚阳痿遗精、小便频数、癌症等均有疗效，且海参是典型的高蛋白、低脂肪、低胆固醇食物，对高血压、冠心病、脂肪肝、糖尿病等均有食疗效果。

◎ 选购保存

好的海参刺粗壮而挺拔，闻起来有股鲜美的味道，劣质海参则有股怪味、腥味；好的海参手感特别好，有弹性，而劣质海参摸起来发软，缺乏弹性。发好的海参不能久存，最好不超过3天，存放期间用凉水浸泡，每天换水2或3次，不要沾油，或放入不结冰的冰箱中；如是干货保存，防潮。

◎ 搭配宜忌

海参+鸭肉 海参+竹笋	✓	去火热、滋养五脏 滋阴润燥、清热养血
海参+柿子 海参+石榴	✗	引起腹痛、恶心 引起腹痛、恶心

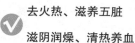

应用指南

1.能补血养颜：乳鸽1只，海参、黄精、枸杞各适量。海参、黄精洗净泡发，全部食材放入瓦煲，清水大火煮沸，改小火煲2小时即可。

2.补气血，强筋骨，安五脏：海参30克、枸杞60克、粳米100克。将海参泡发洗净，加水适量与粳米、枸杞一同煮粥食用。

3.补精血、温脾胃，安胎：海参50克，羊肉250克，生姜2片，葱5克，胡椒粉、食盐各适量。海参泡发洗净，羊肉切小块，汆烫去血水，羊肉小火炖煮，煮至将熟，将海参切成小块放入同煮，再煮沸15分钟左右，加入生姜末、葱段、胡椒粉、盐调味即可。

4.补益肾精，养血润燥，治疗高血压：海参30克，冰糖适量。将海参炖烂后，加入冰糖，再炖片刻即成。早饭前空腹饮用。

补血吃法 **1** 海参淡菜猪肉汤 ---------- 养血驻颜 + 补肾益精 ----

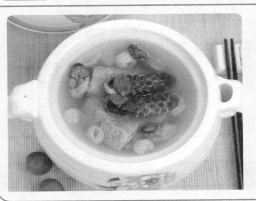

◎ **材料** 瘦肉350克，淡菜、海参、桂圆肉各20克，枸杞各适量、盐、鸡精各5克

◎ **制作** ①将瘦肉洗净，切件；淡菜、海参洗净，浸泡；桂圆洗净，去壳去核。②锅内烧水，待水沸时，放入瘦肉去除血水。③将瘦肉、淡菜、海参、桂圆、枸杞放入锅中，加入清水，炖2小时后调入盐和鸡精即可食用。

◎ **专家点评** 本品适于身体虚弱、便秘、贫血等的患者食用。

补血吃法 **2** 黄精海参炖乳鸽 --------- 益气补血 + 健脾益肾 ---

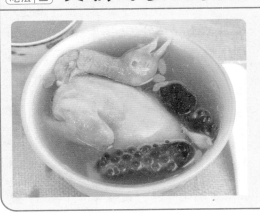

◎ **材料** 乳鸽1只，黄精、海参各适量，枸杞少许，盐3克

◎ **制作** ①乳鸽洗净；黄精、海参均洗净泡发。②热锅注水烧开，下乳鸽氽透，捞出。③将乳鸽、黄精、海参、枸杞放入瓦煲，注水，大火煲沸，改小火煲2.5小时，加盐调味即可。

◎ **专家点评** 本品适于气血不足、脾胃虚弱、体倦乏力等的患者食用。

补血吃法 **3** 金针海参鸡汤 ------------- 养血平肝 + 补虚健脾 ---

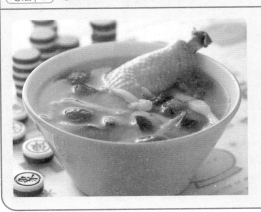

◎ **材料** 干金针10克，海参200克，鸡腿1个，当归10克，黄芪15克，枸杞15克

◎ **制作** ①当归、黄芪、枸杞洗净，用棉布袋包起，加水熬取汤汁备用；干金针洗净，泡软；海参洗净切小块；鸡腿洗净切块；将海参、鸡腿分别用热水氽烫，捞起。②将干金针、海参、鸡腿、枸杞一起放入锅中，加入药材汤汁、盐，煮至熟即可。

◎ **专家点评** 本品适于贫血、脾虚、身体虚弱等的患者食用。

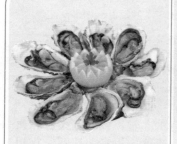

牡蛎

Muli

[别名] 蛎黄、蚝白、海蛎子

【每日用量】30~80克

【性味归经】味咸，性微寒。归肝、胆、肾经。

【补血关键词】

维生素、氨基酸

◎牡蛎含有维生素B12，这是一般食物所缺少的，维生素B12中的钴元素是预防恶性贫血所不可缺少的物质，因而牡蛎具有活跃造血功能的作用。此外，还含有多种优良的氨基酸，可预防动脉硬化。

◎食疗作用

牡蛎具有敛阴潜阳、止汗固精、化痰、软坚的功效，主治惊痫、眩晕、自汗、盗汗、遗精、淋浊、崩漏、带下等症。

◎选购保存

鲜牡蛎肉青白色，质地柔软细嫩。生蚝体大肥实，个体均匀，颜色淡黄者为上品。煮熟的生蚝，壳是稍微打开的，说明煮之前是活的。若是死后去煮，则壳是紧闭的。新鲜的生蚝在温度很低的情况下，如0摄氏度以下的时候，最多可以存活5~10天，但是生蚝质量会降低，口感也会发生变化，所以尽量不要存放，现买现吃。

◎搭配宜忌

牡蛎+冬瓜 ✓	活血化瘀、软坚散结	
牡蛎+吴茱萸	两者药效相反	
牡蛎+辛夷 ✗	两者药效相反	
牡蛎+啤酒	易发痛风	

应用指南

1.治疗久病阴虚血亏，体虚少食，营养不良：鲜牡蛎250克，猪瘦肉100克。牡蛎洗净取肉，猪肉洗净并切薄片。拌少许淀粉，放沸水中煮熟即成。略加食盐调味，吃肉、饮汤。

2.治眩晕：牡蛎18克，龙骨18克，菊花9克，枸杞12克，何首乌10克。水煎服。

3.滋阴养血、镇惊解毒：牡蛎、腐竹各30克，糙米80克。糙米洗净泡发，牡蛎用料酒去腥。将牡蛎、糙米入锅加清水煮适量至七成熟，入腐竹、姜丝煮至粥成即可。

4.治疗操劳、熬夜过度导致的阴虚燥热、神疲、面色无华：皮蛋2个，鲜牡蛎肉100克，粳米100克，葱花、油、盐各适量。将皮蛋剥壳切成12等份，牡蛎肉洗净。粳米煮成稀粥，再加入皮蛋、牡蛎肉、葱花、盐、油适量调味，再煮沸片刻，即可食用。

补血吃法 1 香菇花生牡蛎汤 ········ 养血驻颜 + 潜阳补阴 ···

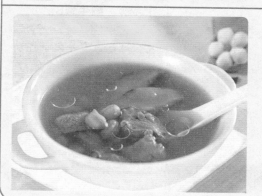

◎ **材料** 香菇25克，花生40克，牡蛎250克，猪瘦肉200克，花生油10克

◎ **制作** ①香菇剪去脚，浸泡2小时，洗净；花生洗净，浸泡1小时。②牡蛎洗净，汆水；烧锅下牡蛎、花生油、姜片，将牡蛎爆炒至微黄。③将清水倒入瓦煲内，煮沸后放入以上用料，大火煮沸后，改用小火煲3小时，加盐调味即可。

◎ **专家点评** 本品适于贫血、失眠、皮肤干燥等的患者食用。

补血吃法 2 牡蛎豆腐羹 ·············· 滋阴补血 + 调和脾胃 ···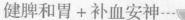

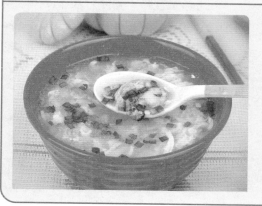

◎ **材料** 牡蛎肉150克，豆腐100克，鸡蛋1个，韭菜50克，盐少许，葱段2克，香油2克，高汤适量

◎ **制作** ①将牡蛎肉洗净泥沙；豆腐均匀切成细丝；韭菜洗净切末；鸡蛋打入碗中备用。②油热，将葱炝香，倒入高汤，下入牡蛎肉、豆腐丝，调入盐煲至入味，再下入韭菜末、鸡蛋，淋入香油即可。

◎ **专家点评** 本品适于贫血、消化不良、失眠等的患者食用。

补血吃法 3 牡蛎羹 ···························· 健脾和胃 + 补血安神 ···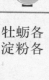

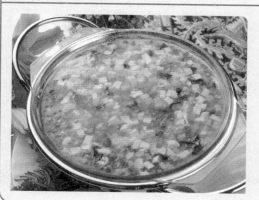

◎ **材料** 豆腐、胡萝卜、土豆、牡蛎各50克，蛋清10克，葱10克，盐、淀粉各适量

◎ **制作** ①豆腐切块；胡萝卜洗净切丁；土豆洗净去皮切丁；葱洗净切末。②油烧热，入胡萝卜、土豆炒熟，加入水，放入豆腐。煮沸后加入牡蛎，放入蛋清、淀粉和盐稍煮即可，最后撒上葱花。

◎ **专家点评** 本品适于贫血、失眠、脾胃不好等的患者食用。

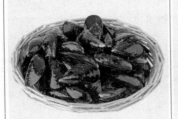

淡菜
Dancai

【每日用量】50~150克

【性味归经】味咸，性温。归肝、肾经。

[别名] 贻贝、青口、海红

【补血关键词】

铁、锌、维生素B₁₂

◎淡菜中铁、锌的含量较高，对贫血有一定调理功效。所含的维生素B₁₂，还能预防恶性贫血，增加造血功能，所以，贫血患者可常食淡菜。

◎ 食疗作用

淡菜具有补肝肾，益精血，消瘿瘤的功效。对虚劳羸瘦，眩晕，盗汗，阳痿，腰痛，吐血，崩漏，带下，瘿瘤，疝瘕等症有一定疗效。适宜于中老年人体质虚弱，气血不足，营养不良以及高血压病，动脉硬化，耳鸣眩晕者等食用。

◎ 选购保存

新鲜的淡菜壳硬，拿淡菜相互碰击，如果听到有铿锵声响，表示是活体，另外，再闻有无异味，若有臭味，就属死的，不宜购买；再者，可观察外壳，品质较佳的淡菜，壳面呈墨绿色。在保存淡菜的鲜品时要明确是海水养殖还是淡水养殖，海水养殖则要用盐水浸泡后方可入冰箱冷藏。

◎ 搭配宜忌

| 淡菜+冬瓜 | ✓ | 利尿降脂 |
| 淡菜+山药 | | 补肝益肾 |

| 淡菜+香菇 | ✗ | 降脂排毒 |
| 淡菜+黄瓜 | | 瘦身排毒 |

应用指南

1.治头晕及睡中盗汗：淡菜(焙燥，研细粉)150克，陈皮(研细粉)100克。将淡菜和陈皮混合拌匀，调入适量的蜂蜜，制作成丸，每颗10克，每次1颗，每日2次。

2.补五脏，益阳事，治疗肝肾不足、精血亏虚、眩晕、盗汗等症：淡菜30克，韭菜60克。淡菜用开水发软，洗净；韭菜择洗干净，切段；然后将韭菜和淡菜入锅，加入食用油煎沸，最后加食盐炒食。

3.用于肝肾阴虚，肝阳上亢所见血压偏高、眩晕头痛者：淡菜10克，芹菜30克。淡菜用开水发软，洗净，然后将其入锅加入清水适量煮熟，然后捞出，沥干水分备用；芹菜择洗干净并切段，然后入沸水锅氽烫，至八成熟时捞起。将淡菜和芹菜装盘混合均匀盐、醋、味精等调料拌匀后食用。

补血吃法 ① 淡菜瘦肉汤 ------------------- 补益肝肾＋益血填精---

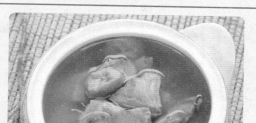

◎ **材料** 瘦肉400克，淡菜30克，盐、鸡精各5克

◎ **制作** ①瘦肉洗净，切件；淡菜洗净，用水稍微浸泡。②锅内烧水，待水沸时，放入瘦肉去除血水。③将瘦肉、淡菜放入锅中，加入清水，炖2小时后调入盐和鸡精即可食用。

◎ **专家点评** 本品适于身体虚劳、贫血、肝肾不足等的患者食用。

补血吃法 ② 淡菜首乌鸡汤 -------------- 补益精血＋补肝益肾---

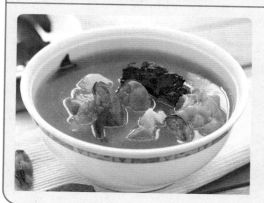

◎ **材料** 淡菜150克，何首乌15克，鸡腿1只，盐1小匙

◎ **制作** ①鸡腿剁块，余烫，捞出冲洗干净。②淡菜、何首乌洗净。③将准备好的鸡腿、淡菜、何首乌入锅中，加水盖过材料，以大火煮开，转小火炖30分钟，加盐调味即可。

◎ **专家点评** 本品适于虚劳、贫血、眩晕、便秘等的患者食用。

补血吃法 ③ 淡菜枸杞煲老鸽 --------- 补益肝肾＋滋阴养血---

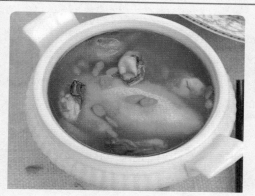

◎ **材料** 乳鸽1只，淡菜50克，枸杞、红枣各适量，盐3克

◎ **制作** ①乳鸽宰净，去毛及内脏，洗净；淡菜、枸杞均洗净泡发；红枣洗净。②锅上水烧热，将乳鸽放入稍滚5分钟，捞起。③将乳鸽、枸杞、红枣放入瓦煲内，注入水，大火煲沸，放入淡菜，改为小火煲2小时，加盐调味即可。

◎ **专家点评** 本品适于贫血、体虚、肝肾不足等的患者食用。

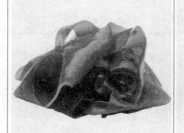

海带
Haidai

【每日用量】50~150克
【性味归经】性寒，味咸。归肝、胃、肾经。

[别名] 昆布、江白菜、纶布

【补血关键词】
碘
◎ 海带所含碘能促进炎性渗出物的吸收，并使病态组织崩溃、溶解。同时能促进皮肤血液循环、抗冷御寒，适合体虚、易发冷的贫血患者。

◎ 食疗作用

海带具有消痰软坚、泄热利水、止咳平喘、祛脂降压、散结抗癌的功效。用于辅助治疗瘿瘤、瘰疬、疝气下坠、咳喘、水肿、高血压、冠心病、肥胖病等症。

◎ 选购保存

在购买海带时主要看颜色和闻气味。质地厚实、形状宽长、表面干燥、色淡黑褐或深绿、边缘无碎裂或黄化现象的，才是优质海带。在保存海带时可将干海带剪成长段，洗净，用淘米水泡上，煮30分钟，放凉后切成条，分装在保鲜袋中放入冰箱里冷冻起来，能够较长期保存。

◎ 搭配宜忌

海带+排骨 海带+紫菜 ✔	治皮肤瘙痒 治水肿、贫血	
海带+猪血 海带+甘草 ✘	引起便秘 产生有毒物质	

应用指南

1.健体丰肌：瘦肉350克，海带、海藻各适量。食将猪肉洗净并切块，海带和海藻用清水洗净；然后一同入锅，加入清水适量，炖2小时至汤色变浓，调味即可。

2.治疗小便赤短，喉中自觉有痰而咳不出：海带结200克，蛤蜊300克，排骨250克，胡萝卜半根，姜片、盐各适量。蛤蜊吐净沙、洗净沥干。排骨斩件，氽烫去血水；海带结洗净，胡萝卜削皮切块。将排骨、姜、胡萝卜先入锅中，加水，先用大火煮沸，再转小火炖约30分钟，再下海带结续炖15分钟，待排骨熟烂，转大火，倒入蛤蜊，待蛤蜊开口，加盐调味即可。

3.用于晨起面部水肿、小便不畅：粳米、绿豆各40克，水发海带30克，青菜适量。粳米、绿豆洗净泡发，青菜洗净。然后入锅煮至米粒开花，入海带煮至粥成即可。

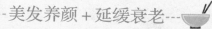

补血 吃法 1 **海带海藻瘦肉汤** ---------- 美发养颜 + 延缓衰老 ---

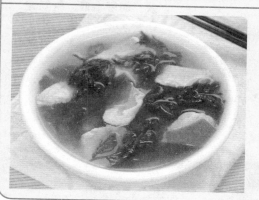

◎ **材料** 瘦肉350克，海带、海藻各适量，盐6克

◎ **制作** ①瘦肉洗净，切件，汆水；海带洗净，切片；海藻洗净。②将瘦肉汆一下，去除血腥。③将瘦肉、海带、海藻放入锅中，加入清水，炖2小时至汤色变浓后，调入盐即可。

◎ **专家点评** 本品适于高血压、高血脂、血糖高等的患者食用。

补血 吃法 2 **海带红豆百合糖水** ---------- 补血养颜 + 补钙降脂 ---

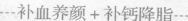

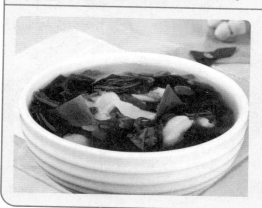

◎ **材料** 水发海带100克，泡好的红豆50克，百合30克，冰糖16克

◎ **制作** ①将泡发洗净的海带切成块，备用。锅置旺火上，加入约800毫升的清水。②锅中加入洗好的百合、红豆、海带。盖上锅盖，烧开后转小火煮约35分钟至熟透。放入冰糖，至冰糖全部溶化。③关火，将做好的美味糖水盛出即可。

◎ **专家点评** 本品适于贫血、骨质疏松、营养不良等的患者食用。

补血 吃法 3 **红白海带糖水** ---------- 养血驻颜 + 防癌抗癌 ---

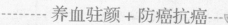

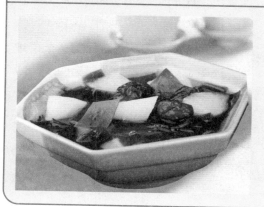

◎ **材料** 海带100克，红枣7克，雪梨1个，冰糖25克

◎ **制作** ①将洗净的海带切片；雪梨去皮、去核，切成丁备用。②锅中倒入约800毫升清水烧开，放入红枣煮至红枣发涨，揭开锅盖，放入海带、冰糖，用汤勺拌匀。再煮10分钟后放入雪梨，大火煮开。③关火，将做好的糖水盛入碗中即可。

◎ **专家点评** 本品适于营养性不良贫血、骨质疏松、营养不良等的患者食用。

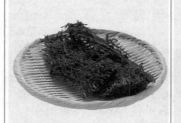

紫菜
Zicai

【每日用量】30~100克

【性味归经】味甘、咸，性寒。归肺经。

[别名] 索菜、子菜、甘紫菜

【补血关键词】

铁、胡萝卜素、氨基酸

◎紫菜营养丰富，其铁、磷、钙、核黄素、胡萝卜素等含量居各种蔬菜之冠，能促进铁的吸收，预防缺铁性贫血。

◎食疗作用

紫菜具有软坚散结，清热化痰，利尿的功效。对甲状腺肿大、水肿、慢性支气管炎、咳嗽、瘿瘤、淋病、脚气、高血压、肺病初期、心血管病和各类肿块、增生等患者有一定的辅助疗效。

◎选购保存

以表面光滑滋润，紫褐色或紫红色，有光泽，片薄，大小均匀，入口味鲜不咸，有紫菜特有的清香，质嫩体轻，身干，无杂质者为上品；而片厚而发黄绿色，色暗淡，有杂物，味带海水腥味者为次品。紫菜是海味品，容易还潮变质，储存时，最好装在密封干燥的黑色塑料袋中，放置在清洁、阴凉、避光处或冰箱内。

◎搭配宜忌

紫菜+鸡蛋 紫菜+甘蓝	✓	补充维生素B12和钙质 营养全面
紫菜+柿子 紫菜+花菜	✗	影响钙质的吸收 影响钙质的吸收

应用指南

1.治疗肺热痰多：紫菜30克，萝卜1个。将紫菜洗净，白萝卜去皮洗净，切成块，然后将其一同入锅，加入适量的清水煮汤，至萝卜熟烂饮汤食菜即可。

2.治疗各种脓痰和咳嗽：紫菜适量。将紫菜研成粉末，炼蜜为丸，每次在饭后服6克，日服两次，或干嚼紫菜服下也可。

3.治疗缺碘性甲状腺肿大：紫菜30克，陈皮3克，白萝卜1个。将以上材料洗净，然后将其一同入锅，加水适量煮汤食用；或将紫菜与鹅掌菜、夏枯草、黄芩各适量，水煎服。

4.治疗高血压及两眼昏花：紫菜30克，决明子12克。将紫菜与决明子一同入锅，加清水适量，煎汁服用。

5.治疗慢性气管炎：紫菜30克，牡蛎10克，远志8克。材料洗净，一同入锅，加水适量煎汤服用。

补血吃法 1 鹌鹑蛋紫菜糖水 ————— 补肾养心 + 补气益血 ---

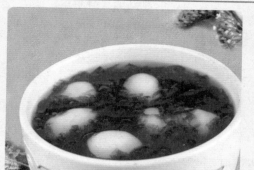

◎ **材料** 水发紫菜100克，鹌鹑蛋50克，白糖30克

◎ **制作** ①锅中加入约800毫升清水，烧热。打开盖，放入剥好壳的鹌鹑蛋，大火煮约3分钟。揭盖，②将洗净的紫菜放入锅中，用汤勺搅拌均匀，将白糖加入锅中，搅拌均匀，加热至白糖完全溶化。③将煮好的鹌鹑蛋紫菜糖水盛出即可。

◎ **专家点评** 本品适于贫血、身体虚弱、水肿等的患者食用。

补血吃法 2 紫菜蛋花汤 ————— 补脾益胃 + 增强记忆 ---

◎ **材料** 紫菜250克，鸡蛋2个，姜5克，葱2克，盐5克，味精3克

◎ **制作** ①紫菜用清水泡发后，捞出洗净；葱洗净，切成葱花；姜去皮，切末。②锅上火，加入水煮沸后，下入紫菜。③待紫菜再沸时，打入鸡蛋，至鸡蛋成形后，下入姜末、葱花，调入盐、味精即可。

◎ **专家点评** 本品适于妇女贫血、高血压、脾虚等的患者食用。

补血吃法 3 紫菜冬瓜肉片汤 ————— 补肾养心 + 益气健脾 ---

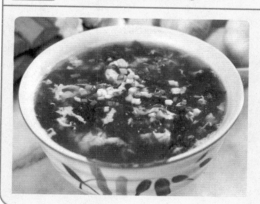

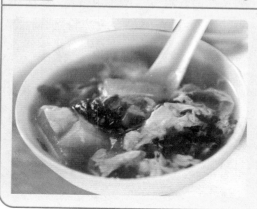

◎ **材料** 干紫菜100克，冬瓜300克，瘦猪肉80克，鸡蛋1个，姜1片，精盐5克

◎ **制作** ①先将紫菜浸软洗净；冬瓜去子洗净，切成小块备用；瘦肉切片。②再注入适量清水入锅烧沸，下姜片及冬瓜块，稍开后加瘦肉，再开后，下紫菜煮10分钟左右。③将鸡蛋打匀，倒入汤内，加盐调味，再淋上油即可。

◎ **专家点评** 本品适于妇女贫血、水肿、脾虚等的患者食用。

229

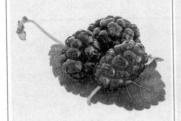

桑葚

Sangshen

[别名] 桑葚子、桑实、桑枣

【每日用量】30~60克

【性味归经】性寒，味甘。归心、肝、肾经。

【补血关键词】

脂肪酸、维生素、铁

◎桑葚含有多种营养成分，其中含有的脂肪酸，主要由亚油酸、硬脂酸及油酸组成，具有分解脂肪，降低血脂，防止血管硬化等作用。此外，维生素和铁含量较为丰富，能补血养颜，适合贫血患者食用。

◎食疗作用

桑葚有补血滋阴、生津润燥、乌发明目、止渴解毒、生津润肠、养颜的功效。用于眩晕耳鸣、心悸失眠、须发早白、津伤口渴、内热消渴等症。尤其适合更年期女性，对肝肾阴血不足造成的头发早白、干枯无光泽、目暗昏花、关节不利等症有一定食疗效果，也可用于阴虚津伤、肠燥便秘等症。桑葚中的成分具有分解脂肪、降低血脂，防止血管硬化等作用。

◎选购保存

挑选桑葚应注意选择颗粒比较饱满、厚实、没有挤压出水的。新鲜桑葚不耐久放，应该尽快食用，或者做成果酱放入干净瓶中保存。

◎搭配宜忌

桑葚+糯米 桑葚+枸杞子 ✔	滋肝养肾、养血明目 乌发明目、护肤
桑葚+鸭蛋 桑葚+螃蟹 ✘	对肠胃不利 降低营养价值

应用指南

1.补血益气： 桑葚60克，桂圆肉30克。将桑葚、桂圆肉洗净；锅置火上，加适量清水，然后放入桑葚和桂圆肉，先用大火煮沸后转中小火炖至熟烂即可。每日食用两次。

2.滋阴益肾： 桑葚、熟地黄各30克，紫菜10克，红花、牡丹皮各5克，乌鸡1只。乌鸡处置干净，并洗净；药材用清水洗净，装入纱布袋，扎紧袋口，然后放入乌鸡腹腔内。入锅加清水适量煮至鸡肉熟烂，去除药包，调味即可。

3.美容养颜、健脾开胃： 桑葚50克，百合50克，红枣5枚。将百合、桑葚、红枣洗净，沥干水分，红枣掰开。所有材料同煮20分钟即可。

4.治疗贫血： 桑葚60克，桂圆肉30克。桑葚、桂圆肉洗净，锅置火上，加适量清水放入全部食材，中火炖至熟烂即可。每日食用两次。

补血吃法 1 桑葚牛骨汤 —————— 滋阴补血 + 补精益肾 ———

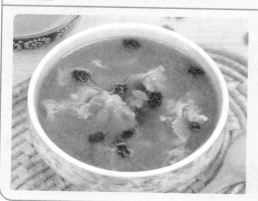

◎ **材料** 牛排骨350克，桑葚、枸杞各适量，盐少许

◎ **制作** ① 牛排骨洗净，斩块后汆去血水；桑葚、枸杞洗净泡软。② 汤锅加入适量清水，放入牛排骨，用大火烧沸后撇去浮沫。③ 加入桑葚、枸杞，改用小火慢炖2小时，最后调入盐拌匀即可。

◎ **专家点评** 本品适于贫血、便秘、关节不利等的患者食用。

补血吃法 2 桑葚黑芝麻糊 —————— 补肝益肾 + 强身益寿 ———

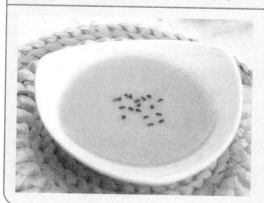

◎ **材料** 桑葚60克，大米30克，黑芝麻50克，白糖适量

◎ **制作** ① 将桑葚洗净，去除茎部；黑芝麻、大米分别研磨成粉。② 锅中注水烧开，倒入所有材料搅拌均匀，继续煮成糊状，加上白糖调味即可。

◎ **专家点评** 本品适于身体虚弱、食欲不振、肝肾虚的患者食用。

补血吃法 3 包菜桑葚汁 —————— 补血滋阴 + 生津润燥 ———

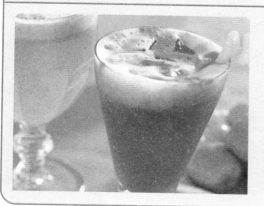

◎ **材料** 包菜70克，苹果半个，草莓120克，桑葚60克，冰块适量

◎ **制作** ① 包菜洗净，叶子撕碎卷成卷；桑葚洗净备用。② 草莓洗净，去蒂，对切备用；苹果洗净，取半个。③ 将上述材料放入榨汁机内榨成汁即可。

◎ **专家点评** 本品适于血虚便秘、失眠、消渴等的患者食用。

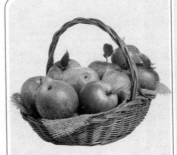

苹果

Pingguo

[别名] 滔婆、柰、柰子

【每日用量】1个

【性味归经】性平，味甘、微酸。归脾、肺经。

【补血关键词】

维生素C、铬元素

◎苹果营养丰富，有数据显示常吃苹果的人要比不常吃者要少患病，其含有多种营养成分。含有的维生素C是心血管的保护神、心脏病患者的健康元素，适合贫血患者食用，能促进铁元素的吸收。

◎食疗作用

苹果具有生津止渴、润肺除烦、健脾益胃、养心益气、润肠、止泻、解暑、醒酒的功效。苹果升糖指数较低，含有丰富的维生素和矿物质，其中的胶质和微量元素铬能保持血糖的稳定，还能有效地降低血胆固醇，所以苹果很适合糖耐量异常的糖尿病患者。苹果含有大量的纤维素，可促进胃肠蠕动，加快代谢废物的排出。苹果还有安神助眠的作用，其中的挥发性物质可使人心情愉悦。

◎选购保存

挑个头适中，果皮光洁、颜色艳丽的。苹果放在阴凉处可以保持7~10天，如果装入塑料袋放入冰箱可以保存更长时间。

◎搭配宜忌

苹果+银耳 苹果+洋葱	✔	润肺止咳 保护心脏
苹果+白萝卜 苹果+海鲜	✘	导致甲状腺肿 阻碍蛋白质消化吸收

应用指南

1.治疗消化不良、少食腹泻，或久泻而脾阴不足者：苹果干50克，山药30克。将苹果干和山药烘烤干，存性；然后将其入研钵共研为细末，每次15克，用温开水加白糖适量拌匀，待糖完全溶化即可服用。

2.延缓衰老、提神健脑：草鱼1条，苹果1个，红枣5颗，高汤适量。将草鱼处理干净，然后入油锅煎至两面金黄后捞出，沥干；红枣泡发，去核洗净；苹果洗净，去皮切块。瓦煲内倒入高汤，放入草鱼、红枣、姜片，先用大火煮沸后，再转以小火慢炖1小时，鱼肉熟烂后加入苹果稍煮即可。

3.补充维生素C，提高免疫力：苹果半个，猕猴桃1个，蜂蜜适量。猕猴桃去皮切块，苹果去皮去核，洗净切块。然后将其一同放入搅拌机中，加适量蜂蜜和纯净水，搅打均匀即可。

补血吃法 1 苹果瘦肉汤 --------------------养心益气 + 健脾益胃---

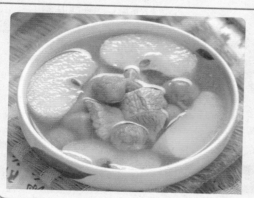

◎ **材料** 瘦肉300克，苹果100克，无花果少许，盐3克，鸡精2克

◎ **制作** ①瘦肉洗净，切件；苹果洗净，切块；无花果洗净，取肉。②瘦肉下沸水中汆去血污，捞出洗净。③将瘦肉、苹果和无花果放入锅中，加入清水，炖2小时，调入盐和鸡精即可食用。

◎ **专家点评** 本品适于消化不良、缺铁性贫血、便秘等的患者食用。

补血吃法 2 苹果排骨汤 -------------------健脾和胃 + 益气养血---

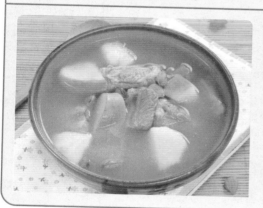

◎ **材料** 排骨250克，苹果1个，杏仁少许，盐3克

◎ **制作** ①排骨洗净，剁成小块；苹果洗净，切半；杏仁洗净。②锅入水烧开，下排骨滚尽血渍，捞出洗净。③将适量清水注入砂煲，下入排骨、杏仁，用大火烧开，放入苹果，改小火煲炖1.5小时，加盐调味即可。

◎ **专家点评** 本品适于消化不良、食欲不振、缺铁性贫血等的患者食用。

补血吃法 3 苹果鸡脚炖猪胰 --------养心益气 + 泽颜面色---

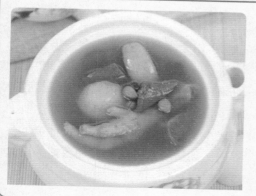

◎ **材料** 苹果40克，鸡脚1个，猪胰80克，盐、鸡精各适量，葱段、姜各适量

◎ **制作** ①苹果洗净切块；鸡脚洗净；猪胰洗净切块；姜洗净去皮切片。②锅内水烧开后放入猪胰、鸡脚，汆出血水后捞出。③将砂煲内注入清水，烧开后加入苹果、鸡脚、猪胰、姜片，小火煲煮2小时，调入盐、味精，撒上葱段即可。

◎ **专家点评** 本品适于消化不良、缺铁性贫血、脾胃虚弱等的患者食用。

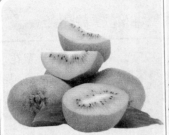

猕猴桃

Mihoutao

[别名] 毛桃、羊桃、奇异果

【每日用量】30~100克

【性味归经】性寒，味甘、酸。归胃、膀胱经。

【补血关键词】

维生素C、谷胱甘肽

◎猕猴桃含有丰富的维生素C，可强化免疫系统，促进伤口愈合和对铁质的吸收，对缺铁性贫血患者有益。此外，猕猴桃含有的抗突变成分谷胱甘肽，有利于抑制诱发癌症基因的突变，对肝癌、肺癌等有一定的抑制作用。

◎食疗作用

猕猴桃有生津解热、和胃降逆、止渴利尿、滋补强身之功效。猕猴桃含有谷胱甘肽，可抑制原癌基因的激活，配合其丰富的抗氧化物质，对肝癌、肺癌、皮肤癌、前列腺癌等多种癌细胞病变有一定的抑制作用。猕猴桃富含精氨酸，能有效地改善血液流动，阻止血栓的形成，对降低冠心病、高血压、心肌梗死、动脉硬化等心血管疾病的发病率有特别功效。

◎选购保存

优质猕猴桃果形规则，每个80～140克，呈椭圆形，表面光滑无皱，果脐小而圆并向内收缩，果皮呈均匀的黄褐色，果毛细而不易脱落。

◎搭配宜忌

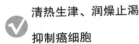

猕猴桃+蜂蜜 猕猴桃+薏米	✔	清热生津、润燥止渴 抑制癌细胞
猕猴桃+牛奶 猕猴桃+动物内脏	✘	引起腹胀、腹痛 破坏维生素C

应用指南

1.治疗食欲不振、消化不良：取猕猴桃干果60~100克。将猕猴桃干用清水洗净，然后入锅加水适量煎汁，每日早晚分服。也可食用一定量的鲜猕猴桃。

2.能清热生津，润燥止渴，适用于热伤胃阴，烦热口渴：猕猴桃50~120克，蜂蜜适量。将猕猴桃除去外皮，捣烂，然后入锅加入适量的清水煎汤，水开后加入蜂蜜拌匀，稍煮即可。

3.用于热壅中焦，胃气不和，反胃呕吐：猕猴桃180克，生姜30克。将猕猴桃和生姜洗净，分别捣烂，绞取汁液，混合均匀后，分3次服。

4.用于烦热，消渴，食欲不振，消化不良，石淋等病症：猕猴桃200克，苹果1个，香蕉2个，白糖、湿淀粉各适量。将猕猴桃、苹果、香蕉分别洗净，切成小丁；将桃丁、苹果丁、香蕉丁放锅内，加适量水煮沸，再加白糖，用湿淀粉勾芡，出锅即可。

[贫血 吃 什么？]

补血吃法 **1** 猕猴桃虾仁 ---------------- 补肾健胃 + 生津止渴 ---

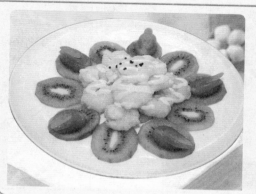

◎ **材料** 河虾300克，猕猴桃400克，圣女果适量，卡夫奇妙酱、墨鱼子、盐、料酒各适量

◎ **制作** ① 河虾处理干净，取肉，用盐、料酒腌渍；猕猴桃去皮，切片，摆盘；圣女果洗净，切片，放于猕猴桃上。② 墨鱼子洗净，氽熟后捞出。③ 油锅烧热，放虾滑熟，淋上卡夫奇妙酱，放上墨鱼子盛盘。

◎ **专家点评** 本品适于食欲不振、消化不良、免疫功能低下等的患者食用。

补血吃法 **2** 猕猴桃甜汤 ---------------- 健脾益胃 + 滋补强身 ---

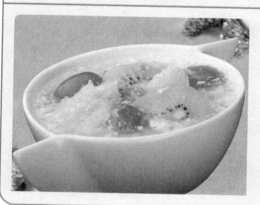

◎ **材料** 牛奶150毫升，水发银耳100克，圣女果60克，猕猴桃50克，白糖20克

◎ **制作** ① 把洗净的猕猴桃去皮去蒂，切成片。将洗净去蒂的圣女果对半切开。洗净的银耳，切成小块。② 锅中倒入约800毫升的清水，放入银耳，小火煮10分钟，倒入牛奶、白糖、猕猴桃、圣女果，煮1分钟。③ 将煮好的糖水盛出即可。

◎ **专家点评** 本品适于消化不良、气血不足、营养不良等的患者食用。

补血吃法 **3** 橙汁炖猕猴桃 ---------------- 和胃降逆 + 生津止渴 ---

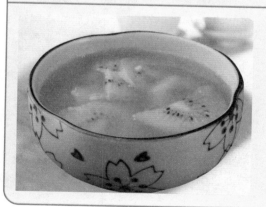

◎ **材料** 橙汁25毫升，猕猴桃1个，白糖适量

◎ **制作** ① 猕猴桃去皮，切成片状，备用。② 锅中加入约800毫升清水烧热，加入白糖，煮至完全溶入水中，倒入橙汁、猕猴桃，用汤勺轻轻搅拌均匀，煮至沸腾。③ 将煮好的糖水盛出即可。

◎ **专家点评** 本品适于体力不足、消化不良、便秘等的患者食用。

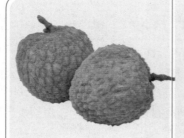

荔枝
Lizhi

[别名] 丹荔、丽枝、香果

【每日用量】3~10枚

【性味归经】味甘、酸，性温。归心、脾、肝经。

【补血关键词】
维生素C、糖分

◎荔枝含丰富的维生素C，可促进微细血管的血液循环，还有益于增强机体的免疫功能，提高抗病能力，辅助调理贫血。荔枝所含的糖分较高，具有补充能量，增加营养的作用。

◎ **食疗作用**

荔枝具有生津止渴、和胃平逆、补肝肾、健脾胃、益气血的功效。对体质虚弱、病后津液不足、贫血者以及老年人五更泻、胃寒疼痛、口臭等病症有一定疗效。

◎ **选购保存**

新鲜荔枝应该色泽鲜艳，个头匀称，皮薄肉厚，质嫩多汁，味甜，富有香气。挑选时可以先在手里轻捏，好荔枝的手感应该富有弹性。荔枝易于变质，很难保存，应以低温高湿保存，当荔枝被放置于0摄氏度以下环境时，表皮容易变黑，果肉也会变味。家庭小量保存时可以把荔枝喷上点水装在塑料保鲜袋中，然后放入冰箱冷藏。

◎ **搭配宜忌**

荔枝+红枣 ✅	补血美容
荔枝+绿豆	清热去火
荔枝+黄瓜 ❌	破坏维生素C
荔枝+李子	易上火

应用指南

1.活血补血、安神、抗癌：荔枝6颗，红枣15枚，糙米150克。先把糙米泡一晚后放入红枣再泡30分钟，等糙米和红枣泡好后再将荔枝剥壳去核，红枣去核；锅中放入足够的清水煮开，水开后倒入糙米、荔枝煮30分钟；粥煮30分钟后再放入红枣，煮至糙米开花即可，可以加入少许白糖拌匀后食用。

2.利尿消炎、养肝降脂、养心：丝瓜1条，荔枝12枚，西红柿1个。荔枝去壳去核备用；丝瓜去皮，洗净切块，西红柿洗净切块；平底锅放少许植物油烧热后，放入丝瓜稍炒软，然后加入西红柿块一同翻炒，加少许盐炒匀；待丝瓜和西红柿都炒软以后，加入荔枝肉，稍翻炒几下即可。

3.降血压、安神：虾仁10个，荔枝10枚。将虾仁洗净，荔枝去核洗净；油锅烧热，入虾仁翻炒，至变色后加入荔枝肉及调料，稍炒即可。

补血吃法 1 荔枝银耳汤 ---------------- 开胃益脾 + 养血驻颜---

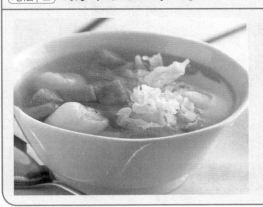

◎ **材料** 西瓜50克，荔枝50克，银耳200克，冰糖适量

◎ **制作** ①银耳泡水、去蒂头，切小块，入滚水烫热，沥干；西瓜去皮，切小块；荔枝去皮、去子。②冰糖加适量水熬成汤汁，待凉。③西瓜、荔枝、银耳、冰糖水放入碗，拌匀即可。

◎ **专家点评** 本品适于消化不良、贫血、脾胃虚弱等的患者食用。

补血吃法 2 荔枝柠檬汁 ---------------- 补充能量 + 健脾和胃---

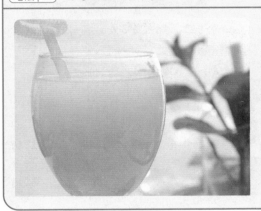

◎ **材料** 荔枝400克，柠檬1/4个，冷开水适量

◎ **制作** ①将荔枝去皮及核，洗净；柠檬洗净，去子，切成小片。②再将处理好的荔枝和柠檬放入榨汁机中，加上冷开水，榨成汁。③倒进杯中，可依个人口味，加上白糖或是蜂蜜调味。

◎ **专家点评** 本品适于脸色失华、体质虚弱、消化不良等的患者食用。

补血吃法 3 荔枝酸奶 ---------------- 养颜美容 + 促进消化---

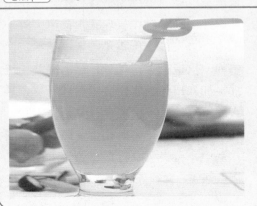

◎ **材料** 荔枝8个，酸奶200毫升

◎ **制作** ①荔枝去壳与核，洗净。②将荔枝放入榨汁机中榨汁，可以加入少许纯净水榨汁。③最后倒入酸奶，搅匀后，倒进杯中，可依个人口味加上白糖或是蜂蜜调味，即可饮用。

◎ **专家点评** 本品适于便秘、贫血、体质虚弱等患者食用。

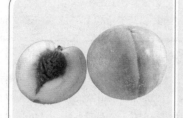

桃
Tao

[别名] 桃实、桃子

【每日用量】1个左右

【性味归经】味辣、酸、甜，性热，微毒。归胃、大肠经。

【补血关键词】
胶质、铁元素

◎桃子富含胶质物，这类物质到大肠中能吸收大量的水分，能达到预防便秘的效果。但是，因上火而便秘者，食用后会加重便秘。此外，桃子还含有丰富的铁元素，是缺铁性贫血病人的理想辅助食物。

◎食疗作用

桃具有补中益气、养阴生津、润肠通便的功效。适于气血两亏、面黄肌瘦、心悸气短、便秘、闭经、瘀血肿痛等症状的人食用，对夏日口渴，便秘，痛经，虚劳喘咳，疝气疼痛，遗精，自汗，盗汗等症有一定的辅助疗效。

◎选购保存

优质的桃子主要看三个方面，第一，桃子外形，果体大，形状端正。第二，桃子手感，过硬的一般是尚未成熟的。第三，桃子果味。桃子如果过度冷藏会有损美味，所以冷藏于冰箱1~2小时即可。如果要长时间冷藏，要先用纸将桃子一个个地包好，放入箱子中，再放入冰箱。

◎搭配宜忌

桃子+牛奶 桃子+莴笋	✔	易滋养养皮肤 营养丰富
桃子+甲鱼 桃子+白酒	✘	心痛 导致头晕、呕吐

应用指南

1.治疗冠心病：鲜桃2个，黑芝麻20克，杏仁2个，大枣5枚。将以上材料分别用清水洗净，然后同入锅，加入适量清水煎汤。1次食用，每日1~2次。

2.润肠补肺、安神补血：莲子150克，桃子2个，番茄沙司50克。莲子（去心）提前用清水泡一夜；桃子去核切块备用；莲子、番茄沙司放入清水中煮沸，再文火煲30分钟；加入桃子煮沸后，转文火煲10分钟，即可。

3.补血利尿，降压养肝：桃子3个，玫瑰花20朵，鱼胶粉少许。干玫瑰花用热水冲泡15分钟，玫瑰花水备用；桃子洗净，去皮核，再将果肉切成丁状；锅中加入玫瑰花水、桃子，盖上锅盖，烧沸，加入白糖、冰糖继续熬煮，熬煮时必须不停地、慢慢搅拌；煮至黏稠时，将捞出的玫瑰花去掉花蕊，撕下花瓣倒入锅中；再将鱼胶粉用一大勺水搅匀，倒入锅中，继续煮10分钟即可。

补血吃法 1 鲜桃炒山药 --------- 补益气血 + 补脾益胃 ---

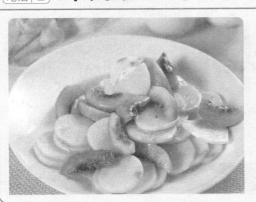

◎ **材料** 五指鲜桃2个，鲜山药500克，油25克，盐5克，糖10克，鲜奶25克，茨粉少许

◎ **制作** ①将鲜桃、鲜山药分别用清水洗净，去皮去子，切片。②锅中注适量水烧开，放入切好的材料焯烫，捞出，入油锅中炒。③调入调味料炒匀，勾茨出锅即可。

◎ **专家点评** 本品适于气血亏虚、便秘、身体虚弱等的患者食用。

补血吃法 2 冰糖桃藕糖水 --------- 补气益血 + 润肠通便 ---

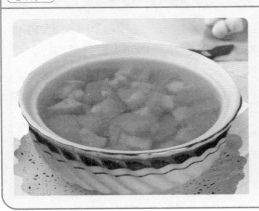

◎ **材料** 莲藕100克，桃80克，冰糖25克

◎ **制作** ①将莲藕去皮，切成丁，桃切成小块，备用。②锅中加入约900毫升清水烧开，加入莲藕，转小火煮30分钟左右。倒入冰糖，煮至冰糖完全溶化。在锅中加入切好的桃，煮至沸腾。③将煮好的糖水盛出即可。

◎ **专家点评** 本品适于气血不足、便秘、体虚等的患者食用。

补血吃法 3 水蜜桃排骨 --------- 强壮身体 + 养血驻颜 ---

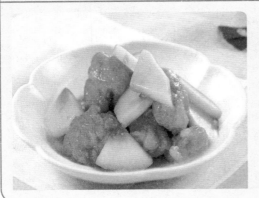

◎ **材料** 水蜜桃2个，排骨250克，盐、生抽、蚝油、料酒、淀粉各适量

◎ **制作** ①水蜜桃一个切片，一个捣烂成汁。排骨洗净，沥干水分后用生抽、料酒、盐腌半小时。②排骨裹上淀粉，烧热油；将排骨炸至金黄色。③另锅将蜜桃汁、其他调味料煮沸，加入排骨和蜜桃片，拌匀即成。

◎ **专家点评** 本品适于身体虚弱、血虚、便秘等的患者食用。

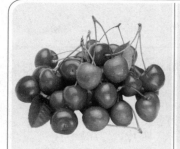

樱桃
Yingtao

[别名] 莺桃、含桃、荆桃

【每日用量】6~10颗

【性味归经】性热，味甘。归脾、胃经。

【补血关键词】

铁元素

◎樱桃含铁量高，位于各种水果之首。而铁是合成人体血红蛋白、肌红蛋白的原料，在人体免疫、蛋白质合成及能量代谢等过程中，发挥着重要的作用，常食樱桃可补充体内对铁元素量的需求，预防贫血。

◎食疗作用

樱桃具有益气、健脾、和胃、祛风湿的功效。主治病后体虚气弱，气短心悸，倦怠食少，咽干口渴，及风湿腰腿疼痛，四肢不仁，关节屈伸不利，冻疮等病症。

◎选购保存

选购时看樱桃外观颜色，如果是深红或者偏暗红色的，通常就比较甜；其次是用手轻轻捏一下樱桃，如果是有弹性的、很厚实的，那说明这樱桃很甜，水分也比较充足；再就是选外表皮稍稍硬的好，不会留下虫卵；最后看其底部的果梗，如果有发黑的现象，则表明已不新鲜，应该挑选绿色的。樱桃较易破损及变质，应轻拿轻放，放置于冰箱冷藏保存并尽快吃完。

◎搭配宜忌

樱桃+米酒 樱桃+银耳	✓	祛风活血 除痹止痛、美容养颜
樱桃+牛肝 樱桃+黄瓜	✗	破坏维生素C 破坏维生素C

应用指南

1.健脾和胃、调中益气：樱桃500克，柠檬半个，白砂糖30克，冰糖80克。樱桃洗净，切开去核，用白砂糖拌匀腌渍1小时。将樱桃和冰糖倒入锅中，加适量清水小火煮至黏稠，挤入柠檬汁拌匀，放凉装瓶即可。

2.美容、补血活血：樱桃适量。将樱桃先用水冲干净，然后放入盆中倒入清水没过樱桃，再撒一点点盐将樱桃泡10分钟后捞出，用清水冲干净；将樱桃的核去掉，放入容器中，放入白糖拌匀，盖上盖子腌渍2小时；将腌渍好的樱桃捞出放入带盖的容器中，腌渍出的樱桃汁放入适量清水，搅匀倒入干净的小锅中，放入糖桂花或干桂花煮开；转小火，将少许玉米淀粉用少许水稀释倒入锅中搅拌均匀使糖水变得稍浓一些即可关火；将做好的糖水趁热倒入腌渍好的樱桃中盖上盖子，凉后放入冰箱中冷藏取用。

补血吃法 1 **果酱甜橙樱桃** --------------- 益脾养胃 + 养颜补血---

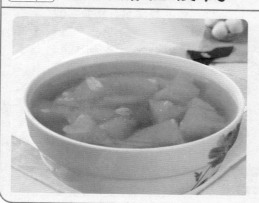

◎ **材料** 橙子40克，酸梅酱30克，樱桃20克，白糖40克

◎ **制作** ①橙子洗净去皮，切成小块，樱桃去核，备用。②在锅中加入约800毫升清水烧开。把酸梅果酱、甜橙、樱桃加到锅中，搅拌均匀，煮至沸腾。加入白糖，煮至白糖完全溶化即可。

◎ **专家点评** 本品适于缓解贫血、体虚无力、关节麻木等的患者食用。

补血吃法 2 **樱桃甜橙西米露** ----------- 益气补血 + 补脾益胃---

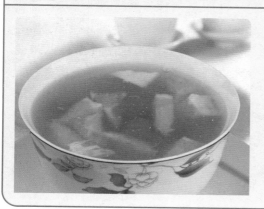

◎ **材料** 甜橙80克，西米30克，樱桃30克，冰糖30克

◎ **制作** ①橙子去皮，切小块，樱桃洗净，去核备用。②锅中加入约1000毫升清水烧开。将洗净的西米倒入锅中拌匀，转小火煮20分钟左右，倒入冰糖、橙子、樱桃，搅拌均匀，煮至冰糖完全溶化即可。

◎ **专家点评** 本品适于缺铁性贫血、疲劳无力等的患者食用。

补血吃法 3 **樱桃西红柿柳橙汁** ---------- 益气补虚 + 养血驻颜---

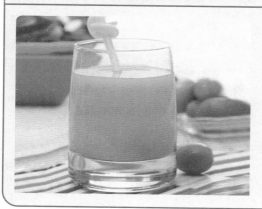

◎ **材料** 西红柿半个，柳橙1个，樱桃300克

◎ **制作** ①柳橙洗净，对切，放进榨汁器中榨汁。樱桃去核、西红柿洗净，切小块，放入榨汁机榨汁，以滤网去残渣。③然后将果汁混合均匀即可饮用。

◎ **专家点评** 本品适于体虚无力、贫血等患者食用。

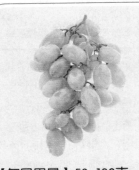

葡萄

Putao

[别名] 草龙珠、山葫芦

【每日用量】50~100克

【性味归经】性平，味甘、酸。归肺、脾、肾经。

【补血关键词】

维生素、聚合苯酚

◎葡萄营养丰富，含有抗恶性贫血作用的维生素B_{12}，常食葡萄有益于治疗恶性贫血。葡萄中还含有天然的聚合苯酚，能与病毒或细菌中的蛋白质化合，使之失去传染疾病的能力，增强抵抗力。

◎食疗作用

葡萄具有滋补肝肾、养血益气、强壮筋骨、生津除烦、健脑养神的功效。葡萄不仅能抗病毒杀细菌，降低胃酸，还可以补益和兴奋大脑神经，甚至还能起到防癌抗癌的效果，对泌尿系统感染、高血压、高血脂等病症有一定食疗效果。平常多吃葡萄，可以缓解手脚冰冷、腰痛、贫血等现象，提高免疫力。

◎选购保存

应选择颗粒大小均匀、饱满、表面有白霜的。挑选葡萄可尝最下端的一颗，如果很甜，则整串葡萄都甜。葡萄保留时间很短，购买后最好尽快吃完，吃不完的可用保鲜袋密封好，放入冰箱能保存4~5天。

◎搭配宜忌

葡萄+薏苡仁 葡萄+山药 ✓	健脾利湿 补虚养身
葡萄+白萝卜 葡萄+虾 ✗	导致甲状腺肿大 刺激胃肠道

应用指南

1.改善精神不振、心悸症状：葡萄50克，西米50克，冰牛奶、蜂蜜、蜜豆适量。葡萄剥皮去籽，洗净；西米洗净。将葡萄入锅加适量清水煮沸，再下入西米，不断搅动煮至透明，捞出浸凉水沥干，倒入冰牛奶中。调入蜂蜜，加蜜豆、葡萄即可。

2.和胃健脾、养颜乌发、补血活血：粳米100克，三七、何首乌各8克，葡萄干适量。何首乌洗净以一碗水熬至半碗，粳米洗净泡发，同清水煮至开花，加入药汁、葡萄干和三七，用小火熬至粥成。

3.缓急止痛、改善睡眠、舒缓疲劳：包菜120克、葡萄80克、柠檬1个、冰块(刨冰)少许。包菜、葡萄洗净，柠檬洗净后切片。用包菜叶把葡萄包起来，将所有的材料放入榨汁机，榨汁即可。

补血吃法 1 葡萄当归煲猪血 ————— 滋阴补血 + 益气补虚

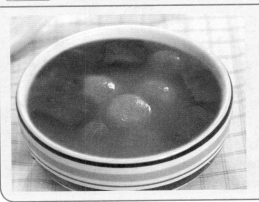

◎ **材料** 新鲜葡萄150克，当归15克，党参、猪血块各200克

◎ **制作** ①葡萄洗净，去皮；当归、党参洗净，切片，放入纱布袋中，扎口。②猪血洗净，入沸水锅汆透，取出切方块，与药袋同放砂锅，加水适量，大火煮沸，烹入料酒，改用小火煨煮30分钟，取出药袋，加葡萄，继续煨煮，最后调味即可。

◎ **专家点评** 本品适于贫血、营养不良、身体虚弱等的患者食用。

补血吃法 2 莲子葡萄萝卜粥 ————— 健脾和胃 + 补血安神

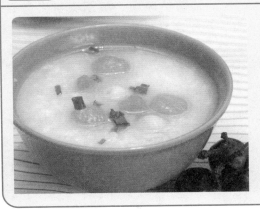

◎ **材料** 莲子、葡萄各25克，胡萝卜丁少许，大米100克，白糖5克，葱花少许

◎ **制作** ①大米、莲子洗干净，放入清水中浸泡；胡萝卜丁洗净；葡萄去皮，去核，洗净。②锅置火上，放入大米、莲子煮至七成熟。③放入葡萄、胡萝卜丁煮至粥将成，加白糖调匀便可。

◎ **专家点评** 本品适于贫血、失眠、便秘、营养不良等的患者食用。

补血吃法 3 葡萄红枣汤 ————— 养血驻颜 + 健胃生津

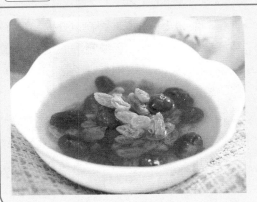

◎ **材料** 葡萄干30克，红枣15克，冰糖适量

◎ **制作** ①葡萄干洗净；红枣去核，洗净。②将葡萄干和红枣放进锅中，加适量的水，放入葡萄干和红枣、冰糖，大火煮开，小火煮至枣烂即可。

◎ **专家点评** 本品适于贫血、营养不良、面色青白等的患者食用。

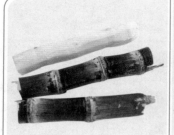

甘蔗
Ganzhe

【每日用量】30~100克

【性味归经】性寒，味甘。归肺、胃经。

[别名] 竹蔗、竿蔗、干蔗、薯蔗

【补血关键词】

糖类、矿物质

◎甘蔗营养丰富，其中含有丰富的蔗糖、葡萄糖和果糖，很容易被人体吸收，能为人体补充能量，提供营养。甘蔗的矿物质元素也较多，其中铁的含量特别多，能预防缺铁性贫血。对贫血患者极为有益。

◎食疗作用

甘蔗具有清热解毒、生津止渴、和胃止呕、滋阴润燥等功效，还能下气和中，助脾气，利大肠。对消痰止渴，心胸烦热，酒精中毒，呕吐反胃等病症有一定疗效。

◎选购保存

选购甘蔗时要通过"摸、看、闻"来判断，摸就是检验甘蔗的软硬度；看就是看甘蔗的瓤部是否新鲜；闻就是鉴别甘蔗有无气味。霉变的甘蔗质地较软，瓤部颜色略深、呈淡褐色，闻之无味或略有酒糟味，此类甘蔗不宜选购，而且不能选被真菌感染的甘蔗，否则，吃后会引起呕吐、抽搐、昏迷等中毒症状。放置在阴凉通风处可保存两周左右。

◎搭配宜忌

甘蔗汁+萝卜汁 ✔ 润肺止咳

甘蔗汁+野百合 润肺止咳

甘蔗汁+山药 化痰止咳

甘蔗汁+酒 ✘ 易生痰

应用指南

1.能清热除烦、解酒毒和化食下气，用于酒食过度，烦热面赤，呕逆食少：甘蔗200克，鲜萝卜150克。将鲜萝卜去皮洗净，然后切块；甘蔗去皮，入榨汁机榨汁，留汁备用。萝卜块入锅加水适量煎汁，去渣留汁，加入甘蔗汁拌匀，随量服用，可频饮。

2.用于阴液不足，胃气上逆，反胃呕吐，或噎膈饮食不下：甘蔗300克，生姜10克。将甘蔗和生姜分别切碎，略捣绞汁，和匀服用或煎汁热服。可分3或4次服。

3.能除热，用于脾肺不足，阴虚肺燥，烦热咳嗽，咽喉不利：甘蔗500克，切碎略捣，绞取汁液，加粟米60克，加水适量，煮成稀粥食。

4.治疗慢性胃炎、反胃呕吐：取蔗汁、葡萄酒各50克，然后将它们充分混合后服用，早晚各1次。

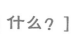

补血吃法 1 大米甘蔗粥 --------- 补肺益胃 + 生津润燥 ---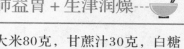

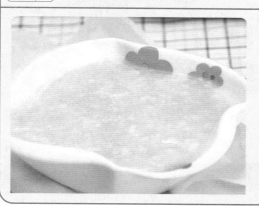

◎ **材料** 大米80克，甘蔗汁30克，白糖5克

◎ **制作** ①大米淘洗干净，再置于冷水中浸泡半小时后，捞出沥干水分。②锅置火上，注入清水，放入大米，大火煮至米粒绽开后，倒入甘蔗汁焖煮。③用小火煮至粥成后，调入白糖入味即可食用。

◎ **专家点评** 本品适于口干舌燥、便秘、脾虚等的患者食用。

补血吃法 2 茅根甘蔗糖水 --------- 补中益气 + 健脾益胃 ---

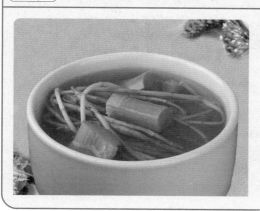

◎ **材料** 甘蔗70克，茅根30克，冰糖适量

◎ **制作** ①锅中加入约800毫升清水烧开，将斩成段的甘蔗和绑好的茅根倒入锅中，转小火炖20分钟。②将冰糖倒入锅中，轻搅片刻，煮至冰糖完全溶化。③将煮好的茅根甘蔗糖水盛出即可。

◎ **专家点评** 本品适于心烦口渴、便秘、脾虚等的患者食用。

补血吃法 3 甘蔗马蹄炖葡萄干 --------- 滋补血气 + 健胃生津 ---

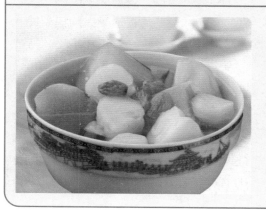

◎ **材料** 甘蔗70克，马蹄60克，葡萄干30克，白糖适量

◎ **制作** ①马蹄去皮洗净，切成小块，把洗净的甘蔗去皮，斩成段，备用。②锅中加适量清水，将处理好的甘蔗、马蹄、葡萄干倒入锅中，大火煮开，转小火煮约15分钟，在锅中倒入适量白糖，搅拌均匀。③把煮好的糖水出锅盛入汤盅即可。

◎ **专家点评** 本品适于贫血、便秘、体倦乏力、心烦口渴等的患者食用。

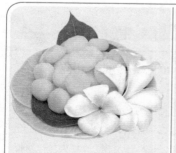

马蹄

Mati

[别名] 荸荠、乌芋、地栗、地梨

【每日用量】5~15个

【性味归经】性微凉，味甘。归肺、胃、大肠经。

【补血关键词】

磷、粗纤维

◎马蹄中磷含量是所有茎类蔬菜中含量最高的，磷元素可以促进人体发育，同时可以促进体内的糖、脂肪、蛋白质三大物质的代谢，辅助调理贫血。此外，荸荠还有丰富的粗纤维，能促进消化、通便。

◎ 食疗作用

马蹄具有清热解毒、凉血生津、利尿通便、化湿祛痰、消食除胀的功效，对黄疸、痢疾小儿麻痹、便秘等疾病有食疗作用。马蹄还能促进人体生长发育和维持生理功能的需要，对牙齿骨骼的发育有很大好处。因为马蹄中含荸荠英，所以还有有抑菌、降压、防癌抗癌作用。

◎ 选购保存

在挑选荸荠时以个大饱满，皮色紫黑，芽短粗，肉质洁白紧实者为佳。在储存荸荠时不宜置于塑料袋内，并将口袋系紧。应放在阴暗通风处，用竹箩筐等通风的器皿存放。

◎ 相宜搭配

马蹄+核桃仁	有利于消化
马蹄+香菇	补气强身、益胃助食
马蹄+黑木耳 ✔	补气强身、益胃助食
马蹄+海蜇	治痰核、瘰疬

应用指南

1.养心润肺：生鱼300克，马蹄100克，无花果、淮山、百合、枸杞各适量。将鱼宰杀后处置干净洗净；马蹄去皮洗净；药材洗净备用。然后将全部材料放入煲中，加适量清水，先大火烧开后改中火炖2小时，至鱼肉熟烂即可。

2.治疗食欲不振、消化不良：马蹄60克，粳米100克，香菜适量。粳米淘洗泡发，然后入锅加清水适量煮粥，煮至米粒开花，加入马蹄煮至浓稠，入香菜稍煮即可。

3.滋阴润燥，美容护肤：银耳150克、马蹄12粒、冰糖适量，枸杞少许。银耳用冷水泡发洗净，撕成小块，马蹄洗净去皮。沸水加入银耳、马蹄煲30分钟，待熟后，再加入枸杞、冰糖，煲至冰糖完全溶化即可。

4.治疗痔疮出血：荸荠500克，洗净打碎，地榆30克，加红糖150克，水煎约1小时，每日分两次服。

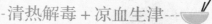

补血吃法 **1** **芦荟炒马蹄** ----------------- 清热解毒 + 凉血生津---

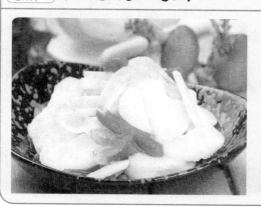

◎**材料** 芦荟150克,马蹄100克,枸杞5克,葱丝、盐、白糖、料酒、酱油、姜丝、素油各适量

◎**制作** ①芦荟去皮洗净切条,马蹄去皮洗净切片。②芦荟和马蹄分别焯水,沥干。③热油下姜丝、葱丝爆香,再下芦荟、马蹄,炒至断生加枸杞、料酒、酱油、盐、白糖调味,炒熟即可。

◎**专家点评** 本品可调理心烦、燥热、中暑、肠燥便秘等症。

补血吃法 **2** **银耳马蹄汤** ------------- 滋阴养血 + 清热解暑---

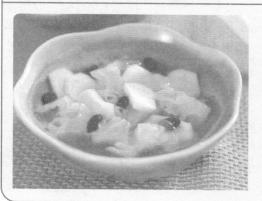

◎**材料** 水发银耳200克,马蹄12粒,枸杞少许,冰糖适量

◎**制作** ①将银耳放入冷水充分泡发,去蒂,撕成小块;马蹄去皮洗净;枸杞洗净稍浸泡。②锅中加水烧开,下入银耳、马蹄煲30分钟。③待熟后,再加入枸杞,下入冰糖烧至溶化即可。

◎**专家点评** 本品适于阴虚燥热、五心烦热、盗汗、中暑者及夏秋季食用。

补血吃法 **3** **腐竹马蹄甜汤** ------------- 滋阴补血 + 通利肠胃---

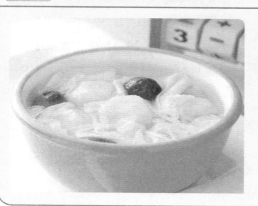

◎**材料** 红枣6颗,腐竹15克,马蹄6颗,冰糖5克

◎**制作** ①红枣洗净泡软;腐竹泡软,再换水将腐竹漂白,捞起后沥干水分;马蹄洗净,削除外皮。②马蹄、红枣和水700毫升放入锅中,用大火煮滚后,转小火熬煮20分钟,放入腐竹,再煮5分钟,最后放入冰糖煮至溶化即可。

◎**专家点评** 本品适于脾胃虚弱、消化不良、贫血、便秘等症者食用。

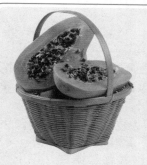

木瓜

Mugua

[别名] 番木瓜、乳瓜

【每日用量】100~200克

【性味归经】性温，味甘。归脾、胃经。

【补血关键词】

维生素C、木瓜酵素

◎ 木瓜是女性减肥的绝佳选择，木瓜中的木瓜酵素较多会帮助分解肉食，减轻胃肠的负担，帮助消化，防治便秘，并可预防消化系统癌变。此外，木瓜中维生素C的含量也非常高，适合贫血患者食用。

◎ 食疗作用

木瓜可健胃消食，滋补催乳，舒筋通络。主治脾胃虚弱，食欲不振，乳汁缺少，风湿关节疼痛，肢体麻木，胃、十二指肠溃疡疼痛。成熟的番木瓜含有大量的蛋白质、维生素C、胡萝卜素和酶类，其中的木瓜蛋白酶有消食化积的作用，木瓜碱有抗肿瘤和消炎功效。木瓜中含有丰富的维生素，常吃可促进机体新陈代谢，改善血液循环、舒筋通络，提高免疫力。

◎ 选购保存

选熟木瓜以手感较轻、肉质紧实，颜色橙红、均匀无斑点，瓜蒂新鲜的为佳。青木瓜宜挑选瓜肚大，皮色青绿、光滑无斑点，无磕碰的。放于冰箱冷藏保存。

◎ 相宜搭配

木瓜+菠萝	健脾清暑、润肺止咳
木瓜+带鱼 ✓	补气、养血
木瓜+莲子	清心润肺、健胃益脾
木瓜+牛奶	消除疲劳、润肤

应用指南

1.调和脾胃，提高记忆力：排骨、木瓜各200克，花生80克，枸杞少许，盐适量。排骨斩块，入沸水锅余烫后冲净；木瓜，去皮去子，切块洗净；花生、枸杞均洗净泡发。砂煲注水适量烧开，放入全部材料，用小火煲炖2小时，加盐调味即可。

2.丰胸养颜，补血润肌：木瓜半个，鸡蛋2个，红糖、牛奶各适量。木瓜去皮去子，切块洗净，平铺在碗底。鸡蛋搅打散，加红糖搅拌均匀，倒入鸡蛋液1/4量的牛奶，搅匀倒入装木瓜的碗中，覆保鲜膜入锅大火蒸15分钟即可。

3.美容养颜、润肺补虚：木瓜1个，鲜草鱼1条，干百合50克，胡萝卜1个，党参30克，姜2片。将鱼宰杀收拾干净；干百合、党参洗净；胡萝卜去皮洗净，木瓜去皮去核，切块。锅中加水，待水滚开后将所有原料放入锅内，然后用文火炖两个小时至鱼肉熟烂即可。

补血吃法 ① 木瓜西施骨汤 ············· 补中益气 + 养血健脾···

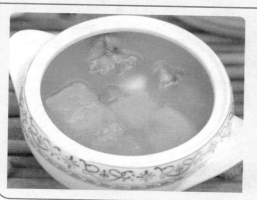

◎ **材料** 猪骨100克，杏仁10克，木瓜50克，盐、鸡精各3克，姜10克

◎ **制作** ①猪骨洗净，斩件；木瓜去皮，洗净切块；杏仁洗净；姜去皮，洗净切片。②锅注水烧开，下猪骨滚去表面血渍，捞出洗净。③将猪骨、杏仁、木瓜、姜放入瓦煲内，注入清水，大火烧开，改小火炖煮2小时，加盐、鸡精调味即可。

◎ **专家点评** 本品适于贫血、体质虚弱、风湿痹痛等的患者食用。

补血吃法 ② 木瓜排骨汤 ············· 平肝和胃 + 养血补骨···

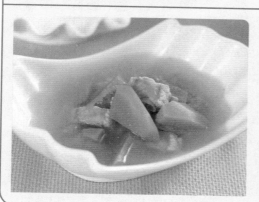

◎ **材料** 木瓜300克，排骨600克，盐5克，味精3克，生姜5克

◎ **制作** ①将木瓜削皮去核，洗净切件；排骨洗净，斩件；生姜洗净切片。②木瓜、排骨、姜片同放入锅里，加清水适量，用大火煮沸后，改用小火煲2小时。③待熟后，调入盐、味精即可。

◎ **专家点评** 本品适于消化不良、贫血、便秘、体虚等的患者食用。

补血吃法 ③ 木瓜黄豆芽汤 ············· 补气养血 + 舒筋活络···

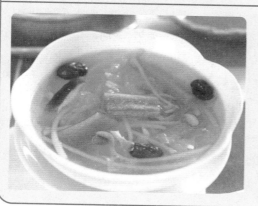

◎ **材料** 木瓜500克，银耳100克，香菇150克，红枣10颗，黄豆芽200克，胡萝卜、盐各适量

◎ **制作** ①豆芽洗净；木瓜、胡萝卜均去皮洗净，切条；香菇去蒂洗净。②起油锅，将黄豆芽炒香；红枣洗净；银耳泡发洗净。③将备好的材料放入煲中，加水，煮汤至熟，再加盐调味即可。

◎ **专家点评** 本品适于贫血、食欲不振、腰膝酸软等的患者食用。

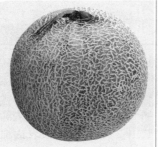

哈密瓜
Hamigua

【每日用量】50~200克

【性味归经】性寒，味甘。归肺、胃、膀胱经。

[别名] 甜瓜、甘瓜、果瓜

【补血关键词】

钾元素

◎哈密瓜含有蛋白质、膳食纤维及矿物质等多种营养成分，在矿物质中钾的含量是最高的。钾可以给身体提供保护，还能够保持正常的心率和血压，可以有效地预防冠心病，同时辅助调理贫血。

◎ **食疗作用**

哈密瓜具有利便、益气、清肺热、止咳的功效。对肾病、胃病、咳嗽痰喘、贫血和便秘等症有一定的食疗效果。同时对身心疲倦、心神焦躁不安或是口臭者也有疗效。

◎ **选购保存**

选购瓜果类宜买熟瓜。不论哪种哈密瓜，成熟时顶端都会变软，用手轻轻地按压瓜的顶端，如果手感绵软，说明这个瓜成熟了；也可以通过哈密瓜的皮色判断，绿皮和麻皮的哈密瓜成熟时头部顶端会变成白色；黄皮的哈密瓜成熟时顶部会变成鲜黄色。哈密瓜不宜变质，易于储存，若是已经切开的哈密瓜，则要尽快食用，或用保鲜膜包好，放入冰箱保存。

◎ **搭配宜忌**

哈密瓜+银耳	✔	润肺止咳、滋润皮肤
哈密瓜+香蕉		加重肾衰、关节炎病情
哈密瓜+梨	✖	引发腹胀
哈密瓜+黄瓜		破坏维生素C

应用指南

1.补肝益肾，通利肠胃：哈密瓜150克，鲜虾仁80克，青椒1只，胡萝卜20克，生姜10克。将哈密瓜去皮切丁，洗净；鲜虾仁洗净，青椒去子，洗净并切丁，胡萝卜去皮洗净切丁，生姜洗净，切小片；锅内烧油，油烧热时，加入虾仁至九成熟时倒出备用；锅内留油，加入姜片、青椒丁、胡萝卜丁、哈密瓜丁，用中火炒至快熟时，投入虾仁，调入盐、白糖炒透，最后用湿淀粉勾芡，装盘即可。

2.润肺止咳、防止便秘：哈密瓜400克，新鲜百合100克，陈皮1克。哈密瓜洗净去皮，去子，切块；陈皮浸软，洗净；百合瓣瓣洗净，备用；锅中放入适量的清水，水烧沸后，再加入哈密瓜、陈皮、百合，先用大火煮半小时，再转中小火火慢煮1小时，加盐调味即可，趁热食用。

补血吃法 1 哈密瓜柑橘银耳糖水 ————————— 益气补血 + 止咳化痰———

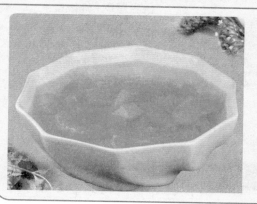

◎ **材料** 水发银耳70克，哈密瓜50克，柑橘40克，冰糖30克

◎ **制作** ①哈密瓜洗净去皮，切成小块，银耳洗净，切成小块。②锅中加入约900毫升清水，将银耳倒入锅中，烧开，转小火煮20分钟左右，加上冰糖，煮至冰糖完全溶化，再倒入哈密瓜、柑橘，煮至沸腾即可。

◎ **专家点评** 本品适于便秘、贫血、胃病、咳嗽等的患者食用。

补血吃法 2 玉米哈密瓜苹果瘦肉汤 ————— 润肠通便 + 补气造血——

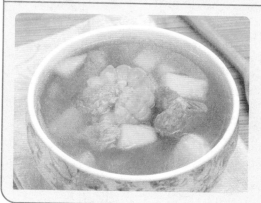

◎ **材料** 瘦肉400克，苹果100克，玉米、哈密瓜各适量，盐、鸡精各5克

◎ **制作** ①瘦肉洗净，切件，氽水；苹果去皮，切块；玉米洗净，切段；哈密瓜去皮洗净，切块。②将瘦肉、苹果、玉米、哈密瓜放入锅中，加入清水用小火炖。③至苹果皮变色之后，调入盐和鸡精即可。

◎ **专家点评** 本品适于便秘、胃病、食欲不振等的患者食用。

补血吃法 3 哈密瓜玉米粥 ————————— 养颜美容 + 延缓衰老———

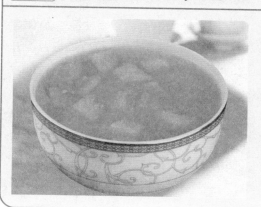

◎ **材料** 哈密瓜100克，玉米30克、冰糖20克

◎ **制作** ①哈密瓜去皮，切成小块，备用。②锅中加入约800毫升清水烧开，将洗净的玉米碎倒入锅中，转小火煮约20分钟，倒入冰糖，煮至冰糖完全溶化。再把哈密瓜倒入锅中，搅拌均匀，煮至沸腾即可。

◎ **专家点评** 本品适于贫血、便秘、胃病、咳嗽等的患者食用。

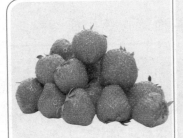

草莓
Caomei

【每日用量】 6~15枚

【性味归经】 性凉，味甘、酸。归肺、脾经。

[别名] 地莓、地果、红莓

【补血关键词】

维生素C、纤维素

◎草莓本身对胃肠道和贫血均有一定的调理作用，维生素C含量高，可促进铁的吸收。此外，草莓中含有的果胶及纤维素，可促进胃肠蠕动，改善便秘，预防痔疮、肠癌的发生。

◎食疗作用

草莓具有润肺生津，健脾和胃，利尿消肿，解热祛暑、解酒的功效，适用于肺热咳嗽、积食腹胀、食欲不振、小便短少、暑热烦渴等。草莓中还含有一种胺类物质，对白血病、再生障碍性贫血等血液病也有辅助治疗作用。此外，还富含鞣花酸，是一种抗氧化物质，可保护细胞不受致癌物质的损伤，提高免疫力，美白牙齿和皮肤。

◎选购保存

好的草莓个头比较小，呈比较规则的圆锥形，颜色均匀，色泽红亮，味道清香。表面颗粒过于红的草莓要警惕。勿沾水，在10摄氏度以下，0摄氏度以上的条件下保存。

◎搭配宜忌

草莓+牛奶 草莓+蜂蜜	✔	促进维生素吸收 补虚养血
草莓+地瓜 草莓+黄瓜	✘	引起肠胃不适 破坏维生素C

应用指南

1.消食化积，开胃：山楂50克，草莓100克，蜂蜜适量。草莓洗净去蒂，切块；山楂洗净，切开去核，放入锅中加少量清水煮熟，然后捞出放凉。将山楂、草莓放入榨汁机中加少许纯净水榨汁，搅打好后倒入杯中加适量蜂蜜拌匀即可。

2.调理肠道和缓解贫血：麦片50克，草莓10克，蜂蜜少许。锅中加水，旺火烧沸，加入麦片,煮沸3分钟。将草莓洗净，去蒂捣如泥。最后将草莓、蜂蜜共入沸麦片粥中，拌匀再煮沸即可。

3.治牙龈出血、口舌生疮、小便少且色黄：鲜草莓60克。草莓捣烂，冷开水冲服，每日3次。

4.治干咳无痰：鲜草莓6克，冰糖30克。将草莓去蒂洗净，然后入锅，一同隔水煮烂，加入冰糖，拌匀后温服。每天3次分服。

补血吃法 1 草莓香蕉西米露 ---------- 明目养肝 + 健脾和胃---

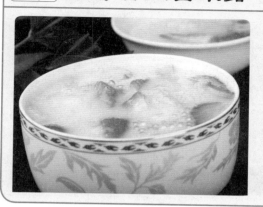

◎ **材料** 牛奶100毫升，草莓60克，西米30克，香蕉1根，白糖15克

◎ **制作** ①将洗好的草莓切去果蒂，切成小瓣，香蕉剥去皮，切成小块。②锅中倒入清水，用大火烧开，倒入西米，用汤勺搅散，小火煮约20分钟至西米晶莹透亮，放入白糖和牛奶，拌匀，再倒入草莓、香蕉，煮至沸腾即可。

◎ **专家点评** 本品适于消化不良、贫血、便秘、咽痛口干等的患者食用。

补血吃法 2 五彩西米露 --------------- 润肠通便 + 滋补血气---

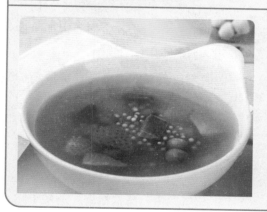

◎ **材料** 紫薯150克，草莓50克，鲜玉米粒、青豆各60克，西米30克，冰糖适量

◎ **制作** ①紫薯洗净去皮，切成丁，洗净的草莓去蒂，切成瓣。②锅中加清水烧开，倒入紫薯、鲜玉米粒、西米、青豆，拌匀并加盖，用小火煮约30分钟，然后加入草莓。放入冰糖并拌匀，煮至溶化即可。

◎ **专家点评** 本品适于便秘、贫血、皮肤干燥粗糙等的患者食用。

补血吃法 3 草莓西米甜汤 ------------- 补益脾胃 + 生津止渴---

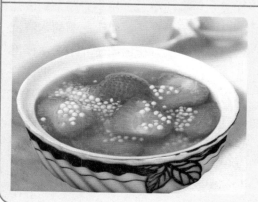

◎ **材料** 草莓50克，西米30克，冰糖35克

◎ **制作** ①将洗净的草莓去蒂，切半。②锅中加约900毫升清水，将水烧开，倒入洗净的西米拌匀，煮至西米熟透。③倒入草莓煮至沸腾，放入冰糖，搅拌至冰糖完全溶化即可。

◎ **专家点评** 本品适于咽喉肿痛、脾胃虚弱、消化不良等的患者食用。

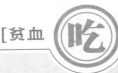

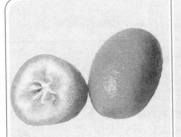

金橘
Jinju

[别名] 金柑、夏橘、金枣

【每日用量】1~2个

【性味归经】味酸、甘，性温。归肝、肺、脾、胃经。

【补血关键词】

维生素

◎金橘营养丰富，含有丰富的维生素，其中含有的维生素A，可预防色素沉淀、增进皮肤光泽与弹性、减缓衰老、避免肌肤松弛生皱，而维生素P，是维护血管健康的重要营养素，能强化微血管弹性，辅助调理贫血。

◎食疗作用

金橘具有理气，解郁，化痰，止渴，消食，醒酒的功效。对胸闷郁结，不思饮食，或伤食饱满，醉酒口渴以及急慢性气管炎，肝炎，胆囊炎，高血压，血管硬化等患者有一定食疗效果。

◎选购保存

好的橘子呈色泽闪亮的橘色或深黄色，底部是灰色的小圆圈，有长柄的那一端是凹陷的。底部不是小圆圈而是小圆点的以及长柄那端是突出的一般都是比较酸的。保存橘子可以用水溶解少量小苏打，然后把橘子放入小苏打水中浸一下，拿出来让它自然风干，再装进保鲜袋中密封保存即可。这样处理过的橘子可保存1~3个月。

◎搭配宜忌

| 金橘+生姜 | ✔ | 治疗感冒 |
| 金橘+桂圆+冰糖 | | 治疗痢疾 |

| 金橘+牛奶 | ✘ | 影响蛋白质的吸收 |
| 金橘+兔肉 | | 破坏维生素C |

应用指南

1.治疗咳嗽、哮喘：金橘5个，切开去核，白糖适量。将其金橘入锅加水适量，用文火煮熟，食橘饮汤。

2.治疗口臭伴胸闷食滞：可取新鲜金橘5~6枚，洗净嚼服。

3.治消化不良：金橘2个，焦麦芽、焦山楂各8克。将其用清水洗净后，共同入锅加水适量，水煎服。

4. 理气宽中，消食祛腐：适用于胸中郁闷、消化不良及口臭等病：鲜金橘2500克，白糖2000克，食盐106克，明矾50克。金橘洗净后，用小刀逐个划破几道口，浸于用食盐、明矾配制的水溶液中泡一夜，次日捞出沥干，用清水浸泡片刻，挤出核捏扁，再用清水浸泡2次，每次2小时，使盐辣味尽去；选一合适容器，放一层金橘撒一层白糖，用糖量约500克；放置5日后倒入锅中，再加白糖500克，熬煮沸后改用小火，待金橘吸足糖汁便成，装入瓷罐备用。

补血吃法 1 金橘羹 ---------- 理气解郁＋和胃消食---

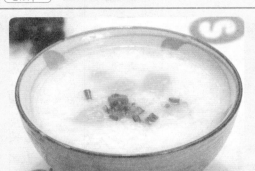

◎**材料** 金橘20克，大米90克，白糖12克，葱少许

◎**制作** ①大米泡发洗净；橙子去皮洗净，切小块；葱洗净，切成葱花。②锅置火上，注入清水，放入大米，煮至米粒绽开后，放入橙子同煮。③煮至浓稠后，调入白糖，撒上葱花即可食用。

◎**专家点评** 本品适用消化不良、脾弱气虚、咳嗽等的患者食用。

补血吃法 2 多味水果羹 ---------- 健胃消食＋益气养颜---

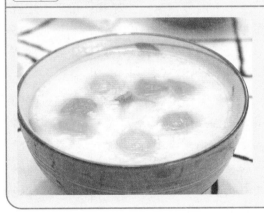

◎**材料** 梨、芒果、西瓜、苹果、葡萄、金橘各10克，大米100克，冰糖5克

◎**制作** ①大米洗净，用清水浸泡片刻；梨、苹果洗净切块；芒果、西瓜切块；葡萄、金橘洗净。②锅置火上，放入大米，加适量清水煮至粥将成。③放入所有水果煮至米粒开花，加冰糖熬融后调匀便可。

◎**专家点评** 本品适于消化不良、食欲不振、胃腹胀痛等的患者食用。

补血吃法 3 金橘菠萝羹 ---------- 开胃顺气＋止渴生津---

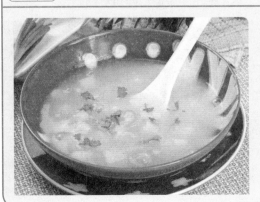

◎**材料** 菠萝1个，金橘1个，白糖适量

◎**制作** ①锅内放入白糖，加清水，烧开，凉凉，放入冰箱内冰镇。②将菠萝和金橘分别去皮，切成1厘米的块状。③原汤合在一起，与水果块一同分装在8个碗内，再分别加入冰镇糖水即可。

◎**专家点评** 本品适于消化不良、便秘、气虚、血虚等的患者食用。

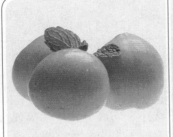

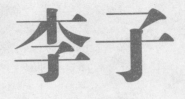

Lizi

【每日用量】3~6枚

【性味归经】性平，味甘、酸。归肝、肾经。

[别名] 布朗、麦李、脆李

【补血关键词】

维生素B、氨基酸

◎新鲜李子肉中含有多种氨基酸，如谷酰胺、丝氨酸、甘氨酸、脯氨酸等，生食对于治疗肝硬化腹水大有益处。此外，李子中还含有维生素B_{12}，有促进血红蛋白再生的作用，适度食用对于贫血者有益。

◎ **食疗作用**

李子具有清热生津、泻肝涤热、活血解毒、利水消肿、止消渴、醒酒的功效。对胃阴不足、口渴咽干、大腹水肿、小便不利等症状有一定的食疗效果。

◎ **选购保存**

李子品质好坏，与成熟度和采后放置时间的长短有关。手捏果子，感觉很硬，尝李子有涩味者则太生；感觉略有弹性，尝李子脆甜适度者，则成熟适中；感觉柔软，尝李子甜蜜者，成熟度太高，不利于囤存。购买时要选择颜色均匀、果粒完整、无虫蛀的果实。李子最好放在阴凉处，不要洗，或用保鲜袋包装置于冰箱中冷藏，应尽快食用。

◎ **搭配宜忌**

李子+香蕉 李子+绿茶	✔	美容养颜 清热利湿、活血利水
李子+鸭蛋 李子+鸡蛋	✘	伤脾胃 引起中毒

应用指南

1.能养胃阴、生津液：用于治疗胃阴不足：李子100~120克，蜂蜜适量。将李子洗净，去核捣碎，绞取汁液，加适量蜂蜜，拌匀后服用。

2.可作慢性子宫出血、月经过多的辅助治疗：鲜李子2~3枚，食醋适量。将李子用清水洗净，沥干后，放入醋中浸泡一会。然后再入锅加适量清水，煎取汁液，每次饮汤20~50毫升，每日3或4次，宜温服。

3.治疗体癣：鲜李或醋浸李子4~8个，捣烂，水煎后洗患处。

4.润肠利尿、润肺止咳：李子500克，柠檬1个。将李子洗净，掰两瓣，除去核；李子放入锅中，放入白砂糖并挤出青柠檬汁煮开；煮开以后加入适量的麦芽糖继续煮，开后转小火慢慢熬，中间要搅拌，避免粘锅；取锅里李子煮出来的汁，放凉即可。

补血吃法 1　李子牛奶饮 ----------养颜美容＋补益气血---

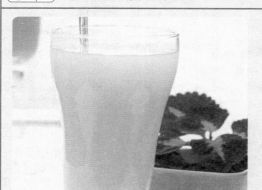

◎ **材料**　李子6个，蜂蜜适量，牛奶少许

◎ **制作**　①将李子洗净，去核取肉。②然后将李子肉、牛奶放入榨汁机中榨成汁。③将打搅好后的汁液倒进杯中，搅拌均匀然后再加入蜂蜜调味即可。

◎ **专家点评**　本品适于消化不良、便秘、小便不利等的患者食用。

补血吃法 2　胡萝卜西芹李子汁 ----------养血驻颜＋促进消化---

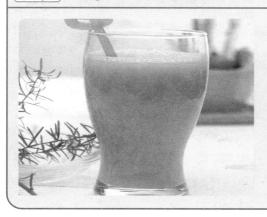

◎ **材料**　胡萝卜70克，西芹10克，李子3个，香蕉1根，冰水200毫升

◎ **制作**　①将胡萝卜洗净后去皮；香蕉去皮；李子洗净，去核；西芹摘去叶子，将上述材料均以适当大小切块。②将所有材料放入榨汁机一起搅打成汁，滤出果肉即可。

◎ **专家点评**　本品适于贫血、消化不良、食欲不振等的患者食用。

补血吃法 3　果味玉米羹 ----------生津止渴＋美容养颜---

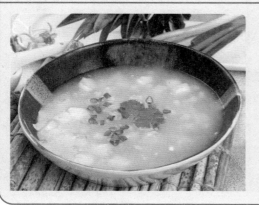

◎ **材料**　玉米罐头150克，菠萝50克，苹果50克，香蕉50克，李子50克，白糖、蛋清各适量

◎ **制作**　①将香蕉、菠萝洗净切丁，苹果、李子洗净去核切成丁。②玉米从罐头中取出，沥干备用。③锅内加玉米烧开，放入水果丁煮熟；加蛋清勾芡，调入适量白糖，装盘即成。

◎ **专家点评**　本品适于消化不良、便秘、食欲不振等的患者食用。

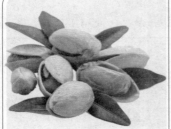

开心果

Kaixinguo

[别名] 无名子、阿月浑子

【每日用量】50~100克

【性味归经】性平，味甘。归脾、胃经。

【补血关键词】

油脂、精氨酸

◎开心果含丰富的油脂，能润肠通便，助于机体排毒。此外，还富含精氨酸，它不仅可以缓解动脉硬化的发生，有助于降低血脂，还能降低心脏病发作危险，降低胆固醇，治疗贫血，缓解急性精神压力反应。

◎食疗作用

开心果具有温肾暖脾，补益虚损，调中顺气的功效。对治疗神经衰弱、贫血、营养不良、慢性泻痢等病症有一定的辅助疗效。

◎选购保存

颜色是绿色的比黄色的要新鲜，储藏时间太久的开心果就不宜再食用，如果购买的开心果很多都有走油变味的现象，那就是放得太久，最好不宜食用；自然开口的要比机器人工开口的要好，如果发现果壳开口边缘弯曲不齐则是人工开口。另外，开心果的果壳一般是淡黄色，如果是白色，那就是用双氧水漂过的，不宜多食。开心果不宜长期保存，保存的话应该真空保存。

◎搭配宜忌

开心果+蔬菜+豆类	消耗脂肪
开心果+红椒 ✔	促进食欲
开心果+鸡肉	养神抗衰、润肠排毒
开心果+黄瓜 ✘	导致腹泻

应用指南

1.开胃消食，补虚损：糖粉60克，开心果（熟）45克，香草精适量。黄油室温软化，加入糖粉；用刮刀将糖粉与黄油混合均匀；分次加入全蛋液，并搅拌均匀；再加入香草精混合均匀；筛入低粉，稍搅拌至无干粉状态；再加入开心果碎颗粒，用手揉在面团；搓成圆柱状，用保鲜膜包起来放入冰箱冷藏至硬身；将面团切成0.6厘米厚薄片；排入烤盘，送入预热好的烤箱内，中层，上下火，165摄氏度20分钟，烤到饼干上色即可；取出放在烤网上凉凉后密封保存。

2.能健脾、安神、明目：米饭200克，香肠50克，鸡蛋2个，芝麻、开心果各适量。开心果准备好，取出心，碾碎，腊肠切丁；将芝麻放入炒锅炒熟盛出；热锅放入油，放入鸡蛋炒熟盛出，放入米饭炒散；然后加入炒制的鸡蛋和腊肠；再加入芝麻，炒2分钟，加入盐，出锅摆盘，撒上开心果碎即可。

补血吃法 1 开心果曲奇饼 --------- 调中顺气 + 补益虚损---

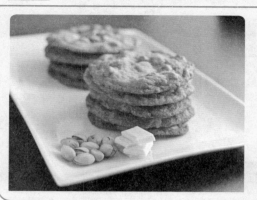

◎材料 黄油100克，开心果粉50克，鸡蛋1个，面粉100克，白糖50克

◎制作 ①开心果去壳，磨成粉。②黄油放进锅中，融化后加上白糖和开心过粉，然后用打蛋器打发，放入鸡蛋液，打发至完全融合。③再加上面粉，搅拌均匀后，分成一小块的形状，放进烤箱中，用170摄氏度的预热烘烤15分钟。

◎专家点评 本品适于贫血、营养不良、神经衰弱等的患者食用。

补血吃法 2 开心果乳酪 -------------- 养阴补虚 + 温肾暖脾---

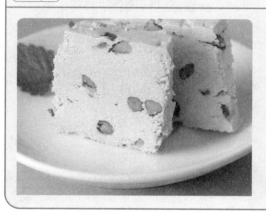

◎材料 羊乳酪100克，鲜乳酸200克，开心果仁120克

◎制作 ①将羊乳酪放进碗中，用汤匙碾碎，加上鲜乳酪搅拌均匀后，直到调料成黏稠状。②将开心果切成小块，再勺起一小块调制好的乳酪于开心果仁一起做成正方块。③最后做好后放进冰箱冷藏。

◎专家点评 本品适于贫血、营养不良、便秘等的患者食用。

补血吃法 3 开心果栗子饼 ------------- 补血养颜 + 滋补脾肾---

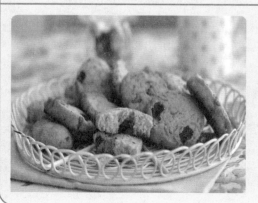

◎材料 开心果仁100克，板栗粉50克，面粉100克，白糖50克，鸡蛋1个，葡萄干适量，黄油100克

◎制作 ①黄油入锅，融化后放进白糖，用打蛋器打发后，加上鸡蛋液，打至完全融合。②加上面粉和板栗粉，搅拌均匀，放上葡萄干和果仁，做成圆形状，放进烤箱中，用170摄氏度的预热烘烤15分钟。

◎专家点评 本品适于营养不良、贫血、肾虚、便秘等的患者食用。

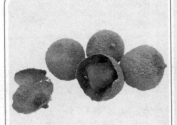

荔枝干
Lizhigan

[别 名] 丹荔干、丽枝干

【每日用量】5~15枚

【性味归经】味甘、酸，性温。归心、脾、肝经。

【补血关键词】
糖分、铜元素
◎荔枝干中每100克中含微量元素铜0.63毫克，而铜有协助血红蛋白和红细胞的形成的作用，从而使得荔枝干具有补血的功效，适合贫血患者食用。另外荔枝干的糖分较高，能为机体提供能量。

◎食疗作用

荔枝干具有益心肾、养肝血的功效。对淋巴结核、疗毒、呃逆、气虚胃寒、脾虚泄泻、老人五更泻、贫血、体弱、血崩、遗尿等病症有一定的辅助疗效。

◎选购保存

在挑选荔枝干时，要从果壳的颜色和大小来选择。好的荔枝干果壳较脆，若果壳软软的说明有走风的现象，不宜购买。另外，果壳要以干净的为好；荔枝干在大小上当然是大的比小的好，肉多尝起来才觉鲜美。在保存将荔枝干时最好转入密封袋中，置通风处保存。荔枝干糖分高，炎热的季节最好将其密封好放入冰箱中保鲜存储以免生虫。

◎搭配宜忌

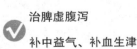

荔枝干+红枣 ✓ 治脾虚腹泻
荔枝干+鸭肉 补中益气、补血生津

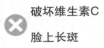

荔枝干+动物肝脏 ✗ 破坏维生素C
荔枝干+鹅肉 脸上长斑

应用指南

1.治颈淋巴结核：干荔枝果50克，海藻15克，黄酒适量。将荔枝干去掉壳，海藻用清水洗净，然后同入锅加水适量煎汁，煎煮好后取汁用黄酒调服，每天1剂。

2.治疗疗毒：取荔枝干5~7枚，海带15克，黄酒适量。荔枝干去壳，海带用水浸泡后洗净。然后将荔枝干和海带入锅加适量清水煎汁，煎煮好后取汁，用黄酒调服。

3.能补中益气，补血生津：荔枝干30个，瑶柱20克，光鸭1只，陈皮5克，生姜2片。荔枝干去壳去核，瑶柱用清水泡发；陈皮用水泡软，刮去白瓤洗净；光鸭去皮斩成块状，放入沸水中汆烫，捞起过冷水，沥干水备用；瓦煲注入适量清水，放入鸭肉、荔枝干、瑶柱、陈皮和姜片，加盖大火煮沸，改小火煮2小时，加盐调味即成。

补血吃法 ① 荔枝干芡实糖水 ————— 养肝补血 + 补益心神 ———

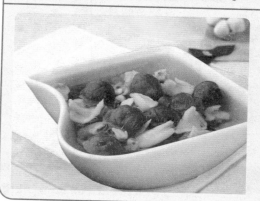

◎ **材料** 桂圆50克，芡实35克，百合30克，冰糖20克，荔枝干20克

◎ **制作** ①在锅中加上约900毫升清水用大火烧开。②倒入洗好的芡实、荔枝干、百合和桂圆，搅拌均匀，转小火煮约40分钟，放入冰糖拌煮至完全溶化。③把煮好的糖水盛出即可。

◎ **专家点评** 本品适于贫血、气虚胃寒、腰脊膝痛等的患者食用。

补血吃法 ② 荔枝干红豆甜粥 ————— 健脾益胃 + 补益肝血 ———

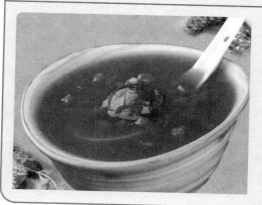

◎ **材料** 红豆100克（先蒸熟），蜜枣7克，冰糖15克，荔枝干适量

◎ **制作** ①在锅中加入约800毫升清水烧开。②将泡好的红豆、洗好的蜜枣和荔枝干放进锅中，搅拌均匀，然后转小火煮30分钟。③将冰糖加入锅中，煮至冰糖完全溶化，再加上水淀粉进行勾芡即可。

◎ **专家点评** 本品适于气虚胃寒、脾虚水肿、贫血等的患者食用。

补血吃法 ③ 四宝栗子糖水 ————— 补血养颜 + 健脾益肾 ———

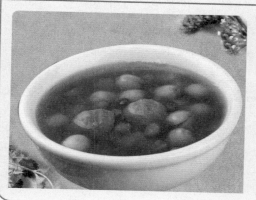

◎ **材料** 板栗60克，莲子50克，薏米40克，红豆35克，枸杞2克，荔枝干20克

◎ **制作** ①在锅中加入约1000毫升清水，用大火烧开。②将处理好的板栗倒入锅中。再把薏米、莲子、红豆、枸杞、荔枝干依次倒入锅中，搅拌均匀。转小火煮约1小时。③在锅中倒入冰糖，煮至冰糖完全溶化即可。

◎ **专家点评** 本品适于贫血、脾肾虚弱、体虚等的患者食用。

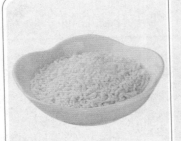

藕粉

Oufen

[别名] 无

【每日用量】15~20克

【性味归经】性温，味甘。归脾、胃经。

【补血关键词】

铁、膳食纤维

◎藕粉富含铁、钙等微量元素，有明显的补益气血，调理贫血，增强人体免疫力作用。其含有的膳食纤维能与人体内胆酸盐，食物中的胆固醇及三酰甘油结合，使其从粪便中排出，从而减少脂类的吸收。

◎ 食疗作用

藕粉有清热凉血作用，可用来治疗热性病症，对热病口渴、衄血、咯血、下血者尤为有益。藕粉中含有黏液蛋白和膳食纤维，能与人体内胆酸盐，食物中的胆固醇及三酰甘油结合，使其从粪便中排出，从而减少脂类的吸收。

◎ 选购保存

看颜色纯藕粉含有多量的铁质和还原糖等成分，与空气接触后极易因氧化而使藕粉的颜色由白转微红。其他淀粉，如土豆、甘薯、马蹄、木薯、葛根等淀粉均无这种变化，都呈白色或略带黄色；如果呈玫瑰红色，则是加入色素染色的。置于阴凉干燥处保存。

◎ 相宜搭配

藕粉+白糖	益胃调中、止血
藕粉+生姜	清热生津、和胃止呕
藕粉+苹果 ✔	益气补血
藕粉+麦片	润肤养颜、补益心脾

应用指南

1.生津止渴，清热除烦和醒酒：每次用藕粉30~50克，白砂糖适量。将藕粉用开水调成糊状，然后加入白糖拌匀后食用。

2.预防子宫肌瘤：银耳25克，藕粉10克，冰糖适量。将银耳泡发好后洗净；然后入锅加水适量煮汤，至银耳熟烂后加入冰糖拌匀，入藕粉冲服。

3.贫血、慢性胃炎：藕粉200克，苹果300克。藕粉加适量凉开水水调匀，苹果切成细末。然后将藕粉入锅，用微火熬煮，熬到透明时加入苹果末，稍煮即可。

4.因心脾不足而引起的失眠、多梦、心烦、口渴、乏力等症：藕粉25克，白米25克，白糖适量。先煮米做如常法，将熟放入藕粉调匀，加糖食之。或水煮麦片数沸，即将藕粉打糊调入和匀，加糖，晨起食之。

补血吃法 1 枸杞藕粉汤 ———————— 滋阴养颜 + 益胃补心 ———

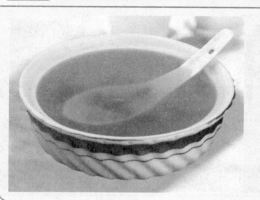

◎ **材料** 枸杞10克，藕粉适量，冰糖20克

◎ **制作** ①枸杞泡好后洗净，放进锅中，加适量水，用大火煮开，小火煮10分钟。②将藕粉用少许的水调匀，倒进枸杞水中，搅拌均匀，加上冰糖，待之融化即可饮用。

◎ **专家点评** 本品适于贫血、便秘、体虚等的患者食用。

补血吃法 2 马蹄藕粉 ———————————— 健脾开胃 + 养血补益 ———

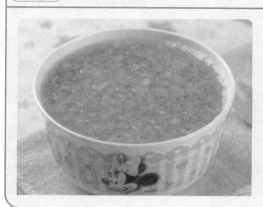

◎ **材料** 马蹄50克，藕粉适量，菠菜少许，冰糖20克

◎ **制作** ①将菠菜洗净，切成细末，马蹄洗净，去皮，切成细末。②将马蹄放进锅中，加上适量水和冰糖，煮15分钟。再加上菠菜和调制好的藕粉，搅拌均匀，煮熟即可饮用。

◎ **专家点评** 本品适于贫血、食欲不振、烦躁口渴等的患者食用。

补血吃法 3 银杏藕粉汤 ——————— 滋阴养血 + 益胃健脾 ———

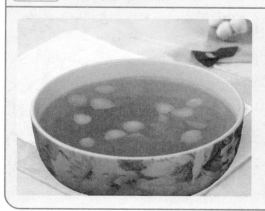

◎ **材料** 绿茶水100毫升，杏仁4克，桂花2克，冰糖25克，适量藕粉

◎ **制作** ①将泡好的绿茶叶滤出，取茶水备用。②锅中加入约800毫升清水烧开，将处理好的杏仁、桂花和茶水依次倒入锅中，转小火约煮15分钟，至锅中材料入味。③将冰糖和藕粉倒入锅中，轻搅均匀。④将煮好的糖水盛出即可。

◎ **专家点评** 本品适于食欲不振、贫血、肺热咳嗽等的患者食用。

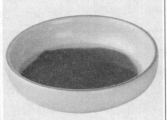

芝麻酱
Zhimajiang

[别名] 麻酱

【每日用量】10克

【性味归经】味 甘 ，性 平。归肝、肺、脾经。

【补血关键词】

铁、钙

◎芝麻酱中含铁比猪肝、鸡蛋黄都高出数倍，经常食用不仅对调整偏食厌食有积极的作用，还能纠正和预防缺铁性贫血；而含有的钙元素仅次于虾皮，经常食用对骨骼、牙齿的发育都大有益处。

◎食疗作用

芝麻酱有补中益气、润五脏、补肺气、止心惊、填髓之功效；可用于治疗肝肾虚损、眩晕、肠燥便秘、贫血等症。芝麻酱富含蛋白质、氨基酸及多种维生素和矿物质，有很高的保健价值；芝麻酱含有丰富的卵磷脂，可防止头发过早变白或脱落；芝麻含有大量油脂，有很好的润肠通便作用；常吃芝麻酱能增加皮肤弹性，令肌肤柔嫩健康。

◎选购保存

避免挑选瓶内有太多浮油的芝麻酱，因为浮油越少表示越新鲜。用清洁容器盛装，存于阴凉、干燥、清洁处。

◎搭配宜忌

芝麻酱+冰糖	润肺、生津
芝麻酱+柠檬 ✔	红润脸色、预防贫血
芝麻酱+冬瓜	抗衰减肥、润肤护发
芝麻酱+巧克力 ✘	影响吸收、消化

应用指南

1.补血润肠、美容抗衰：菠菜适量，花生10颗，芝麻酱30克。菠菜去根去黄叶，洗净备用；凉白开水或者纯净水倒入盆中，加入冰块备用；锅中水烧开，放入菠菜焯烫30秒；焯烫后立刻取出菠菜放入带有冰块的盆中；降温后的菠菜取出，沥干水分，切成段放入容器内；将芝麻酱、花生酱、生抽混合，加入少量的白开水顺着一个方向搅拌芝麻酱，待每次加的水完全吸收后，再加入下一次；搅拌好的芝麻酱，加糖、盐调味后，点缀少许辣椒油；把调好的芝麻酱小料淋在菠菜上；撒上熟的白芝麻；熟花生米切碎，撒在凉菜上即可。

2.安神活血：油麦菜200克，芝麻酱2勺。取油麦菜的嫩心，洗净，揪成段，整齐地摆放在盘子里；芝麻酱两勺，加入一勺生抽、半勺醋，搅拌均匀，加入凉开水，边加边搅拌，直到芝麻酱用勺子舀起来能慢慢流动下来；最后把芝麻酱浇在油麦菜段上即可。

补血吃法 1 麻酱西红柿 ————————补中益气＋润肠通便———

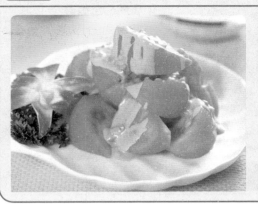

◎**材料** 西红柿2个，芝麻酱50克，盐5克，白糖少许

◎**制作** ①西红柿洗净，用开水烫后去皮，切成厚块，码在盘中。②芝麻酱用水调开，水要一点一点地加入，不断搅拌，调至浓稠时，加盐和糖拌匀。③将调好的芝麻酱均匀地浇淋在西红柿片上即可。

◎**专家点评** 本品适于肝肾虚损、便秘、贫血等的患者食用。

补血吃法 2 麻酱冬瓜 ————————————滋润五脏＋益气补血———

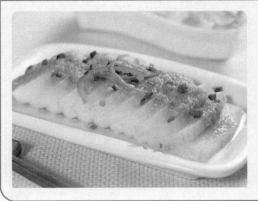

◎**材料** 冬瓜400克，芝麻酱25克，香油5克，盐3克，味精2克，韭菜、葱各10克

◎**制作** ①将冬瓜去皮、瓤，切成大片；芝麻酱用油、水和好；韭菜洗净，切成末；葱洗净，切成段。②将冬瓜片放入盘中，入锅蒸至熟。③锅上火，放入花椒油，下调味料，烧热后与和好的芝麻酱一起浇于冬瓜上，撒上韭菜末、葱段即可。

◎**专家点评** 本品适于贫血、便秘、内热等的患者食用。

补血吃法 3 酱拌油麦菜 ————————补气益血＋清燥润肺———

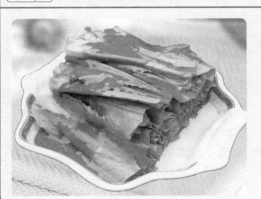

◎**材料** 油麦菜300克，芝麻酱30克

◎**制作** ①将油麦菜洗净，切成小段。②锅内中注水烧沸，放入油麦菜，稍煮，即可捞起，沥干。③浇淋上芝麻酱，拌匀即可。

◎**专家点评** 本品适于贫血、便秘、眩晕等的患者食用。

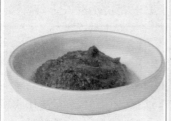

花生酱

Huashengjiang

[别名] 无

【每日用量】10克

【性味归经】性平，味甘。归脾、肺经。

【补血关键词】

矿物质、色氨酸

◎花生酱含有丰富的蛋白质、矿物质微量元素和大量的B族维生素、维生素E等，对再生性贫血，糖尿病都能起到一定的辅助治疗作用。而花生酱中含有的色氨酸，有助于入眠。

◎食疗作用

花生酱有扶正补虚、悦脾和胃、润肺化痰、滋养调气、利水消肿、止血生乳、清咽止疟的功效，对营养不良、贫血萎黄、脾胃失调、咳嗽痰喘、肠燥便秘、乳汁缺乏、出血等症的治疗，有一定的辅助作用。

◎选购保存

选购花生酱应注意瓶身的生产日期等信息。避免挑选瓶内有太多浮油的花生酱，因为浮油越少表示越新鲜。如果市面上有硬质花生酱，也要注意看色泽，气味方面有无其他异常。花生酱宜用清洁容器盛装，存于阴凉、干燥、清洁处。酱上层可存持一层浮油隔绝空气，以抑制微生物繁殖。容器密封盛装，以免吸潮引起油脂败坏。

◎搭配宜忌

花生酱+猪蹄	催乳增乳
花生酱+红酒 ✔	促进心脏血管畅通
花生酱+全麦面包	吸收更多的维生素E
花生酱+黄瓜 ✘	引起中毒

应用指南

1.养肝、软化血管、抗衰防癌：全麦粉110克，玉米淀粉40克，鸡蛋1个，花生仁40克，花生酱75克。将花生碎炒至酥脆，凉凉待用；提前将黄油放在室温中软化，直到用手按动黄油觉得软时即可。将黄油切成小块，放入容器中，用打蛋器搅拌，分次加入糖，将黄油打发至发白、体积膨胀；入花生酱打匀；将鸡蛋打匀，分次加入到黄油中，打匀；将全麦面粉、玉米淀粉、盐混合过筛加入，用橡皮刀切拌均匀；加入花生碎切拌均匀；将面团分成乒乓球大小的球；用叉子在面团上交叉按两下；烤箱预热180摄氏度，放入烤箱上层，烤15~20分钟，饼干边缘着色即可。

2.利尿消炎，健胃消食：面条1碗，黄瓜1根，花生酱1勺。将面条入锅煮熟；黄瓜洗净后切丝，花生酱加入生抽和醋拌匀备用。将煮好的面条过凉水，沥干水分，加入调好的酱拌匀，最后撒入切好的黄瓜丝即可。

补血吃法 1 黄瓜蘸酱 —— 滋养调气 + 补脾健胃 ——

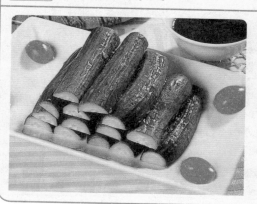

◎ **材料** 黄瓜600克，陈醋、花生酱、香油、盐、味精各适量

◎ **制作** ①将黄瓜洗净，切段，再对切成两半摆盘。②再把陈醋、花生酱、香油、盐、味精倒进碗中，充分搅拌均匀成味汁。③在黄瓜上淋上味汁即可。

◎ **专家点评** 本品适于营养不良、贫血、便秘等的患者食用。

补血吃法 2 花生酱茄子 —— 扶正补虚 + 益气和胃 ——

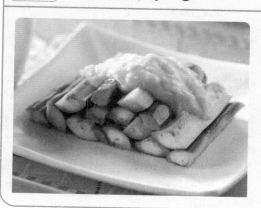

◎ **材料** 茄子2根，花生酱50克，盐3克，味精2克，香油少许

◎ **制作** ①将花生酱、盐、味精、香油倒进碗中，充分拌匀。②茄子去蒂洗净，切条状，装入盘中，淋上拌匀的调料，入锅蒸8分钟即可。

◎ **专家点评** 本品适于便秘、贫血、身体虚弱等的患者食用。

补血吃法 3 酱粉皮 —— 调和五脏 + 滋养气血 ——

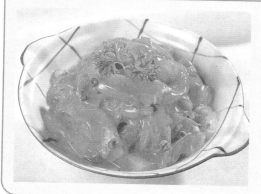

◎ **材料** 粉皮300克，花生酱50克，盐3克，味精1克，醋6克，老抽10克，红油15克，葱少许，红椒适量

◎ **制作** ①将粉皮洗净，入水焯熟，放进碗中。②再把盐、味精，醋、老抽、红油、老抽与花生酱放进碗中，充分拌匀后，淋在粉皮上，再撒上葱花、红椒段即可。

◎ **专家点评** 本品适于贫血、营养不良、皮肤干燥粗糙等的患者食用。

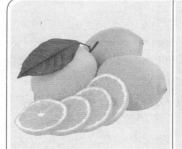

柠檬

Ningmeng

【每日用量】30~50克

【性味归经】性微温，味甘、酸。归肺、胃经。

[别名] 益母果

【补血关键词】

柠檬酸盐、维生素

◎柠檬中含有大量柠檬酸盐，能够抑制钙盐结晶，从而阻止肾结石形成，甚至已成的结石也可被溶解掉。富含的维生素C和维生素P，能增强血管弹性和韧性，可预防贫血治疗高血压和心肌梗塞症状。

◎食疗作用

柠檬具有生津止渴，清热解暑，和胃降逆，化痰止咳的功效。对支气管炎、百日咳、维生素C缺乏症、中暑烦渴、食欲不振、纳减、噫气等病症有一定的食疗效果。

◎选购保存

选购柠檬一定要选手感硬实，表皮看起来紧绷绷、很亮丽，掂一掂分量很够，这种发育良好的果实，才会芳香多汁又不致过酸。完整的柠檬在常温下可以保存一个月左右。柠檬在氧气浓度低于3%、二氧化碳浓度高于10%的条件下贮藏一段时间，会对风味产生不良的影响；切开后一次吃不完的柠檬，可以切片放在蜂蜜中腌渍，日后拿出来泡水喝。

◎搭配宜忌

柠檬+马蹄 柠檬+蜂蜜	✓	生津解渴 清热解毒
柠檬+牛奶 柠檬+橘子	✗	不利于蛋白质的吸收 刺激消化道

应用指南

1.健脾消食、生津润燥：小母鸡1只，柠檬、蜜枣、枸杞各20克。柠檬洗净切片，蜜枣、枸杞洗净，蜜枣去核。小母鸡宰杀处置干净后洗净、斩块，汆烫去血水，捞出冲净。鸡肉、蜜枣、枸杞一同放入汤煲，加清水慢炖至熟烂，加入柠檬小火稍炖即可。

2.能益胃生津、止渴除烦、和胃降逆。用于饮酒过度，积热伤津，心烦口渴，呕哕少食等病症：柠檬60克，甘蔗250克。柠檬洗净切片，甘蔗切段捣碎绞取汁液，可频服。

3.润肺润肠、养肝安神、降压：柠檬1个，蜂蜜适量。将柠檬用盐水将表皮擦拭干净，切成片；取一玻璃容器，在底面铺一层柠檬然后淋上些许蜂蜜，然后在铺一层柠檬，再淋上蜂蜜，如此反复；盖上盖，秋冬季搁室温储存，春夏放于冰箱储存，一般存放2~3天即可，用温水泡茶服用。

补血吃法 1 柠檬鸡汤 ----------------- 健脾生津 + 补益气血 ---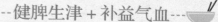

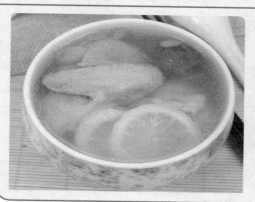

◎ **材料** 鸡450克，柠檬、蜜枣、枸杞各20克，盐4克，鸡精3克

◎ **制作** ①鸡洗净，切块，余水；柠檬洗净，切片；枸杞洗净，浸泡。②锅中注水，放入鸡、蜜枣、枸杞慢炖。③待鸡肉熟烂之后，放入柠檬小火稍炖，加入盐和鸡精调味，出锅装入炖盅即可。

◎ **专家点评** 本品适于消化不良、食欲不振、身体虚弱等的患者食用。

补血吃法 2 柠檬乳鸽汤 ----------------- 养血驻颜 + 补益脾胃 ---

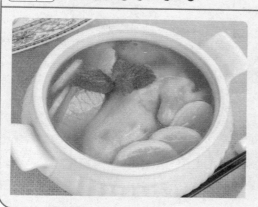

◎ **材料** 乳鸽1只，瘦肉150克，柠檬、党参各适量，盐3克，姜片各少许

◎ **制作** ①乳鸽洗净；瘦肉洗净切块；柠檬洗净，切薄片；党参洗净浸泡。②锅入水烧开，将乳鸽、瘦肉滚尽血水，捞出，用清水冲洗。③将乳鸽、瘦肉、姜片、党参放入炖盅，注水后大火烧开，放入柠檬，改小火煲2小时，加盐调味即可。

◎ **专家点评** 本品适于营养不良、食欲不振、体虚、皮肤干燥等的患者食用。

补血吃法 3 柠檬牛蒡柚汁 ----------------- 美容养颜 + 清热解毒 ---

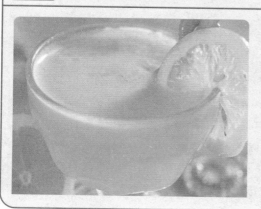

◎ **材料** 柠檬1个，牛蒡100克，柚子100克，冰块少许

◎ **制作** ①将柠檬连皮切成块；牛蒡洗净，切块；柚子除去果囊备用。②将柠檬、柚子和牛蒡放进榨汁机，榨成汁，加入冰块即可。

◎ **专家点评** 本品适于消化不良、食欲不振、便秘等的患者食用。

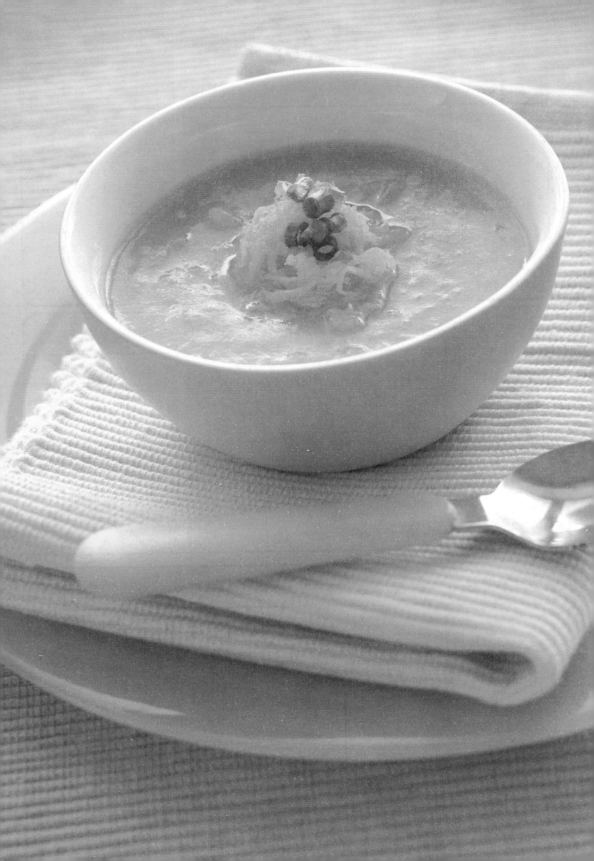

第三章
80种贫血患者慎吃食物，你吃错了吗？

贫血从西医的角度来说，根据其不同的临床特点，可以将贫血分为溶血性贫血、缺铁性贫血、巨幼细胞贫血以及再生障碍性贫血等，究其直接原因主要是因为体内的血红蛋白运输氧气和养分的能力下降或不足，从而导致人体出现缺血、缺氧等症状。而从中医角度来讲，其与血虚的表现差不多，但是两者还是有差别。可以说贫血患者一定有血虚症状，但是血虚患者不一定贫血，所以两者是包容关系。

恶性的贫血可以导致人体出现休克而死亡，所以不能忽视，需要入院治疗。但是对于轻微的或轻中度的贫血则可以通过饮食调理来得以预防。那么你是否知道出现贫血后应该吃什么、不应该吃什么，哪些吃了会使症状得到缓解、哪些吃了会加重病情。基于以上的疑问，我们归纳了80种慎吃的食物，当然这些食物也不是绝对禁吃，适当食用即可。

腊肠

蒜苗

花椒

鱼肝油

咖啡

烤鸭

豆腐

螃蟹

榨菜
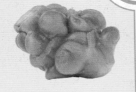

【Zhacai】

《 慎吃榨菜的原因

1.榨菜是腌菜类食物之首，其盐分含量较高，食用后容易使血容量增加，从而稀释其血红蛋白的浓度，而贫血患者的血红蛋白浓度是低于正常值的，食用后会加重其贫血现象。

2.榨菜是开胃的佳品，可以适量的食用，但不宜过量的食用。对正常人来说，容易使血压升高，加重心脏负担，易引发心力衰竭。反过来，对体质差的人而言更为不利。

咸菜
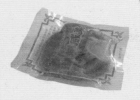

【Xiancai】

《 慎吃咸菜的原因

1.咸菜是典型的腌制品，一些蔬菜在腌制的过程中，蔬菜中的维生素和矿物质元素，几乎全部失去，食用后不利营养的均衡，容易导致营养不良。而对于由于造血原料缺乏的贫血患者而言，如缺乏B族维生素等，食用后显然不利于其病情。

2.咸菜其次是盐分含量较高，食用后容易使血容量增加，心脏负担加强，对贫血患者来说会加重头晕等贫血症状。

酱菜
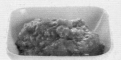

【Jiangcai】

《 慎吃酱菜的原因

1. 酱菜含有苯甲酸，苯甲酸是一种防腐剂，如超量添加将危害食用者的健康，长期使用过多的苯甲酸可能导致人体肠胃功能、血液酸碱度失调。而贫血者一般有中医所说的血虚表现，而血虚者一般是脾胃水谷精微不化，导致气血来源不足，食用后会进一步损害其功能。

2.市售的酱菜一般含有添加剂，此类成分会损伤肾脏，贫血患者一般有泌尿系统的相关疾病，食用后显然对其不利。

萝卜缨
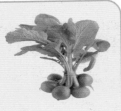

【Luoboying】

《 慎吃萝卜缨的原因

1.萝卜缨从中医学角度来讲，其性质是温热、辛苦类蔬菜，就一般来说温热类食物容易燥热、耗损阴液（包括血液、津液），故气血、血弱者禁食之，而气血不分家。对贫血患者而言，一般有血虚表现，食用此类食物后无疑会加重其贫血的症状。

2.萝卜缨在食用时一般是做酱菜食用，能开胃消食、理气，可适当的食用，过量的食用，对身体无益。

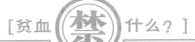

韭菜
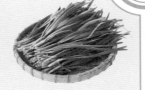

【Jiucai】

《 慎吃韭菜的原因

1.韭菜有医书记载："多食则神昏目暗,酒后尤忌"。正常人过多食用后如此,对贫血患者而言,过多食用无疑会加重其头晕目眩等贫血症状。

2.韭菜的粗纤维成分较多,食用后不利于消化吸收。而贫血患者,从中医角度来说,和血虚患者差不多,而血虚者主要因脾胃运化不利,水谷精微不化所致气血不足,所以食用过多会加重该类症状。

竹笋
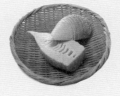

【Zhusun】

《 慎吃竹笋的原因

1.竹笋的水分含量较高,适当的食用能清热化痰,但是过多的食用会增加肾脏的负担,对泌尿系统造成伤害。对贫血患者而言,长期的贫血会出现泌尿系统疾病,过多的食用会加重其病症。

2.竹笋的纤维成分含量较高,过多的食用不利于消化,而贫血者,从中医角度来说,其脾胃功能较弱,显然不利其病情。

蒜薹
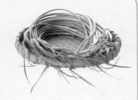

【Suantai】

《 慎吃蒜薹的原因

1.贫血患者,当其长期的出现贫血时期消化系统会出现一些消化腺的分泌减少甚至萎缩,所以消化能力有所降低,若食用蒜薹后会加重其负担,对其不利。

2.对一般人而言,过多的食用容易影响视力,少量的食用对肝脏是有利的,但是过多的食用反而会损害肝脏,对贫血患者而言更为不利。

蒜苗
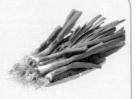

【Suanmiao】

《 慎吃蒜苗的原因

1.蒜苗和蒜薹的性质作用几乎一样,从中医角度来说,其性属温热,一般来说温热的食物容易耗损阴液,而贫血者和血虚者差不多,食用耗损精血的食物,对其病情不利。

2.蒜苗过多的食用对视力不利,而且还容易损伤肝脏,也不利于消化吸收。而就贫血者本身而言,其消化系统有一定损伤,食用该类物质无疑会加重病情。

蕨菜

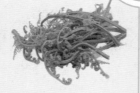

【 Juecai 】

《 慎吃蕨菜的原因

1. 蕨菜，古人云：多食令人脚弱不能行，消阳事，缩玉茎，多食令人发落，鼻塞目暗。对正常人而言，过多的食用容易耗损肾阳，也对眼睛有损害。对贫血患者来说，其体质一般较弱，抵抗力较差，如此会加重其病情。

2. 蕨菜，其性质寒凉，过多的食用容易气滞，令人腹胀。贫血者从中医角度而言与血虚者相差无几，其气血不足，若出现气滞现象，显然会加重其病情。

洋葱

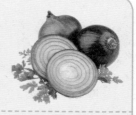

【 Yangcong 】

《 慎吃洋葱的原因

1. 洋葱其性质温热，过多的食用容易耗伤人体的津液，还会使胃肠胀气。对贫血者来说与血虚较为相似，即过多的食用容易耗损血液，对其不利。

2. 洋葱有强烈的刺激性，有皮肤瘙痒性疾病、患有眼疾以及胃病、肺发炎者少吃或禁吃。另外，洋葱具有香辣刺激性味道，对一般人而言过多的食用容易引起眼睛模糊和发热。对贫血者来说，更为不利。

豆腐

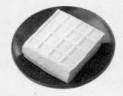

【 Doufu 】

《 慎吃豆腐的原因

1. 豆腐性属寒凉，脾胃虚寒的人不宜食用。对贫血者而言，长期的贫血可以导致消化系统出现某些障碍，若食用过多的豆腐显然会加重该类病情。

2. 豆腐中含有丰富的蛋氨酸，蛋氨酸进入人体后在酶的作用下可转化为半胱氨酸。而半胱氨酸会损伤人的动脉管壁的内皮细胞，引起动脉硬化。长期贫血的患者本身心脏负荷较大，有所代偿，若出现动脉硬化显然会使病情更为严重。

腌萝卜干

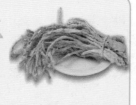

【 Yanluobogan 】

《 慎吃腌萝卜干的原因

1. 腌萝卜干是腌制品，对一般人而言，适量的腌制品具有开胃消食的作用，但是过多的食用，容易增加患癌症的风险，因为腌制品含有一定的亚硝酸胺的成分。对贫血患者而言，由于其营养得不到应有的补充，免疫力较为低下，食用后无疑会加大患病概率。

2. 萝卜干能消风行气，从中医角度来讲，贫血者有气血虚的表现，而气血虚者不宜食用行气、破气之物。

咸鱼
【Xianyu】

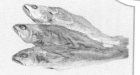

《 慎吃咸鱼的原因

1.鱼肉类经过腌制后其质地都较干，水分含量较少，而多的是蛋白质成分，其他维生素、矿物质等营养几乎都已散尽，而对于贫血者来说，过多的食用营养单一的食物是不利于病情的，而且食用过多的高蛋白类的食物也不利于消化。

2.咸鱼是腌制品，其盐分含量较高，对一般人而言，长期过多的食用容易增加患高血压的风险，而对体质较为虚弱的贫血患者而言，对其健康也极其不利。

咸肉
【Xianrou】

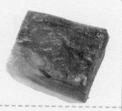

《 慎吃咸肉的原因

1.咸肉中含有丰富的蛋白质和脂肪，所以脾胃虚弱之人不宜食用，而贫血者，经过长期的贫血后其消化腺会有一定程度的萎缩，消化功能会相对减弱，食用后显然对其不利。

2.咸肉是腌制品，含有一种嗜盐菌，一旦过量摄入体内，嗜盐菌就会起到侵害作用而致病，贫血者其体质一般较弱，抵抗力较差，食用后会增加患病概率，故不宜多食。

鸡皮
【Jipi】

《 慎吃鸡皮的原因

1.鸡皮，特别是鸡脖子上的皮，含有较多的淋巴组织，其病毒的含量较高，食用后可能会致病，而贫血者其抵抗力较差，食用后显然会加大患病的概率。

2.鸡皮的油脂含量较为丰富，高血压、高血脂及脾胃虚弱的患者不宜食用，而贫血者，长期的贫血其消化功能会有所降低，故不宜食用，此外，特别是烤鸡皮，不宜食用，会增加患癌的风险。

螃蟹
【Pangxie】

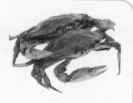

《 慎吃螃蟹的原因

1.螃蟹性质寒凉，脾胃虚寒之人不宜食用，对贫血者而言，其现象与中医所说的血虚相像，而血虚之人不宜食用寒凉之品，因为血遇寒则凝，遇温则通，过多的食用显然会加重贫血症状。

2.螃蟹中蟹黄的胆固醇含量较高，对一般人而言，长期过多的食用容易导致高血脂等心血管疾病，对体质虚弱的贫血患者来说，危害更大。

田螺

【Tianluo】

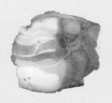

慎吃田螺的原因

1. 田螺中含有极为丰富的蛋白质，一次食用过多不仅阻碍人体对铁的吸收，而且容易引起蛋白质消化不良，出现腹胀、腹泻等不适症状。而对于因缺乏营养素而导致的贫血，如缺铁性贫血，食用田螺后显然不利于其病情的缓解。

2. 田螺含有较多的寄生虫，若食用过多的没有熟透的田螺后，其很容易在体内繁殖，损害肝脏、堵塞胆管等对健康极为不利。

肥肉

【Feirou】

慎吃肥肉的原因

1. 肥肉是肥甘厚腻之品，不适合痰湿体质者食用，对再生障碍性贫血患者而言，西医讲是由于其骨髓造血不行，从中医角度来讲，是由于虚劳所致，也就是说病根在于脾肾不足，脾肾不足者其运化及水液代谢都会出现障碍，食用肥肉显然不利于其病情。

2. 肥肉含饱和脂肪酸和胆固醇，过多的食用此类物质会导致动脉硬化，对贫血者来说，出现动脉硬化后危害更大。

五花肉

【Wuhuarou】

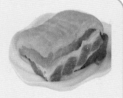

慎吃五花肉的原因

1. 五花肉中油脂含量极高，高血压、高血脂及肥胖患者不宜食用。对贫血者而言，由于机体得不到足够的养分，从而导致心脏泵血加快，若食用五花肉出现动脉硬化等心血管疾病后，会进一步加大心脏的负担，严重者会出现心力衰竭。

2. 由于五花肉脂肪含量较高，过多的食用容易导致消化不良，而贫血者，长期的贫血后其消化功能会降低，食用此类食物显然对其不利。

腊肉

【Larou】

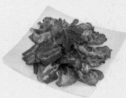

慎吃腊肉的原因

1. 腊肉是腌制品，在制作的过程中，肉中的很多维生素和微量元素几乎都消失殆尽，其营养较为单一，对由于缺乏机体造血的元素如维生素和微量元素所致的贫血者而言，过多的食用营养单一的物质，对其不利。

2. 腊肉中饱和脂肪酸和胆固醇的含量都要高于一般的猪肉，过多的食用容易导致心血管疾病，对贫血患者来说，会严重危害其健康。

腊肠

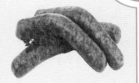

【 Lachang 】

《 慎吃腊肠的原因

1.腊肠是腌制食物，在其加工过程中要加入大量的食盐、防腐剂、色素等，故肝肾功能低下的患者不宜食用，对贫血患者来说，经过长期的贫血后，其消化系统和泌尿系统都会有一定的损伤，食用后显然对其不利。

2.腊肠中盐的分量特别"足"，保质期越长的，加得就越多。长期食用容易增加患高血压的风险，对体质虚弱的贫血者来说更为不利。

熏肉

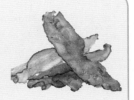

【 Xunrou 】

《 慎吃熏肉的原因

1.熏肉中盐分的含量较足，长期过多的食用，容易导致血浆的容量增加，从而使血液中血红蛋白的浓度降低，容易使血压升高，这些对贫血患者都极为不利。

2.熏肉属于熏烤制品，在熏制过程中烟会在肉的表面形成一层固态物，其中含有致癌物质，含量极高，长期食用会损害健康，提高癌症发病概率。对贫血者而言，免疫功能较为低下，食用后其危害更大。

培根

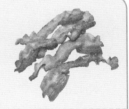

【 Peigen 】

《 慎吃培根的原因

1.培根是腊肉的一种，只不过在猪肉腌制的过程中加入了黑胡椒、茴香、丁香等香料，适量的食用可以开胃祛寒，但是过多的食用，同样会导致体内油脂过剩，出现高血压、高血脂等现象，对贫血者极为不利。

2.培根的盐分含量也较高，故浮肿、水肿、腹水等患者不宜食用，对贫血者而言，食用后会降低血红蛋白浓度，会增加贫血的相关症状。

烤羊肉串

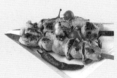

【 Kaoyangrouchuan 】

《 慎吃烤羊肉串的原因

1.烧烤减少了蛋白质的利用率。烧烤过程中，会发生"梅拉德反应"。长期摄入导致营养不均衡，对由于营养成分缺乏所致的贫血患者而言，不利于症状的恢复。

2.肉在高温下烧烤，被分解的脂肪滴在炭火上，食物脂肪焦化产生的热聚合反应与肉里蛋白质结合，就会产生一种叫苯并芘的高度致癌物质，附着于食物表面。食用后会提高癌症的发病率。

炸鸡

【Zhaji】

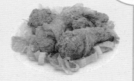

《 慎吃炸鸡的原因

1.炸鸡是油炸类食物，其营养流失较为严重，对因营养缺乏所致贫血者而言，极为不利。

2.炸鸡为了保证口味，常会选择棕榈油等饱和脂肪酸含量较高的油来烹炸，而饱和脂肪酸是造成心脑血管疾病的最主要原因，易造成血管堵塞，增加心脏泵血能力。对贫血者而言，其心脏本身有所代偿，如此会进一步加大其代偿能力，严重者会出现心力衰竭等。

烤鸭

【Kaoya】

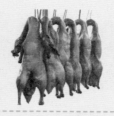

《 慎吃烤鸭的原因

1.烤鸭油脂的含量非常之高，过多的食用含油脂高的食物除了引起消化不良外，还很容易引发心血管疾病的发生。对贫血者而言，经过长期的贫血后其消化系统会降低，心脏有代偿现象，食用无疑会加重其病情。

2.烤鸭也是熏烤类制品，熏烤类食物多数会产生一种叫苯并芘的物质，对人体的危害极大，过多的食用，易增加癌症的患病概率。

鱼子

【Yuzi】

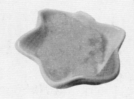

《 慎吃鱼子的原因

1.鱼子虽然很小，但是很难煮熟透，对一般人而言，食用后不易消化吸收。对贫血者而言，由于其长期贫血，其消化系统的消化腺会萎缩，消化功能降低，食用后显然会加重此类症状。

2.鱼子中胆固醇的含量较高，长期过多的食用容易出现高血脂等心血管疾病，对贫血者来说，其本身血液养分供应不足，食用后会加重这类病情。

蟹黄

【Xiehuang】

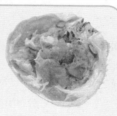

《 慎吃蟹黄的原因

1.蟹黄中胆固醇和油脂的含量都较高，过多的食用容易导致高血脂、动脉硬化等症。对贫血者来说，长期的贫血会对循环系统有损伤，如此会进一步加大心脏负荷，严重者会出现心力衰竭。

2. 死螃蟹的蟹黄更不宜吃，因为蟹死后体内糖元分解乳酸增多，僵硬期和自溶期缩短，蟹体内的寄生细菌迅速繁殖并扩散到蟹肉中，使蛋白质分解产生组织胺，容易引起过敏和中毒等症状。

金枪鱼
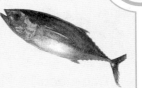

【 Jinqiangyu 】

≪ 慎吃金枪鱼的原因

1.金枪鱼是深海鱼，其中含有重金属汞，过多的食用容易导致血液中汞的含量超标，导致汞中毒，出现头痛、疲乏、焦躁、情绪低落、失眠、手震、脚水肿、口齿不清、步态不稳、四肢麻痹、全身痉挛等，还对心脏造成不可逆转的危害。对贫血者极为不利。

2.金枪鱼脂肪含量也较高，过度的食用不利于消化，况且贫血者消化功能有所降低，显然对其不利。

猪脑
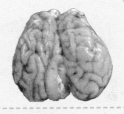

【 Zhunao 】

≪ 慎吃猪脑的原因

1.猪脑中医讲其性味甘、寒，且有毒，过多的食用损男人阳道，影响房事，不利于性功能。对贫血者而言，长期贫血会影响睾酮的分泌，减弱男性特征；对女性，因影响女性激素的分泌而导致月经异常，如闭经或月经过多，食用后会加重该类症状。

2.猪脑的胆固醇含量极高，过多的食用容易引发心脑血管疾病，对贫血者不利。

牛脑
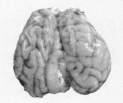

【 Niunao 】

≪ 慎吃牛脑的原因

1. 牛脑有医书记载："牛盛热时卒死，其脑食之令生肠痈。"故不宜多食，此外，牛脑容易有寄生虫寄宿，对体质弱的贫血者而言，由于免疫力较差，食用后会威胁其健康。

2.动物内脏都含有较高的胆固醇，长期过多的食用容易导致高血脂、动脉硬化等症。不过适量的食用，可以消食化积、养血息风等。

羊脑
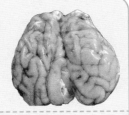

【 Yangnao 】

≪ 慎吃羊脑的原因

1.羊脑在书中有记载："多食发风生热，余病皆忌"。故不宜多食，对贫血者而言，其抵抗力较差，容易患病，更不宜食用。

2.羊脑性温，其蛋白质和脂肪的含量较为丰富，而且胆固醇的含量也较高，过多的食用对心脑血管会有所损害，对健康不利。不过适当的食用还是有一定好处。

鸡蛋黄

【Jidanhuang】

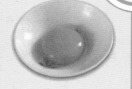

《 慎吃鸡蛋黄的原因

1.鸡蛋黄中胆固醇含量较高，适当的食用能为人体提供胆固醇，而过多的食用容易导致动脉硬化，会增加心脏的负担，对贫血者来说，长期的贫血，其循环系统有所影响，心脏功能代偿，如此会加重该类症状。

2.因为生鸡蛋的蛋白质结构致密，食用后不利于吸收，此外，生鸡蛋容易有细菌滋生，食用后易引起腹泻。对其健康不利。

茶叶蛋

【Chayedan】

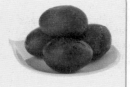

《 慎吃茶叶蛋的原因

1.茶叶中含有生物酸碱成分，还有酸性物质，在烧煮时会渗透到鸡蛋里，与鸡蛋中的铁元素结合，而这种结合体，对胃有很强的刺激性，久而久之，会影响营养物质的消化吸收。

2.茶叶中含有咖啡因的成分，对一般人而言，可以兴奋大脑中枢神经，而此过程需要消耗较多的能量，对贫血者而言，其本身就是养分供应不足，显然会加重病情。

咸蛋

【Xiandan】

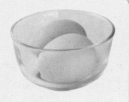

《 慎吃咸蛋的原因

1.咸蛋是腌制产品的一种，在工业生产过程中，为了使咸蛋的保质期长和新鲜，会添加一些防腐剂，若过多的食用含防腐剂的食物，对身体的损害极大，而贫血者本身抵抗力较差，显然伤害会更大。

2.咸蛋中盐分的含量很高，过多食用，容易使血浆容量增加，血红蛋白的浓度减少，易导致高血压，对贫血者而言，不利于病情的缓解。

松花蛋

【Songhuadan】

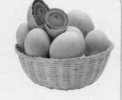

《 慎吃松花蛋的原因

1.松花蛋即所熟知的皮蛋，含有重金属铅，过多的食用容易引起铅中毒的症状，如智能低下，反应迟钝，多动，注意力不集中，听力下降，学习困难，运动失调，贫血，食欲低下等，对贫血患者的健康极不利。

2.松花蛋的蛋壳上含有大量的细菌，对于较脏的皮蛋更不用说，这些细菌若大量通过蛋壳的孔隙进入蛋内，吃后会导致中毒。

豆瓣酱

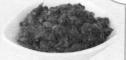

【 Doubanjiang 】

《 慎吃豆瓣酱的原因

1.豆瓣酱的制作过程是在无氧情况下腌制而成，而在无氧的情况下很容易有肉毒杆菌的生存和繁殖，而其在繁殖过程中会产生一种具有很强度毒性的蛋白质——肉毒毒素，若食入过多会出现神经中毒症状。对贫血患者而言，出现贫血时，神经系统会受影响，如此会加重该类病情。

2.豆瓣酱盐分含量较高，食后会增加血浆容量，对贫血者不利。

大蒜

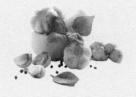

【 Dasuan 】

《 慎吃大蒜的原因

1.大蒜的某些成分对胃、肠有刺激作用，可抑制肠道消化液的分泌，影响食物消化。另外，大蒜的挥发性成分可使血液中的红细胞和血红蛋白等降低，可引起贫血，食用后无疑会加重贫血。

2.大蒜能抑菌，同样也会杀死寄生于肠内的有益细菌，破坏体内制造维生素B_2和维生素B_6的"原料"，妨碍人体对B族维生素的吸收。对于因缺乏维生素所致贫血者而言，不利病情的缓解。

胡椒

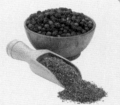

【 Hujiao 】

《 慎吃胡椒的原因

1.胡椒是热性食物，中医讲过多食用胡椒容易"损肺、发疮、齿痛、目昏"。对贫血者而言，长期的贫血会对呼吸系统有影响，过多的食用显然不利其健康。

2.胡椒过多的食用易积热生燥，易耗损阴液。贫血者，从中医角度来讲，和血虚现象差不多，而血虚者，精、血、津液不足，食用后显然对其不利。

辣椒

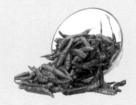

【 Lajiao 】

《 慎吃辣椒的原因

1.辣椒具有一定的刺激性，其含有的辣椒素可使心动加速、心跳加快、循环血液量剧增，从而使血压升高，甚至还可出现急性心梗等严重的后果。而对贫血者来说，心脏功能有代偿，过多的食用会加重其代偿功能，严重者会出现心力衰竭等症。

2.辣椒性热，并不是不能吃，但要适量，适量的食用可以开胃消食、祛寒。

花椒
【Huajiao】

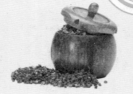

《 慎吃花椒的原因

1.花椒是一种天然的香料，有研究显示，天然香料都含有一种诱变物，能改变正常组织细胞的遗传功能，会提高癌症的发病率，所以，这对于贫血者的健康更是不利。

2.花椒性味辛、热，食用后易耗损人体阴液，对于贫血患者而言，其本身血液养分供应不足，食用伤阴类物质会加重贫血症状。

芥末
【Jiemo】

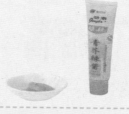

《 慎吃芥末的原因

1.我们都知道，芥末是辛辣刺激性调料，食用后能使心跳加速、血压升高，对贫血者而言，心跳过快会使其头晕心慌、胸闷，面色苍白，身体无力等，会加重贫血症状。

2.适当食用芥末是有处的，能起到开胃消食的作用，但过多的食用容易出现上火症状，而且还易耗损体内的阴液，对贫血患者都不利。

咖喱粉
【Galifen】

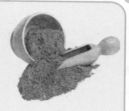

《 慎吃咖喱粉的原因

1.咖喱粉能促进血液循环，对贫血者而言，过多的食用加速血液循环的食物，易使血液养分消耗的更快，更易出现贫血的症状，对其不利。

2.咖喱粉是由多种辛辣香料混合制作而成，组成咖喱粉的香料包括有红辣椒、姜、丁香、肉桂、茴香、小茴香、肉豆蔻、芥末、黑胡椒及咖喱等。具有一定的刺激性，过多的食用容易上火，对贫血者的健康不利。

桂皮
【Guipi】

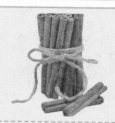

《 慎吃桂皮的原因

1.桂皮是一种辛辣香料，其中含有黄樟醚的成分，而其能诱发导致肝癌。对贫血者而言，其体质较弱，抵抗力较差，长期食用无疑会增加其患病的风险。

2.肉桂本身有小毒，如用量过大，可发生头晕、眼花、眼胀、眼涩、咳嗽、尿少、干渴、脉数大等毒性反应。对体质弱的贫血患者而言，患病后症状会比一般人重，对其不利。

茴香

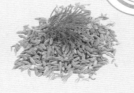

【Huixiang】

《 慎吃茴香的原因

1.茴香过多的食用容易损伤视力，对其身体不利，对贫血者来说，由于其免疫力较差，食用后后果更为严重。

2.茴香既是食物也是药材，为辛辣刺激之物，所含的主要成分都是茴香油，能刺激胃肠神经血管，促进消化液分泌，同时也会使心跳加速、血压升高，而贫血者，由于长期的贫血，其循环系统有所影响，心脏功能代偿，食用后无疑会加重其症状。

丁香

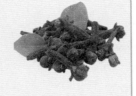

【Dingxiang】

《 慎吃丁香的原因

1.丁香是一种天然的香料，香气馥郁，味辛辣，即可作为食品调味也可入药。适当的食用能暖胃、温肾、去除口臭等，但是过多的食用，由于其独特的香味，容易恶心呕吐，不利于贫血患者的健康。

2.丁香性质温热，过多的食用容易上火，积热生燥，耗损阴液。而贫血者，其血液、津液多相对不足，食用后显然会加重该类症状。

饴糖

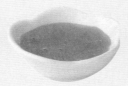

【Yitang】

《 慎吃饴糖的原因

1.饴糖是大家所熟知的麦芽糖，是甜食中的一种，过多的食用容易引起视神经炎。糖在人体内代谢需要消耗大量的维生素B_1，而维生素B_1的缺乏是导致视神经炎的最主要原因，故而影响视神经的正常功能，对贫血者健康不利。

2.再生障碍性贫血与痰湿体质有一定关系，也就是脾湿较重，而过多的食用糖类，会加重脾湿，对其不利。

猪油

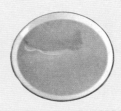

【Zhuyou】

《 慎吃猪油的原因

1.猪油的热量和胆固醇含量很高，过多的食用容易导致肥胖、高血脂、高血压等病症，会对心血管系统造成一定影响，而贫血者，长期的贫血，心脏功能会有所代偿，如此会进一步加大心脏泵血能力，严重者会出现心力衰竭。

2.猪油中脂肪酸含量高，而贫血者，其消化系统和泌尿系统功能都有所降低，食用后显然不利消化吸收。

羊油

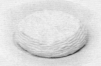

【Yangyou】

《 慎吃羊油的原因

1.羊油过多食用易滞湿酿痰，而再生障碍性贫血，从中医的角度来讲多数与体内的痰湿有关，而食用助湿生痰的食物，显然对其病情不利。

2.羊油的脂肪酸含量较高，而且饱和脂肪酸的含量略高于其他脂肪酸，过多的食用后容易导致动脉硬化，对贫血者来说极其不利。同时，外感不清、痰火内盛者也忌将羊油作药用。

鱼肝油

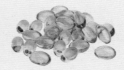

【Yuganyou】

《 慎吃鱼肝油的原因

1.鱼肝油多吃容易出现皮肤油光奇痒、头发脱落、胃肠消化功能低下等症状，而对贫血者健康不利。

2.慢性肾功能衰竭者不宜食用鱼肝油，而对于贫血患者而言，经过长期的贫血后，容易出现泌尿生殖系统的障碍，其肾脏功能有所降低，若长期大量的食用后会加重病情。同时，患有慢性肾功能衰竭、高钙血症、高磷血症伴肾性佝偻病的患者也禁用。

奶油

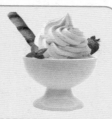

【Naiyou】

《 慎吃奶油的原因

1.有医学期刊报道过多的食用奶油，容易导致男性前列腺肿大，影响泌尿生殖功能。对贫血者而言，经过长期的贫血后，其本身的泌尿生殖系统会受到一定程度的影响，食用后显然会加重这一状况。

2.奶油含有多种饱和脂肪酸，而饱和脂肪酸是对血管有害的脂肪酸，对贫血者来说无益，反而会使病情加重。

鱼露

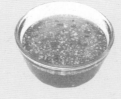

【Yulu】

《 慎吃鱼露的原因

1.经研究发现鱼露中含有多种亚硝胺类物质，有致癌性。对贫血患者来说，其本身体质较差，免疫力低下，长期食用后显然会增加其患病的风险。

2.鱼露的含钠量极高，每100克鱼露中含有9.35克的钠，长期食用，容易使血容量增加，加重心脏负担，对贫血者本身而言，循环系统较差，心脏代偿，长期食用后显然会加重病情。

麦乳精
【 Mairujing 】

《 慎吃麦乳精的原因

1.麦乳精是用牛奶、蛋粉、蔗糖、葡萄糖等成分调配的，营养丰富，但是和奶粉、牛奶比较还是会逊色，因为麦乳精主要包括可可粉、奶油、饴糖等成分，多数是人工添加的，长期的饮用会对健康不利。

2.麦乳精的含糖量较高，过多的食用糖类物质容易滞湿生痰，而医学发现再生障碍性贫血与中医的痰湿有关，饮用后显然对其病情不利。

蜂王浆
【 Fengwangjiang 】

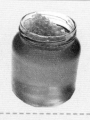

《 慎喝蜂王浆的原因

1.蜂王浆能改变雌激素水平，对男性而言，不宜长期食用，否则容易使乳腺发育，不利于男性特征。

2.体质虚弱的人不宜食用蜂王浆，否则虚不受补，容易出现肝阳亢盛、气阻热盛而引起五官出血，对贫血者而言，其体质虚弱，故不宜食用。

3.蜂王浆是高蛋白类食物，肾脏和肝功能不好的患者不宜食用，而贫血者一般会有此类现象，故不宜食用。

牛奶
【 Niunai 】

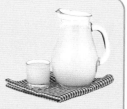

《 慎喝牛奶的原因

1.缺铁性贫血的患者不宜饮用牛奶，因为牛奶中的钙和磷能与亚铁离子结合成含铁的化合物，会减少人体对铁的吸收，故不宜饮用。

2.牛奶是寒性饮品，脾胃虚弱的患者不宜饮用，对贫血者本身而言，由于长期的贫血导致消化功能降低，其脾胃的功能也会受影响，过多饮用不但不能补身体，还能增加脾胃的附子弹，故不宜多饮，少量饮用还是可以的。

咖啡
【 Kafei 】

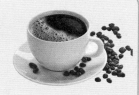

《 慎喝咖啡的原因

1.咖啡里的多酚类物质会和铁形成难以分解的盐类，抑制铁的吸收。对于贫血患者而言，非常不适合。如果想要喝饮料，最好能将咖啡改为橘子汁。

2.咖啡也并不是完全不能饮用，最重要是不能过量，过量了就是不贫血也会有问题的，关键是"量"的问题。同时，咖啡也不适宜长期饮用。

豆奶

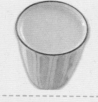

【Dounai】

《 慎喝豆奶的原因

1.豆奶中含有植物雌激素，长期食用会增加患乳腺癌的风险，对有乳腺癌家族史的人群来说不宜饮用，对贫血者而言，由于其免疫力低下，饮用后会大大增加其患病风险。

2.对贫血者来说也并不是不能饮用，适量的饮用有好处，但是在饮用时不能与鸡蛋、红糖、蜂蜜等同时饮用，否则会发生不良反应。

苦丁茶

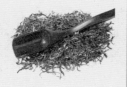

【Kudingcha】

《 慎喝苦丁茶的原因

1.苦丁茶是寒性茶类，对于手脚冰凉的寒性体质者不宜，对贫血者而言，由于其体内得不到足够的能量，常会出现面色苍白、手脚发凉等症状，饮用后会加重此类症状。

2.有研究发现，长期的饮用苦丁茶对男女的生殖系统不利，而贫血者经过长期的贫血后，对其生殖系统有所影响，饮用后无疑会加重病情。

红茶

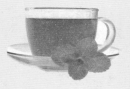

【Hongcha】

《 慎喝红茶的原因

1.茶类一般含有茶多酚等成分，具有提神醒脑的作用，但是对贫血者和失眠症患者来说，饮用红茶，反而会使病情加重，故不宜饮用。

2.红茶可以帮助胃肠消化、促进食欲，可利尿、消除水肿，并强壮心脏功能。红茶含有鞣酸成分，能影响体内的血液循环，对贫血者而言，其本身血液供应不足，营养不充分，饮用后无疑会使病情更为严重。

冰淇淋

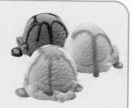

【Bingqilin】

《 慎吃冰淇淋的原因

1.冰淇淋是寒凉之物，脾胃虚寒的患者不宜，对贫血者来说，其消化腺的功能较低，相应的脾胃功能较差，故不宜食用。

2.冰淇淋多数是由人工奶油加工制作，能增加血液的黏稠度，促进动脉硬化。其中含有的反式脂肪酸会降低高密度脂蛋白胆固醇，同时升高低密度脂蛋白胆固醇，增加患冠心病、高血压、糖尿病的风险，还能降低记忆力，对贫血者不利，会加重病情。

冷饮
【Lengyin】

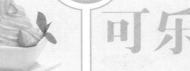

《 慎喝冷饮的原因

1.冷饮过量，轻则胃胀难受，重则引起消化不良或胃肠炎、腹泻等，对贫血患者而言，其体质较弱，不宜饮用过凉的饮品，而且长期的贫血其消化系统的功能较低，饮用后无疑会加重病情。

2.冷饮水分含量较多，过多的食用会加重肾脏负担，对贫血者来说，长期的贫血泌尿系统会受到影响，饮用后会加重病情，此外，慢性病患者不宜饮用冷饮。

可乐
【Kele】

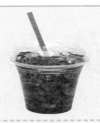

《 慎喝可乐的原因

1.经研究发现，长期的饮用可乐能破坏人体的正常细胞，损害人体健康，对贫血者而言，特别是溶血性贫血患者，其本身红细胞容易破裂，饮用后反而会使之更为严重。

2.可乐属于碳酸饮料，长期饮用此类饮料可损害牙齿，导致骨质疏松，还会导致脏腑功能紊乱，对体质虚弱的贫血患者而言极为不利。

巧克力
【Qiaokeli】

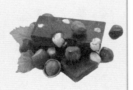

《 慎吃巧克力的原因

1.巧克力和奶酪、红酒一样含有酪胺，这是一种活性酸，过多的食用容易引起头痛。因为此类物质会导致机体产生能收缩血管的激素，而血管又在不停地扩张以抵抗这种收缩，从而出现头疼，会加重贫血者出现的头痛等病症。

2.巧克力是高热量食品，过多的食用会影响食欲，导致食欲不振，长期下去容易导致营养不良。对由缺乏营养素所致贫血的患者而言，不利病情的缓解。

白酒
【Baijiu】

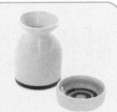

《 慎喝白酒的原因

1.白酒是热能饮品，能分解产生能量，但不含任何的营养素。如长期过多的饮用，不但影响其他营养素的吸收，导致食欲下降，而且还易损伤肠胃黏膜，而营养缺乏的贫血者，饮用白酒无疑会加重患者病情。

2.白酒所含的酒精，要经过肝脏代谢才能解毒经过肾脏排出，而贫血者本身消化系统、泌尿系统功能较弱，饮用后会使病情更加严重。

黄酒

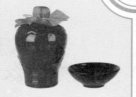

【Huangjiu】

≪ 慎喝黄酒的原因

1.黄酒是酒精类产品，但其酒精度数不如白酒高，若长期大量的饮用还是会对肝脏造成一定损伤，而贫血者本身消化功能及代谢功能较差，饮用后会使贫血者病情更为严重。

2.黄酒营养较为丰富，适当的饮用能有助于消化，还能舒筋活络，但是过多的饮用，则容易导致腹痛、腹胀、消化不良等，对贫血者健康不利。

葡萄酒

【Putaojiu】

≪ 慎喝葡萄酒的原因

1.葡萄酒虽说酒精成分不如其他酒类，但是过多的饮用同样会损伤肝脏，对健康不利，况且贫血者消化系统功能有所降低，饮用后会使病情更为严重。

2.适量饮用葡萄酒对贫血患者是有一定的好处的，因为葡萄酒可以保护心肌、维持心跳、镇静安神等，这些对贫血者来说有益。此外，对一般女性而言还能美容养颜。

碱性馒头

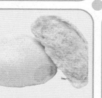

【Jianxingmantou】

≪ 慎吃碱性馒头的原因

1.馒头中淀粉含量较多，而淀粉可以转化为糖类，而供应能量，可以使血糖出现较大的波动，所以糖尿病及高血糖的患者不宜食用。对贫血者而言，长期的贫血可以导致机体内分泌紊乱，食用后会加重病情。

2.碱性馒头所用的原料是食用碱，可以使面团松软，适当的食用有助于消化，胃酸过多的可以食用碱性馒头，所以并不是绝对禁止食用。

麸皮

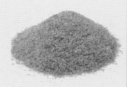

【Fupi】

≪ 慎吃麸皮的原因

1.麸皮含有可降低雌激素水平的有效成分，对中年女性而言可以降低乳腺癌的风险，但是对于发育期的人群而言，显然是不利的，对贫血者而言，经过长期的贫血后生殖系统有所影响，食用后会使其更为严重。

2.麸皮含有较高的纤维成分，适当的食用可以预防便秘、结肠癌等。若过多的食用，对贫血者来说，会影响其消化。

荞麦面
【 Qiaomaimian 】

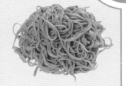

《 慎吃荞麦面的原因

1. 医学家说过："荞麦面酸，微寒，食之难消，久食动风，不可合黄鱼食。"故消化功能不强者不宜过多食用，对贫血者来说，消化功能较为低下，食用后显然会使得病情更为严重。

2. 荞麦面适当的食用可以消炎、化痰止咳等，适当的食用对患者有益，过多食用反而有害，所以要把握食用的量较为重要。

酒酿
【 Jiuniang 】

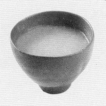

《 慎吃酒酿的原因

1. 酒酿是糯制食物，而糯米其性属腻滞，过多的食用，不利于消化吸收，易引起消化不良。而贫血者，其体质较弱，消化功能较低，出现消化不良后极易患病，而且症状会加重。

2. 酒酿不宜直接"生"食，否则会对肠胃产生过量的刺激。适当的食用酒酿可以益气生津、活血，对贫血者有一定好处，但是多则无益。

年糕
【 Niangao 】

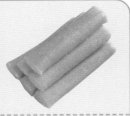

《 慎吃年糕的原因

1. 年糕在生产制作过程中有化学物添加滥用的现象，如漂白剂、防腐剂、杀菌抗氧化剂等，过多的食用含此类物质较多的年糕，显然对身体健康不利。而贫血者，身体状况不佳，过多食用无疑会加大其患病风险。

2. 年糕是一种糯制食品，其黏度较高，过多的食用对肠胃不利，不利于消化吸收。对于贫血患者而言，其自身的消化功能较差，所以不宜多食。

臭豆腐
【 Choudoufu 】

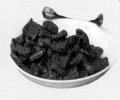

《 慎吃臭豆腐的原因

1. 豆腐发酵过程中会产生甲胺、腐胺、色胺等胺类物质以及硫化氢。它们具有一股特殊的臭味和很强的挥发性，多吃对健康并无益处。

2. 臭豆腐是发酵的豆制食品，发酵前期是用毛霉菌种，发酵后期易受其他细菌污染，其中还有致病菌，过多的食用容易引起胃肠道疾病。而贫血者抵抗力较差，易患病，患病后症状一般会加重，故不宜多食。

豆腐乳
【Doufuru】

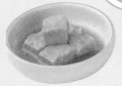

≪ 慎吃豆腐乳的原因

1.豆腐乳从制作上来看是经过发酵后的，容易被微生物污染，豆腐坯中的蛋白质氧化分解后产生含硫的化合物。对于贫血患者而言，多吃无益。

2.豆腐乳中含盐和嘌呤量普遍较高，所以高血压、心血管疾病、痛风、肾病等患者及消化道溃疡患者，宜少吃或不吃。对贫血者来说，其心脏和肾脏的功能都较差，过多食用显然会使病情更加严重。

薯片
【Shupian】

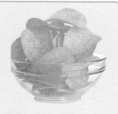

≪ 慎吃薯片的原因

1.薯片中油脂的含量极高，而油脂中的成分主要是反式脂肪酸，而其能增加血液的黏稠度，能增加低密度脂蛋白的含量，从而促进动脉粥样硬化的发生。而贫血者，心脏功能有所代偿，一旦血管堵塞后心脏负担会更加增大，严重者会出现心力衰竭，对其不利。

2.薯片的口味主要靠盐来调制，过多的盐分摄入会使血浆容量增加，血红蛋白浓度稀释，会增加贫血者的相关症状。

油饼
【Youbing】

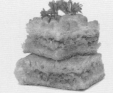

≪ 慎吃油饼的原因

1.油饼经过高温后，使食物和油脂中的维生素A、维生素B、维生素C、维生素E遭到破坏，降低了食品的营养价值。对因营养缺乏所致贫血者，食用后不利病情缓解。

2.经过油炸后会使食品表面变硬，有的还被烧焦，蛋白质的氨基酸烧焦后，会产生一种较强的致癌物质，而常吃这类有毒物质，有可能增加胃肠道癌症的发病概率，对其健康不利。

油条
【Youtiao】

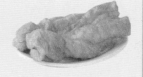

≪ 慎吃油条的原因

1.油条在制作时，需加入一定量的明矾，明矾是一种含铝的无机物。被摄入的铝虽然能经过肾脏排出一部分，但由于天天摄入而很难排净。超量的铝会毒害人的大脑及神经细胞，对贫血者而言，其泌尿系统功能有所损坏，过多食用显然会加重病情。

2.油条经过高温处理后，会产生丙烯酰胺，而其能导致癌症的发生，而贫血者体质较弱，过多食用会加大患病风险。

炸麻花
【 Zhamahua 】

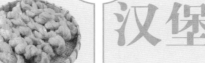

≪ 慎吃炸麻花的原因

1.炸麻花属于油炸食物，而油炸食品容易导致上火，而且热量比较高，容易燥热伤津，从中医角度讲，贫血和血虚症状类同，过多食用耗损阴液的食物，会加重贫血症状。

2.炸麻花在制作过程中一般都会加热到120摄氏度以上，这时会产生丙烯酰胺，丙烯酰胺属中等毒类，对眼睛和皮肤有一定的刺激作用，在体内蓄积会影响神经系统。对贫血患者不利。

汉堡
【 Hanbao 】

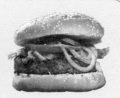

≪ 慎吃汉堡的原因

1.有研究报告显示，过多地食用汉堡，能提高哮喘症的发病概率，对贫血者而言，经过长期的贫血后，患者的呼吸系统会受损，会出现呼吸困难，过多食用显然会加重病情。

2.汉堡是高脂肪和高能量的食物，食用后不利于其他营养物质的吸收，会导致营养单一，对因营养缺乏所致贫血者，食用后，不利病情缓解。

方便面
【 Fangbianmian 】

≪ 慎吃方便面的原因

1.方便面是一种高热量、高脂肪、高碳水化合物的食物，若过多食用很容易引起肥胖和高血糖。此外，方便面在制作过程中大量使用棕榈油，其含有的饱和脂肪酸可加速动脉硬化的形成，这些严重损害人体健康。

2.方便面中含钠量极高，食用后可升高血压。此外，还含有添加剂和防腐剂，多食无益。

爆米花
【 Baomihua 】

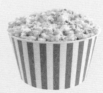

≪ 慎吃爆米花的原因

1.长期大量食用爆米花，容易造成肺部的损伤，易引起呼吸困难和哮喘，严重的甚至危及生命。而长期贫血的患者，会出现呼吸系统的障碍，食用此类食物，反而会加重病情。

2.爆米机的铁罐内涂有一层含铅的合金，当给爆米机加热时，其中的一部分铅就会变成铅蒸气进入爆米花中，铅就会随着爆米花进入人体，常吃爆米花极易发生慢性铅中毒，对健康无益。

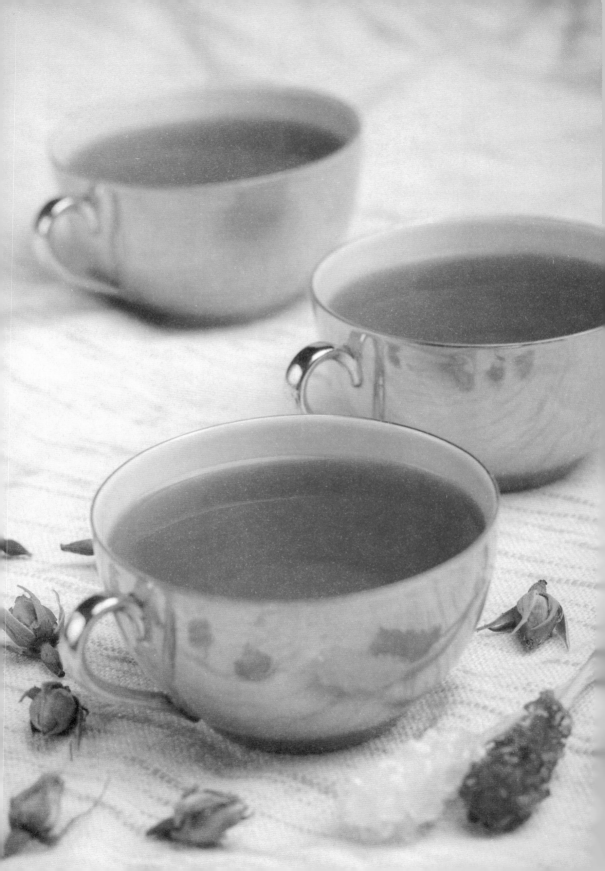

第四章

48道补血药茶

药茶是祖国传统医学中一个重要的组成部分。是指以含有茶或不含茶的药物，经过沸水浸泡取汁或加水煎煮取汁服用的制剂。药茶因其制法简单、服用方便而广受欢迎，在许多流传多年的古方基础上，其应用范围和材料选择也不断更新和充实，如今的适用范围遍及内、外、妇、儿、皮肤、五官、骨伤叽养生保健等各个方面。许多常用药茶和搭配，对于各种原因和体质引起的贫血、体虚及其他症状有很好的调理效果。

但饮用药茶过程中，应注意以下几点：①药茶的选择应依照病情与体质，辨证使用，不可盲目乱饮。②引用药茶需适量，要根据材料的常用量和自身情况适当调整，不宜过多，以免适得其反，对身体造成负担甚至损害。③滋补药茶应在饭前饮用，对肠胃有刺激性的应在饭后饮，有安神、助眠作用的应在睡前饮用等。④饮用药茶期间，要避免油腻、辛辣刺激的食物。不要搭配西药同时服用，或遵医嘱。本章介绍了48道有助于调理贫血的养生药茶，供读者参考选择。希望读者能从中受益，调理身体远离贫血困扰，保持健康、充满活力。

枸杞

桂圆

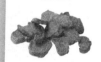

何首乌

当归

淮山

玫瑰花

薏米

百合

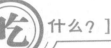

补血药茶 1 人参红枣茶 —————补气养血、增强体质—

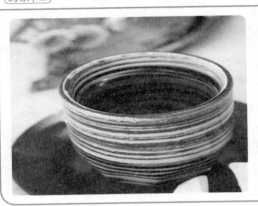

◎ **材料**　人参5克,红枣20克

◎ **制作**　①将人参用清水略微冲洗,红枣洗净后去核,从中间撕开。②将人参和红枣一起放入锅中,加入适量清水煮至红枣软烂。③倒入杯中,待稍凉时,代茶饮用即可。

◎ **功效**　本品能滋补气血,可调理气血亏虚所致的疲乏困倦、面色萎黄、免疫力下降等症状。

补血药茶 2 人参枸杞茶 —————益气补血、健脾益胃—

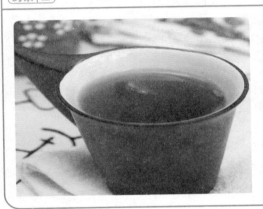

◎ **材料**　人参5克,枸杞5克,蜜枣3枚

◎ **制作**　将人参、枸杞、蜜枣洗净放入茶壶或带盖的水杯中,倒入沸水加盖浸泡5~10分钟,随饮随加水。

◎ **功效**　本品可大补元气、生津止渴、强心益肺、宁神益智。对气血亏虚所致的体虚多汗、心悸气短、贫血、神经衰弱、肢冷畏寒等症有较好的调理作用。

补血药茶 3 人参当归红枣茶 ————— 养精益血、安神益智—

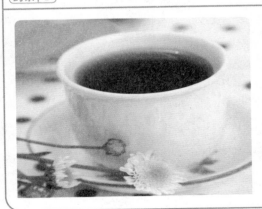

◎ **材料**　人参5克,当归10克,红枣3~5颗,红糖适量

◎ **制作**　①当归、红枣分别洗净,红枣切开去核。②将人参、当归、红枣、红糖放入杯中,倒入开水浸泡15分钟,即可饮用。

◎ **功效**　本品能益气生血、调经止痛,对气血亏虚、体虚欲脱、肢冷脉微、津伤口渴有良好疗效。

补血药茶 4 **人参枸杞桂圆茶** ———————— 补益心脾、养血安神———

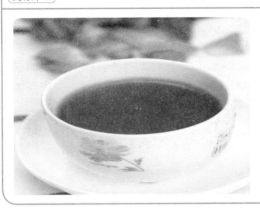

◎**材料** 人参5克,桂圆肉5克,枸杞5克,红枣10颗,红糖适量

◎**制作** ①红枣、枸杞、桂圆洗净后用凉水泡发1小时。②将泡发好的药材滤干水分,加入400毫升水,加入红糖,搅拌均匀。③将药材、糖水倒入汤锅中小火煲20分钟。④加入人参,滚2分钟即可饮用。

◎**功效** 本品能滋养血脉、清肝明目,可治疗贫血、失眠、神经衰弱等症。

补血药茶 5 **参茸枸杞茶** ———————— 补肾强腰、气血双补———

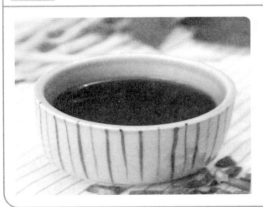

◎**材料** 人参3克,鹿茸1克,枸杞5克,熟地5克

◎**制作** ①鹿茸研末;人参、熟地、枸杞分别洗净,温水稍浸泡。②将人参、熟地同浸泡用的水倒入砂锅中,添适量清水煎煮10~15分钟。③滤取茶汤,加入枸杞、鹿茸粉搅匀即可饮用。

◎**功效** 本品可调理肾阳不足,精血亏虚所致的畏寒肢冷、不孕、头晕等症状。

补血药茶 6 **益气养血茶** ———————— 益气补血、强身健体———

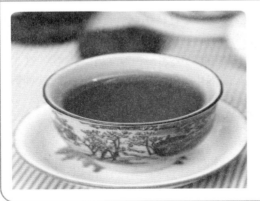

◎**材料** 人参4克,党参6克,熟地黄6克,当归5克,白芍3克

◎**制作** ①将党参、人参等各药材分别洗净,温水浸泡。②将药材和浸泡用的水一同倒入砂锅中,加适量清水煎煮15分钟。③滤取茶汤,待温度稍下降即可饮用。

◎**功效** 本品可滋补气血、强肾益精、强筋壮骨。适用于心肾阳虚、气血两亏、腰膝酸软、盗汗遗精、崩漏带下等症。

补血药茶 7 丹参白芍茶 ──────────补气养血、活血化瘀───

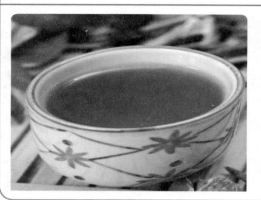

◎ **材料** 丹参5克，白芍3克，白芷3克

◎ **制作** ①丹参、白芍、白芷分别洗净，温水稍浸泡。②将药材同浸泡用的温水倒入砂锅中，煎煮10~15分钟，滤取茶汤即可饮用。

◎ **功效** 本品有滋阴、活血的功效，适于气血瘀滞、贫血、情志不畅、月经不调、乳房胀痛者饮用。

补血药茶 8 丹参首乌茶 ──────────清心除烦、活血止痛──

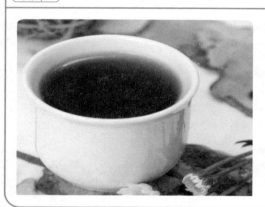

◎ **材料** 丹参5克，陈皮6克，赤芍5克，何首乌10克，红糖适量

◎ **制作** ①将各种药材洗净，清水稍浸泡。②将药材与浸泡的水一同倒入砂锅，添适量清水煎煮15分钟。③滤取药汁，加入红糖搅拌融化即可饮用。

◎ **功效** 本品滋补血气、养心安神、活血调经、乌须黑发，可辅助治疗贫血、心绞痛、须发早白等血虚证。孕妇不宜食用。

补血药茶 9 养血乌发茶 ──────────养心安神、活血调经──

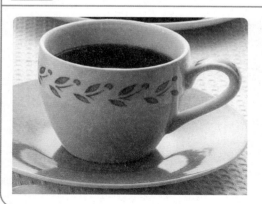

◎ **材料** 何首乌10克，丹参5克，红枣5颗

◎ **制作** ①何首乌、丹参、红枣分别洗净，红枣切开去核。②首乌、丹参、红枣放入砂锅中，加适量清水，煎煮15分钟。③滤取药汁即可饮用。

◎ **功效** 本品有补气和血、养心安神、活血调经、润发乌发等功效。可调理贫血、心绞痛、须发早白等血虚证。孕妇禁用。

补血药茶 10 首乌茶 —— 补益气血、养肝护肾

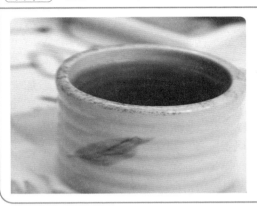

◎**材料** 制首乌、丹参、冰糖各适量

◎**制作** ①制首乌、丹参分别洗净，稍浸泡。②将制首乌、丹参放入锅中，添适量清水煎煮。③滤取汁液加冰糖搅拌融化，放至温热后即可饮用。

◎**功效** 本品可补益气血、养肝护肾，适于气血亏虚、头晕眼花、疲劳乏力、须发早白者饮用。

补血药茶 11 丹参安神茶 —— 滋阴和血、清热安神

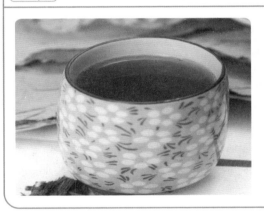

◎**材料** 丹参5克、生地黄10克、酸枣仁3克

◎**制作** ①生地、丹参、酸枣仁分别洗净，稍浸泡。②将生地、丹参、酸枣仁及浸泡用的温水倒入砂锅，加适量清水煎煮15分钟。③滤取茶汤，待温度稍降即可饮用。

◎**功效** 本品可滋阴清热、活血化瘀、养血安神，用于调理血虚引起的心悸、失眠、盗汗等症状。

补血药茶 12 党参茶 —— 健脾益肺、养血生津

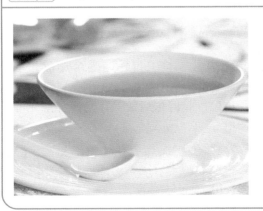

◎**材料** 党参10克

◎**制作** ①党参片用清水冲洗干净，用温水稍浸泡。②党参及浸泡的温水一同倒入砂锅中，大火煮沸后转小火煎煮15~20分钟。③用消毒后的干净纱布隔离药渣，滤取药汁早晚温服。

◎**功效** 本品有补脾益肺、生津养血的功效。可治疗妇产科贫血、功能性子宫出血。

补血药茶 13 党参红枣茶 ----- 生津养血、益气安神 -----

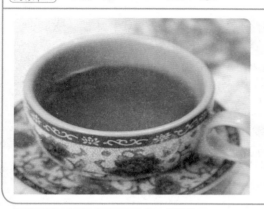

◎ **材料** 党参10克，红枣10克，黄芪10克，红糖适宜

◎ **制作** ①将党参、黄芪、红枣洗净放入砂锅中。②加适量水，猛火烧滚后加糖调味即可饮。

◎ **功效** 本品有补血益气生津的功效，可用于脾肺气虚，食少倦怠，咳嗽虚喘，气血不足，面色萎黄，心悸气短，津伤口渴，内热消渴。

补血药茶 14 党参熟地茶 ----- 补中益气、养血活血 -----

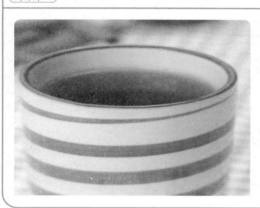

◎ **材料** 党参10克，熟地黄10克

◎ **制作** ①党参、熟地分别洗净，温水稍浸泡。②将党参、熟地连浸泡用的温水倒入砂锅中，添适量清水煎煮。③滤取茶汤即可饮用。

◎ **功效** 本品可补中益气、养血活血，可调理血虚所致的面色萎黄、头晕、心悸及气虚引起的疲劳、多汗、食少便溏等症。

补血药茶 15 玉竹洋参茶 ----- 滋阴润燥、益肺生津 -----

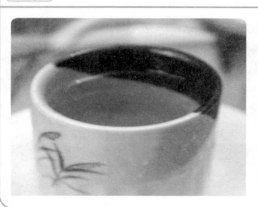

◎ **材料** 玉竹10克，西洋参3片，冰糖少许

◎ **制作** ①玉竹、西洋参分别洗净，温水稍浸泡。②将玉竹、西洋参和放入锅中，加适量清水煎煮10~15分钟。③滤取茶汤，待温度稍降低后放入冰糖搅拌融化即可饮用。

◎ **功效** 滋阴润燥、益肺生津，适于贫血、失血、咽干口渴、阴虚内热、烦躁疲倦者食用。

补血药茶 16 灵芝茶 ————————————润燥补虚、养心安神——

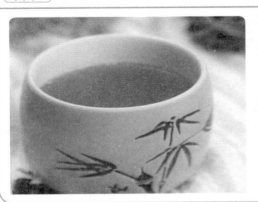

◎ **材料** 灵芝5克

◎ **制作** ①灵芝洗净、切片。②灵芝放入砂锅中，加适量清水煎煮15分钟，滤取药汁即可饮用。

◎ **功效** 本品可润燥补虚、养心安神，可调理虚劳咳喘、失眠、消化不良，具有保肝、养心、改善血液循环、提高免疫力、改善造血功能的作用。

补血药茶 17 灵芝养颜茶 ——————————补气安神、阴润燥——

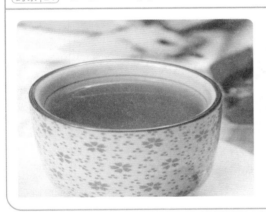

◎ **材料** 灵芝片10克，玉竹片10克，天冬10克

◎ **制作** ①将灵芝片用清水冲洗掉灰尘和杂质，撕碎、玉竹洗净、天冬洗净，放入砂锅中。②加适量水，猛火煮沸后加糖调味即可饮用。可加适量蜂蜜。

◎ **功效** 本品补气安神、滋阴润燥；可改善心肌缺血，预防贫血。

补血药茶 18 胶艾茶 ————————————温经散寒、滋阴补血——

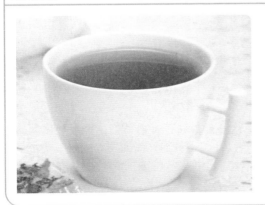

◎ **材料** 阿胶6克，艾叶6克

◎ **制作** ①将艾叶用清水稍微冲洗掉灰尘和杂质，放入砂锅中，加入500毫升水。在放入阿胶。②煮取300毫升左右，分三次服用。

◎ **功效** 本品具有养血安胎的功效，对治疗妊娠受伤、下血腹痛有一定的作用。

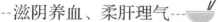

补血药茶 19 阿胶白芍当归茶 —————— 滋阴养血、柔肝理气

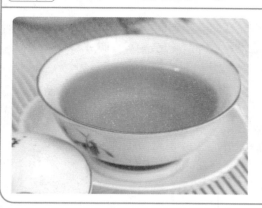

◎ **材料** 炒白芍10克，当归5克，阿胶5克

◎ **制作** ①白芍、当归分别洗净，温水稍浸泡；阿胶打碎。②白芍、当归同浸泡用的水倒入砂锅，煎煮10~15分钟，滤取茶汤倒入大碗中。③将阿胶倒入茶汤中，隔水加热并不停搅拌，直到完全融化即可食用。

◎ **功效** 本品可滋阴、养血、活血、柔肝，可调理血虚所致的崩漏不止、面色无华、心慌气短、疲乏无力等症。

补血药茶 20 熟地当归茶 —————— 益气养血、健脾益气

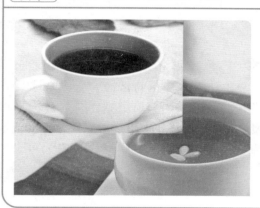

◎ **材料** 人参3克，熟地黄（酒拌）15克，白术10克，当归（酒拌）15克，红枣5枚

◎ **制作** ①将人参、熟地黄、白术、当归、红枣分别洗净，放入砂锅中。②加清水适量，煎至八分，饭前服用。

◎ **功效** 本品有益气补血的功效，常用于病后体虚、各种慢性病、妇女月经不调、贫血等属气血两虚证。

补血药茶 21 补血活血茶 —————— 活血补血、调经化瘀

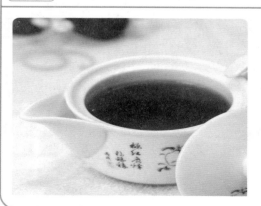

◎ **材料** 当归、熟地黄各10克，白芍、川芎各5克

◎ **制作** ①各位药材分别洗净，放入砂锅中。②适量清水煎煮15分钟，滤取药汁，空腹时趁热饮用。

◎ **功效** 本品有补血活血、调经、化瘀的功效，可调理贫血、高血压、血痢、痔疮、产后虚弱、崩漏、带下等症。孕妇慎用。

补血药茶 22 熟地首乌茶 -------- 补血滋阴、填精益髓 ----

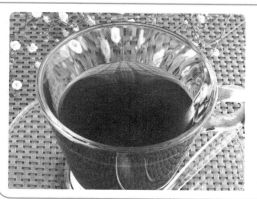

◎**材料** 熟地黄15克，菟丝子10克，何首乌5克，枸杞5克

◎**制作** ①枸杞、熟地、何首乌洗净放入砂锅中。②菟丝子用纱布包密，稍冲洗。③把药材加入砂锅内，加水600毫升。④中火煮滚后改用小火煮10分钟，加红糖适量，即可饮用。

◎**功效** 本品益补精血、填精益髓，可治疗肝肾精血亏虚的腰膝酸软、须发早白。

补血药茶 23 当归补血茶 ------------ 养血生津、调经止血 ----

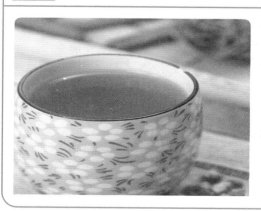

◎**材料** 黄芪30克，当归6克

◎**制作** ①将黄芪、当归分别用清水冲洗，放入砂锅中。②加入1000毫升清水，用大火煮沸，慢转火煎煮至500毫升，去滓，空腹时温服。

◎**功效** 本品益气补血，适用于多种原因所致之贫血等血液系统疾病、心脑血管系统及其肿瘤等疾病。

补血药茶 24 补血调经茶 ------------ 活血调经、祛风止痛 ----

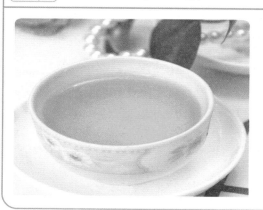

◎**材料** 当归片15克，川芎5克，益母草20克

◎**制作** ①先将当归片、川芎、益母草分别洗净，放入锅中添适量清水煮10~15分钟，取汁趁热饮用，一天一次，连服五天以上。

◎**功效** 本品补血调经、缓解疼痛，可治疗经期或者经前经后出现腹部出现疼痛，经血少或者不顺。孕妇慎用。

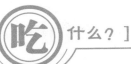

补血药茶 25　薏仁红枣茶 —————健脾除湿、养血安神———

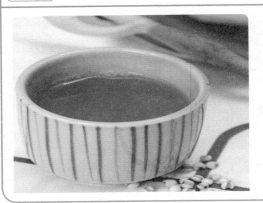

◎ **材料**　薏苡仁20克、红枣5颗

◎ **制作**　①薏苡仁洗净，稍浸泡；红枣洗净，切开去核。②将薏仁、红枣放入砂锅中，加适量清水煮沸，改小火煮15~20分钟。③待稍凉时，饮汤食薏仁、红枣。

◎ **功效**　本品有健脾除湿、养血安神的功效，适于调理阴虚燥热、心烦失眠、贫血、面色暗黄、肠燥便秘等症。孕妇慎用。

补血药茶 26　滋阴百合茶 —————清热生津、凉血活血———

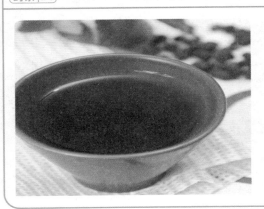

◎ **材料**　百合20克，生地黄10克，红糖适量

◎ **制作**　①把百合、生地分别洗净，稍浸泡。②百合、生地放入砂锅中，加适量清水煎煮，10~15分钟。③取汁弃渣，待稍凉后加适量红糖即可饮用。

◎ **功效**　本品有补血活血、清心养神、养阴润肺、的功效，可调理贫血、虚烦惊悸、失眠多梦等症。

补血药茶 27　麦芽山楂饮 —————行气消食、健脾开胃———

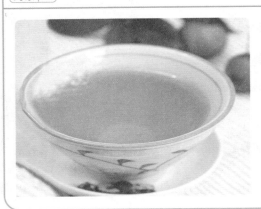

◎ **材料**　麦芽10克，山楂3克，红糖适量

◎ **制作**　①将麦芽、山楂分别洗去浮灰。②麦芽、山楂放入砂锅中，加适量清水煎煮15分钟。③取汁弃渣，加入红糖搅拌均匀即可饮用。

◎ **功效**　本品可消食导滞、健脾开胃。调理消化不良、脘腹胀满、嗳气、反酸、食后腹胀甚至呕吐等症。

补血药茶 28 ## 玫瑰蜜茶 ----------- 益气生血、美容润肤---

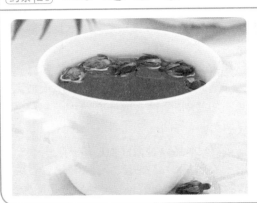

◎ **材料** 玫瑰花5朵、蜂蜜适量

◎ **制作** ①将玫瑰花用清水稍微冲洗一下，置于茶壶内，加300毫升沸水冲泡5~10分钟。②待花苞泡开后加入适量蜂蜜，搅拌均匀即可。

◎ **功效** 本品具有活血养颜，益气养血的功效，适宜皮肤粗糙、贫血患者、体质虚弱者饮用。

补血药茶 29 ## 玫瑰枸杞枣茶 ----------- 益气行血、滋补肝肾---

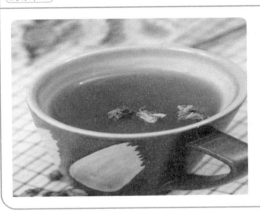

◎ **材料** 玫瑰花5朵、枸杞10克、红枣5枚

◎ **制作** ①将枸杞、红枣洗净。②将玫瑰花、红枣、枸杞一起放入茶壶内，加开水300毫升。③待泡开后可加红糖或蜂蜜调味，即泡即饮。

◎ **功效** 本品益气行血、缓解疲劳、止痛，适于调理妇女月经过多或赤白带下、肠炎、下痢、下消化道出血等症。

补血药茶 30 ## 川芎调经茶 ----------- 理气开郁、活血止痛---

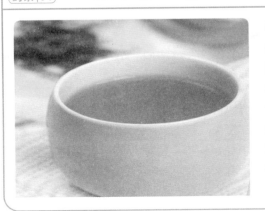

◎ **材料** 川芎6克、白芍3克

◎ **制作** ①将川芎、白芍分别用清水洗净，放入带有盖子的水杯中，倒入适量沸水冲泡。②加盖闷15分钟后，分2或3次温饮即可。

◎ **功效** 本品具有理气开郁，活血止痛的功效，适用于瘀血性贫血、痛经、产后郁怒引起的胁腹胀痛。孕妇慎用。

补血药茶 31 洛神花玫瑰茶 --------- 疏肝和血、解热解郁 ---

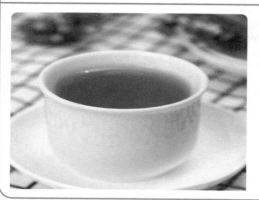

◎ **材料** 洛神花2朵，玫瑰花8朵，蜂蜜适量

◎ **制作** ①将洛神花洗去浮灰放入砂锅中，加适量清水煎煮10分钟。②熄火放入玫瑰，加盖闷5分钟。取汁弃渣加适量蜂蜜搅拌均匀即可引用。

◎ **功效** 本品可补血活血、解热、开胃，可用于心脏病、高血压、动脉硬化、贫血患者的日常调理。

补血药茶 32 养颜补血茶 -------- 滋补肝肾、益气养血 ---

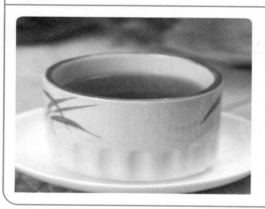

◎ **材料** 枸杞10克、桑葚10克、当归6克

◎ **制作** ①枸杞、桑葚、当归分别洗净，稍浸泡。②将所有一起放入砂锅内，加水煮沸。③煮沸后改用小火煮15分钟，饮时可加红糖或蜂蜜调味。

◎ **功效** 本品可滋补肝肾，益气养血。适用于生血不足所致腰膝酸痛、眩晕耳鸣等症者，也适用于妇女血虚引起的面色苍白或萎黄、月经不调、痛经、经量过多者。

补血药茶 33 葡萄红枣茶 -------- 滋阴养血、益气补血 ---

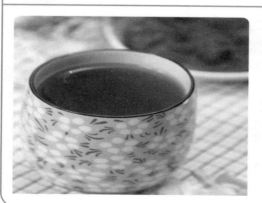

◎ **材料** 红葡萄5粒，红枣3枚

◎ **制作** ①将红葡萄洗净备用，红枣洗净后对半切开，去子备用。②将葡萄、红枣放入杯中，倒入沸水冲泡，加盖闷5分钟即可饮用。

◎ **功效** 本品可益气补血，滋阴养血。适用于气短乏力、咳嗽气喘、头晕眼花、须发早白、食少便溏等。

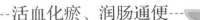

补血药茶 34 桃仁红花茶 —————— 活血化瘀、润肠通便

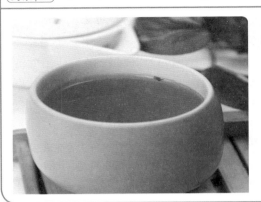

◎ **材料** 桃仁5克，红花5克，冰糖少许

◎ **制作** ①红花装入纱布袋，扎紧袋口；桃仁洗净。②将桃仁放入砂锅，加适量清水煎煮15分钟，放入红花再煮10分钟。③将茶汤倒入杯中，加少许冰糖搅拌融化即可饮用。

◎ **功效** 本品可活血化瘀，对贫血、肠燥便秘有条理作用。孕妇慎用。

补血药茶 35 红花蜂蜜茶 —————— 活血通经、祛瘀止痛

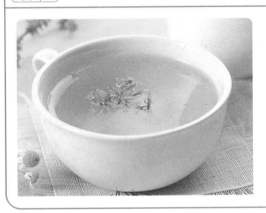

◎ **材料** 草红花5克，蜂蜜适量

◎ **制作** ①红花装入纱布袋，扎紧袋口，放入壶中，以沸水冲泡5分钟左右。②取出纱布袋，待茶汤稍凉后放入蜂蜜，搅拌均匀即可饮用。③红花可反复冲泡2或3次。

◎ **功效** 本品可活血通经、祛瘀止痛，适于贫血、气血瘀滞者饮用。孕妇慎用。

补血药茶 36 红花白菊茶 —————— 清热明目、活血通络

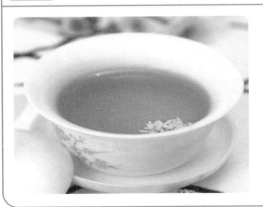

◎ **材料** 红花5克，杭白菊5克

◎ **制作** ①杭白菊稍冲洗。②将红花、菊花放入茶壶中，加适量沸水冲泡5分钟。③待花瓣舒展、有效物质充分溶出后，滤取茶汤即可饮用。

◎ **功效** 本品可清热明目、活血通络。适于心烦燥热、目赤肿痛、月经不调者饮用。孕妇慎用。

补血药茶 37 玫瑰调经茶 ---------- 理气补血、活血散瘀 ----

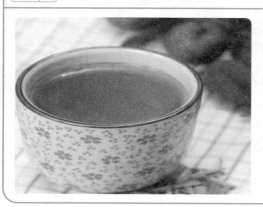

◎**材料** 玫瑰花8朵，益母草10克，红糖适量

◎**制作** ①益母草洗净，放入锅中，煮沸后煎煮10~15分钟。②将玫瑰花放入锅中，再煮5分钟。③倒入杯中，加适量红糖搅拌融化，放至温热后即可饮用。

◎**功效** 本品具有理气补血、活血散瘀的功效，适于贫血、面色黯淡、月经不调、痛经者饮用。

补血药茶 38 陈皮姜茶 ---------- 理气和中、健脾暖胃 ----

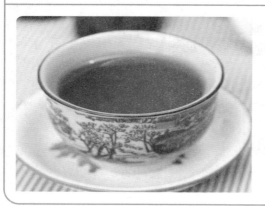

◎**材料** 陈皮10克，姜5克

◎**制作** ①陈皮洗净，温水浸软、切丝；姜切丝。②将陈皮、姜丝放入壶中，倒入沸水浸泡5~10分钟，稍凉后即可饮用。

◎**功效** 理气和中、暖胃、消积滞。适于脾胃虚寒、消化不良、食后腹胀、气血不足者饮用。

补血药茶 39 藏红花茶 ---------- 活血化瘀、解郁安神 ----

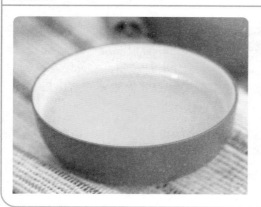

◎**材料** 藏红花5~10根

◎**制作** 藏红花放入杯中，倒入沸水冲泡，加盖闷5分钟左右，即可饮用。

◎**功效** 本品具有活血化瘀，凉血解毒，解郁安神的功效。适用于调理气血亏虚、气滞血瘀、神经衰弱、月经不调等症患者饮用，但由于红花活血功效很强，所以孕妇禁用。

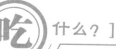

补血药茶40 清热活血茶 ————清热明目、养血活血

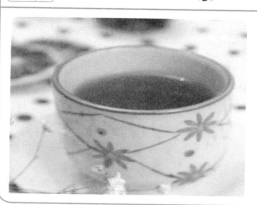

◎**材料** 金银花、生地适量

◎**制作** ①生地洗净、温水稍浸泡；金银花洗净。②将生地及浸泡的温水倒入锅中，添适量清水煎煮10分钟，关火。③放入金银花，加盖焖5分钟，滤取汁液即可饮用。

◎**功效** 本品可清热明目、养血活血，适于气血瘀滞、心烦失眠、风热感冒者饮用。

补血药茶41 金银花饮 ————消食化积、清热开胃

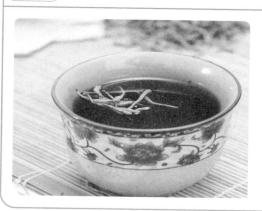

◎**材料** 金银花10克，山楂10克，蜂蜜适量

◎**制作** ①金银花、山楂分别洗净，放入砂锅，加适量清水煮沸。②煎煮5分钟后倒出茶汤，添适量水再煎一次，取汁弃渣。③将两次所得茶汤合并，待温度稍降后，加入蜂蜜搅拌均匀即可饮用。

◎**功效** 本品可消食化积、清热解毒，适于适于不振、食后腹胀、消化不良、体虚贫血者饮用。

补血药茶42 山楂益母草茶 ————健脾开胃、活血调经

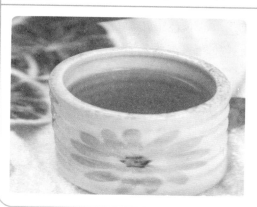

◎**材料** 山楂15克，益母草10克，当归5克

◎**制作** ①将山楂、益母草、当归分别用清水冲洗干净。②将当归、益母草、当归放入锅中，加适量清水煎煮。③滤取汤汁即可饮用。

◎**功效** 本品用于气血瘀滞、新血不生所致的贫血，产后血瘀腹痛、恶露不尽。

补血药茶 43 健脾补血茶 ----------- 健脾和胃、滋阴补血---

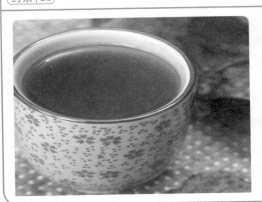

◎ **材料** 淮山10克，枸杞10克，红枣5颗

◎ **制作** ①淮山、枸杞、红枣分别洗净，红枣切开、去核。②将淮山、枸杞、红枣放入锅中，加水煎煮。③滤取茶汤，放至温热后即可饮用。

◎ **功效** 本品具有健脾和胃、滋阴补血的功效，贫血、脾胃虚弱、消化不良等症患者可常常饮用，有一定的调理功效。

补血药茶 44 滋阴明目茶 ----------- 滋阴养血、清热明目---

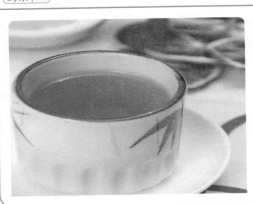

◎ **材料** 枸杞、白菊适量

◎ **制作** ①将枸杞、白菊分别用用清水洗去浮灰。②枸杞、白菊放入茶壶中，倒入适量沸水，加盖闷5分钟，倒入茶杯中即可饮用。

◎ **功效** 本品具有清热明目、滋阴养血的功效，适合心烦、易怒、睡眠不安、燥热、月经不调、贫血者饮用。

补血药茶 45 益气补血茶 ----------- 益气补血、止汗调经---

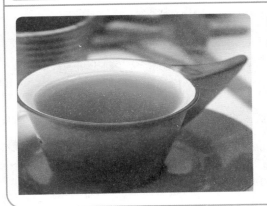

◎ **材料** 黄芪10克，红枣10克

◎ **制作** ①黄芪洗净，红枣洗净、切开去核。②将黄芪、红枣放入壶中，倒入适量沸水冲泡，加盖焖5~10分钟。③饮用茶汤并吃红枣。

◎ **功效** 本品具有补气、补血的功效，适于气血亏虚、面色黯淡、疲劳乏力、心悸、失眠多梦、多汗、遗精、带下、月经不调者饮用。

补血药茶 46 黄芪枸杞茶 —————— 滋补肝肾、益气养血

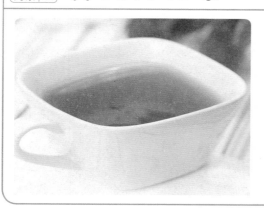

◎ **材料** 黄芪10克，枸杞10克

◎ **制作** ①黄芪洗净，温水浸泡；枸杞洗净。②将黄芪及浸泡用的温水一同倒入砂锅，煎煮10~15分钟，滤取汁液倒入有盖的杯子中。③放入枸杞，加盖焖3~5分钟，饮茶同时吃掉枸杞即可。

◎ **功效** 本品可滋补肝肾、益气养血，适于调理肝肾亏虚、多汗自汗、面色不佳、心悸、失眠、多汗等症。

补血药茶 47 黄芪当归枣茶 —————— 补气养血、活血调经

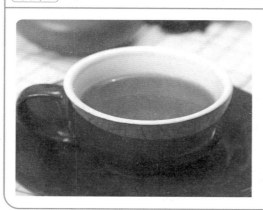

◎ **材料** 黄芪10克，当归5克，红枣2枚

◎ **制作** ①黄芪、当归分别洗净，温水稍浸泡；红枣洗净，切开去核。②将黄芪、当归、红枣放入砂锅中，添适量清水煎煮10~15分钟。滤取茶汤即可饮用。

◎ **功效** 本品可补气养血、活血调经，适于气血两虚、疲乏无力、面色黯淡、心悸、失眠、免疫力低下、月经不调者饮用。

补血药茶 48 红枣淮山桂圆茶 —————— 补益心脾、养血安神

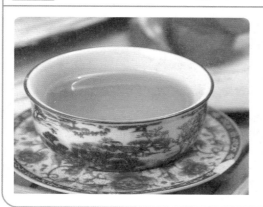

◎ **材料** 淮山10克，龙眼肉10克，红枣5颗

◎ **制作** ①淮山、红枣、龙眼肉分别洗净，红枣切开去核。②将淮山、红枣、龙眼肉放入砂锅中，添适量清水煎煮10~15分钟，滤取茶汤即可饮用。

◎ **功效** 本品有补心脾、益气血的功效，适于调理气血不足所致的面色萎黄或苍白、倦怠乏力、心悸、失眠、自汗等症。

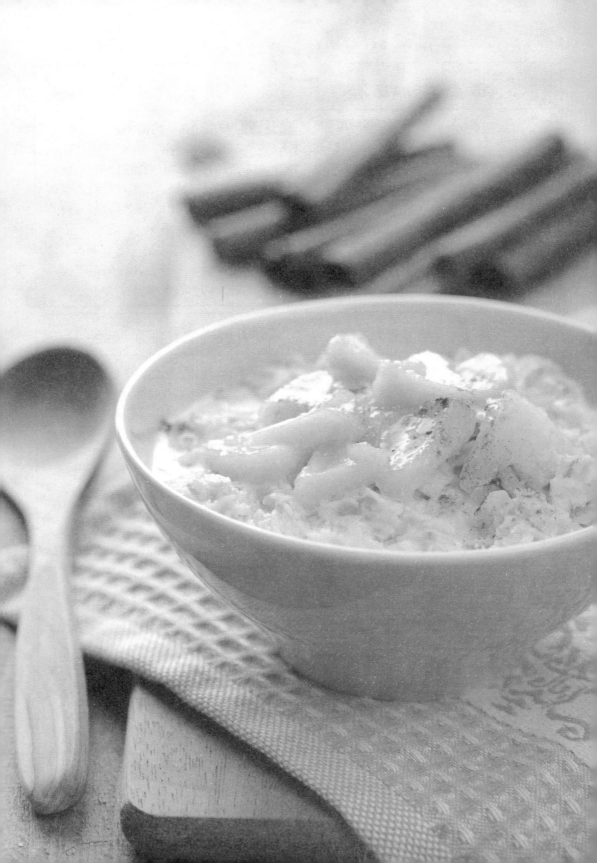

第五章

特殊人群贫血吃什么？

黑芝麻

胡萝卜

小米

菠菜

百合

贫血对于不同人群的危害都是因人而异的，但有效防治贫血却是统一的目标。贫血对于身体的各个部位，均存在着不同程度的影响。贫血的轻重也决定了其对其他部位影响程度的轻重。所以防治贫血应该要从小抓起，更正错误的饮食方式及习惯，听取正确的中西医建议，会让你获益一生。

本章节就从婴幼儿缺铁性贫血、青春期少女营养性贫血、妊娠期妇女预防贫血、老年性贫血四个不同人群进行详细分析，不仅会让你对不同人群贫血的最基本了解，还可以找到相应的有效对策，让患者以及患者身边的亲戚朋友及时进行防治贫血，而本章节就是你不可忽略的知识。所有容易贫血的人群中，不仅仅是女性朋友，还有其他易患人群，一定要积极预防和治疗贫血，减少贫血对人体的危害。

玉米

猪蹄

红枣

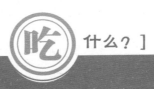

婴幼儿缺铁性贫血的饮食建议

【**发病概率**】婴幼儿缺铁性贫血的患病率为30％～45％。

【**病程**】一般病程是1～3个月。

【**饮食建议**】①多给婴幼儿喂食富含铁的食物，如动物的心、肝、肾、血以及牛肉、鸡蛋黄、菠菜、豆制品、黑木耳、红枣等，并纠正偏食习惯。②提倡母乳喂养，因母乳中含铁量比牛奶高，且易吸收。③注意及时添加辅助食品。如3～4个月的婴儿，可给蛋黄1/4个，以后逐渐增加到1个，5～6个月加蔬菜泥，7个月后可加肉末、肝泥。④在医生指导下服用铁制剂。婴儿最好在两餐之间服，以利于吸收，同时避免与牛奶钙片同时服用，也不要用茶喂服，以免影响铁的吸收。铁制剂用量应遵医嘱，用量过大，可出现中毒现象。

【**饮食误区**】患有缺铁性贫血的婴幼儿不宜大量喝牛奶，很多父母除了补充肉类、鱼类等高蛋白食物外，还会想方设法地让宝宝大量喝牛奶，以期血色素水平能够尽快正常。这种方法是不妥的，甚至是有害的。因为牛奶中的含磷量较高，大量饮用会在肠道直接影响铁的吸收。

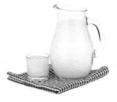

【**特别提示**】婴幼儿出现以下症状需立刻就医：①宝宝稍一活动就气促。②出现烦躁、爱哭闹、食欲下降、消化不良(出现腹泻)、呼吸加快及脉搏加快等症状。③容易感染，如反复上呼吸道感染。

【**西医建议**】足月儿从4～6个月开始（不晚于6个月），早产婴及低体重儿从3个月开始。最简单的方法即在奶方中或辅食中加硫酸亚铁。对母乳喂养儿每日加1～2次含铁谷类。还可根据医嘱交替使用硫酸亚铁滴剂，但要小心避免发生铁中毒。

【**中医建议**】婴幼儿期贫血有一部分是由于缺乏造血必要的物质引起，主要的是缺铁性贫血。无论牛奶还是母乳含铁量都不足，牛奶比母乳更少。长期吃牛奶而没能及时加辅食或加的量不足均可造成贫血。药补不如食补，推荐一个补血的食疗法：红枣木耳汤：黑木耳15克，红枣15枚，温水泡发洗净。放入小碗，加水和冰糖适量，隔水蒸1小时后食用。

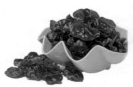

补血食谱 1 猪肝瘦肉粥 —————— 健脾益气、补血养肝 ——

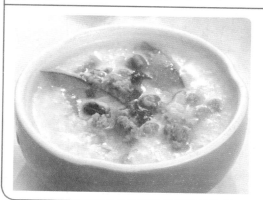

◎ **原料** 鲜猪肝50克，鲜瘦猪肉50克，大米50克，盐少许

◎ **做法** ①将猪肝、瘦肉洗净，剁碎，加油、盐适合量拌匀。②将大米洗干净，放火锅中，加清水适量。③煮至粥将熟时加入拌好的猪肝、瘦肉再煮至肉熟即可。

◎ **专家点评** 本品适于缺铁性贫血、佝偻病及夜育症等。

补血食谱 2 菠菜猪肝粥 ————— 健脾补血、补肝润肠 ——

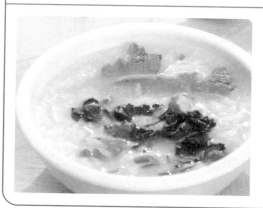

◎ **原料** 鲜菠菜200克，猪肝100克，大米50克，盐3克，鸡精1克，葱花少许

◎ **做法** ①菠菜洗净切碎；猪肝洗净切片；大米淘净浸泡。②大米下入锅中，加适量清水，旺火烧沸，转中火熬至米粒散开。③下猪肝慢熬成粥，最后下菠菜拌匀，调入盐、鸡精调味，撒上葱花即可。

◎ **专家点评** 本品适于缺铁性贫血症状较轻者。

补血食谱 3 芝麻牛奶粥 ————— 养血补血、润肠通便 ——

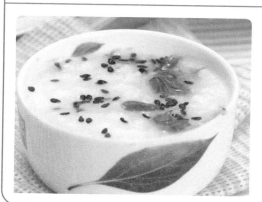

◎ **原料** 黑芝麻、纯牛奶，枸杞10克，大米80克，白糖适量

◎ **做法** ①将大米洗净，放进锅中，加适量水，煮至米粒开花。②加上牛奶、芝麻和枸杞，用小火煮至浓稠状。③再加入白糖调味即可。

◎ **专家点评** 本品适于缺铁性贫血，腹泻者慎用。

青春期少女营养性贫血的饮食建议

【发病概率】青春期少女营养性贫血的发病率是10%～20%。

【病程】一般病程是3～6个月。

【饮食建议】①饮食上需要多摄入高铁和蛋白的食物，一般的动物的肝肾和肉类含铁量高也比较容易吸收，其次是多吃一些黑色食物，如黑芝麻、黑木耳。②青春期少女营养性贫血要注意科学三餐。早餐能摄入足够的高热量优质蛋白，如豆浆、鸡蛋、牛奶等；中餐能从菜肴中广泛摄取各种营养素；而晚餐就要少吃一些脂肪多的食物和甜食，以防消化不良的肥胖等。③日常生活中食物要多样化，做到不偏食、不挑食，尽量做到粗粮和细粮，动物性食品和植物性食品搭配食用。④青春期的少女不能多喝咖啡、茶以及吸烟、喝酒，这些饮食上不良的行为都会造成贫血，也不利于铁的吸收。⑤患有营养性贫血的青春期少女宜多吃蔬菜水果。

【饮食误区】很多的人都会认为最直接的补血方法就是多吃一些肉食或是吃一些昂贵的滋补品，但往往都会忘了水果对于贫血的重要性。平时可以多吃一些新鲜的蔬菜和水果，因为蔬果里富含着维生素、柠檬酸及苹果酸，这些物质不仅有利于铁的吸收，也可以促进胃肠道的蠕动，从而增进食欲。

【特别提示】青春期少女营养不良性贫血应该注意：①因为营养不良性贫血导致的冠心病、心绞痛、心律失常并非少见，因此一定要及时就医。②青春期少女因为营养性不良贫血会导致免疫力低下，所以应该要注意日常生活的细节，如注意保暖、饮食均衡等。

【西医建议】营养性贫血的西医治疗方法主要就是要去除病因和补充铁剂。尤其要注意青春期少女月经时期。建议补充口服铁剂，同时口服维生素C也可以促进铁的吸收。对于重症贫血并发心脏功能不全或是明显感染者，可给予输血。

【中医建议】青春期少女在这个阶段中发育会比较旺盛，每天都要通过补充足够的能量以满足自身的运动消耗。但很多少女在饮食方面挑食或是偏食，还有的为了保持面条身体不吃肉类甚至节食，这样子的行为是万万不可取的。中医有药食同源，推荐一个补血方：黑豆红枣乌鸡汤：将25克黑豆洗净，泡发；半只乌鸡洗净，斩件，放进锅中，加上黑豆和适量的红枣一起熬成汤，加盐即可食用。

[特殊人群贫血 **吃** 什么？]

补血食谱 1 四物乌鸡汤 ——————— 补血养颜，滋补强身 ———

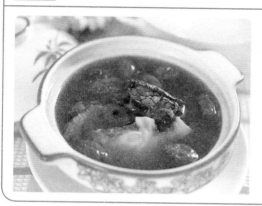

◎ **原料** 熟地15克，当归10克，川芎5克，白芍10克，红枣8枚，乌骨鸡腿1只，盐2小匙

◎ **做法** ①鸡腿洗净剁块，放入沸水中汆烫，捞起冲净；所有药材洗净。②鸡肉和所有药材一起盛入锅中，加7碗水以大火煮开，转小火续煮30分钟。③熄火加盐调味即可。

◎ **专家点评** 本品适于营养不良性贫血、月经不调、体虚等的患者食用。

补血食谱 2 百合猪蹄汤 ——————— 滋阴安眠，养血驻颜 ———

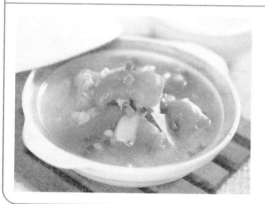

◎ **原料** 百合100克，猪蹄1只，料酒、盐、味精、葱段、姜片各适量

◎ **做法** ①猪蹄洗净，斩成件；百合洗净。②将猪蹄块下入沸水中汆去血水。③将猪蹄、百合入锅，加适量水，大火煮1小时后，加入调味料略煮即可。

◎ **专家点评** 本品适于营养不良性贫血、失眠、体虚等的患者食用。

补血食谱 3 板栗土鸡汤 ——————— 益气补肾，强壮肌体 ———

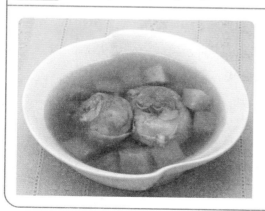

◎ **原料** 土鸡1只，板栗200克，姜片10克，红枣10克，盐5克，味精2克，鸡精2克

◎ **做法** ①将土鸡宰杀洗净，切件备用；板栗剥壳，去皮备用。②锅上火，加入适量清水，烧沸，放入鸡件、板栗，滤去血水，备用。③将鸡、板栗转入炖盅里，放入姜片、红枣，置小火上炖熟，调入调味料即可。

◎ **专家点评** 本品适于营养不良性贫血。

妊娠期妇女预防贫血的饮食建议

【发病概率】妊娠期妇女贫血的发病率是30%~40%。

【病程】一般病程是4个月至1年。

【饮食建议】①女性本来就很容易出现缺铁性贫血，在孕期中由于需要量增加，因此这种症状就会更容易出现。这个时候就要多注意选择含铁丰富的食物，如：瘦肉、鱼类、动物血制品，以及大豆类等。多吃蔬菜水果，补充维生素C促进铁的吸收。②预防妊娠期贫血，必须要避免刺激性食物，如：咖啡、浓茶、辣椒，另外还不能吸烟，远离二手烟。③妊娠期女性在补铁的过程中一定要科学，切忌盲目。在饮食中除了补铁，还要注意补充蛋白质，因为蛋白质的生成不仅需要铁，怀孕初期症状也需要蛋白质，只有补充足量的蛋白质才能提高补贴的效果。

【饮食误区】预防妊娠期贫血不宜盲目进补。不要以为在预防妊娠期妇女贫血就可以随便进补，在市场上就随意买一些补品就来补身体。其实，按照对妇科知识的分析，有的营养品也是不适宜在孕期服用的，如果服用的话，会导致不好的后果。因此在孕期服用各种营养品时，无论是食疗还是药补，都需要在医生和营养师的指导下食用。

【特别提示】预防和治疗妊娠期妇女贫血应该要注意：①一旦被确诊为妊娠期营养不良性贫血，就要及时定制治疗计划，给予叶酸、维生素B_{12}和铁剂。②孕妇在贫血的时候会出现头晕、耳鸣、四肢乏力、心慌等症状，机体抵抗力下降，易出现感染，一旦有这些情况，一定要及时到医院进行治疗。

【西医建议】妊娠期间应该要定期检查血红蛋白和红细胞计数，及时发现和治疗贫血，这对于孩子和母体的健康都是至关重要的。必要时补充铁剂、叶酸、维生素B_{12}等。除此之外还应该及时检查，发现并治疗能引起贫血的各种疾病。

【中医建议】有些妇女在妊娠前并无贫血病史，但在妊娠期间就出现了贫血现象，中医称为是妊娠期贫血。及早发现与纠正妊娠贫血是保护母婴健康的重要措施。一般来说，妊娠期妇女不能随便吃药，因此妊娠贫血以食补为佳。推荐一个补血方，四红粥：将50克糯米、红枣、花生、赤小豆加上适量水煮成粥，待粥熟时，加上适量红糖，搅拌均匀即可食用。

补血食谱 1 淮杞红枣猪蹄汤 —————— 补血养颜，健脾和胃———

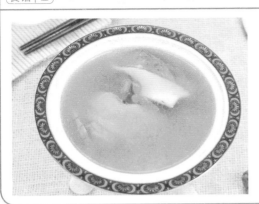

◎**原料** 猪蹄200克，山药10克，枸杞5克，红枣少许，盐3克

◎**做法** ① 山药洗净，切块；枸杞洗净泡发；红枣去核洗净。② 猪蹄洗净，斩件，飞水。③ 将适量清水倒入炖盅，大火煲滚后，放入全部材料，改用小火煲3小时，加盐调味即可。

◎**专家点评** 本品适于妊娠期妇女治疗和预防贫血。

补血食谱 2 山药炖鸡汤 —————— 益气健脾，补虚健体———

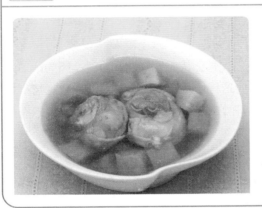

◎**原料** 胡萝卜1根，鸡腿1只，山药250克，盐5克

◎**做法** ① 山药削皮洗净切块；胡萝卜洗净切块；鸡腿剁块，氽水后捞出。② 鸡腿、胡萝卜先下锅，加水适量，大火煮开后转小火炖15分钟。③ 加入山药转大火煮沸，转小火续煮10分钟，加盐调味即可。

◎**专家点评** 本品适于妊娠期妇女贫血、身体虚弱、脾胃不好等。

补血食谱 3 胡萝卜菠菜粥 —————— 补血滋阴，益肝明目———

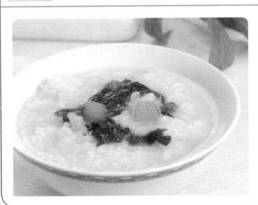

◎**原料** 胡萝卜15克，菠菜20克，大米100克

◎**做法** ① 大米洗净，泡发；菠菜洗净，切段；胡萝卜去皮，洗净切粒。② 将大米放进锅中，加上适量水，大火煮至米粒开花。③ 再放进胡萝卜和菠菜，煮至成粥，加盐调味即可。

◎**专家点评** 本品适于妊娠期妇女缺铁性贫血，便秘等。

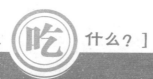

老年性贫血的饮食建议

【发病概率】老年性贫血的发病率是17%~26%。

【病程】一般病程是3个月至1年。

【饮食建议】①多吃富含高蛋白的饮食，可提供充足的制造红细胞和血红蛋白的原料，如动物肝肾、瘦肉、大豆制品、木耳、乳品等。②适当吃点酸味食物，贫血老人一般胃酸较少，为了促使含铁丰富的高蛋白食物能在消化道被充分吸收，在平时可经常吃些醋和酸味的水果，如番茄、苹果、柑橘等。③选用一些滋阴补血的食疗药膳对治疗老年人贫血有事半功倍的效果，可以改善造血功能，提高免疫功能，改善机体代谢功能。如阿胶、牛奶、当归、百合。④老年人有消化力很差、牙齿脱落或患有慢性胃肠道疾病者，可食用肉末、肝泥、菜泥、菜末、蒸蛋羹，还应常吃豆腐、豆腐脑等，以便全面地吸收所提供的各种必需物质。

【饮食误区】老年性贫血不宜盲目补铁。很多人都会认为老年性贫血就是因为缺乏铁元素，从而就盲目购买很多的补铁药品。其实这样做是错的，老年人贫血要查清引起贫血的病因，然后对症治疗，千万不可以盲目补铁。这也需要医生的意见，采取合理健康的方法来进行治疗。

【特别提示】老年性贫血应该要注意：①补铁要适可而止，不是越补越多越好。否则就会引起恶心、呕吐、腹泻、昏迷等急性铁中毒症状，甚至会出现休克、死亡。②一旦发现老年人贫血，一定要尽早治疗。老年人的体质较弱，常常就会因为一些疾病而严重影响身体健康，及时治疗贫血，其实就是在保护老年人的健康。

【西医建议】因为老年人消化功能减退，就会影响对食物中铁量的吸收。另外，老年人如果患有各种消化道疾病，如胃十二指肠溃疡、慢性胃炎、肠道肿瘤等疾病，同样也会使铁的吸收减少。不过对于非老年性缺铁性贫血，就没有必要大量补铁。

【中医建议】现代人由于多吃一些精细食品，少食粗粮和天然食品，所以对铁、铜等微量元素常摄入不足，贫血就会很容易出现。食物不能过于单调，时间长了，不仅会引起厌食，还会导致某些维生素缺乏，加重贫血程度。制作菜肴时要经常变花样，主食除了米和面之外，还要增加一些豆类、小米、玉米等，增加老年人的食欲，正确纠正贫血。

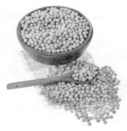

补血食谱 1 红枣莲子大米粥 --------- 补血助眠，健脾和胃---

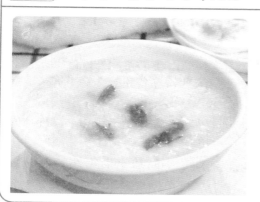

◎原料 红枣、莲子各20克，大米100克、白糖5克

◎做法 ①大米、莲子洗净，用水浸泡；红枣洗净。②将大米和莲子放进锅中，加上适量水，大火煮至米粒开花。③加上红枣煮至浓稠状，加上白糖稍煮即可。

◎专家点评 本品适于老年性贫血、失眠、多梦等症状的患者。

补血食谱 2 小米黄豆粥 --------------- 滋阴养血，健脾利湿---

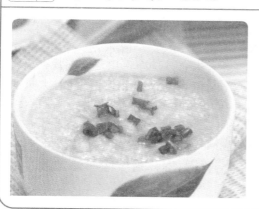

◎原料 小米80克，黄豆40克

◎做法 ①将小米洗净；黄豆洗净，浸泡半小时；葱洗净，切成葱花。②将小米和黄豆放进锅中，加上适量水，大火煮开。③待粥煮至浓稠状，撒上葱花，加盐调味即可。

◎专家点评 本品适于老年性贫血、便秘、失眠等。

补血食谱 3 菠菜玉米枸杞粥 ----------- 滋阴补血，补肝明目---

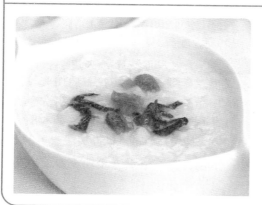

◎原料 菠菜、玉米粒、枸杞各15克，大米100克

◎做法 ①将大米洗净，泡发；枸杞、玉米粒洗净；菠菜洗净，切成末。②将大米放进锅中，加上大米、玉米粒，用大火煮至米粒开花。③再加上菠菜和枸杞，小火煮成粥，加盐调味即可。

◎专家点评 本品适于老年性贫血、食欲不振、便秘等。

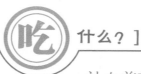

补血食谱 4 **桂圆黑枣汤** ------------------------- 补血养颜，滋补身体--

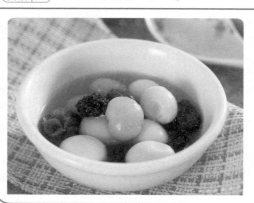

◎**原料** 桂圆50克，黑枣30克，无花果10克，冰糖适量

◎**做法** ①桂圆去壳，去核备用；黑枣洗净；无花果洗净备用。②锅中加入适量清水，大火煮沸，下入黑枣煮5分钟后，加入桂圆、无花果。③小火慢煲25分钟，放入冰糖煮至溶化即可。

◎**专家点评** 本品适于老年性贫血、体虚、失眠等。

补血食谱 5 **莲子大米羹** -------------- 增强免疫，补血安眠--

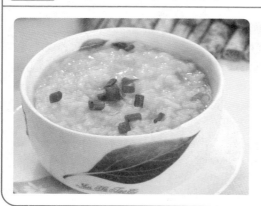

◎**原料** 莲子40克，大米80克，红糖10克

◎**做法** ①大米入清水泡发，淘洗干净；莲子去心，洗净备用。②锅置火上，倒入适量清水，放入大米、莲子，大火煮沸，转小火慢煮至米粒开花。③加入红糖，煮至粥浓稠即可，一边煮一遍搅拌，以免糊锅。

◎**专家点评** 本品适于老年性贫血、失眠、多梦等症的患者食用。

补血食谱 6 **红枣木瓜墨鱼汤** ----------- 舒经活络，补血养血--

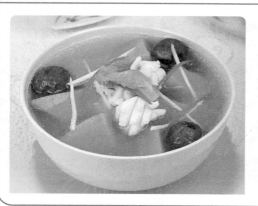

◎**原料** 木瓜200克，墨鱼125克，红枣3颗，盐5克，姜丝2克

◎**做法** ①将木瓜洗净，去皮、去籽，切块；墨鱼处理干净，切花刀后切成块，入沸水中氽烫一下捞出备用；红枣洗净备用。②净锅上火倒入水，入姜丝、木瓜、墨鱼、红枣煲至熟，调入盐即可。

◎**专家点评** 本品适于老年性贫血、腰酸膝软、体虚等。